Wilhelm Blendinger · Gesundheitspflege und Erste Hilfe für das Pferd

Gesundheitspflege und Erste Hilfe für das Pferd

Wilhelm Blendinger

2., neubearbeitete und erweiterte Auflage 1980 · 60 Abbildungen

Verlag Paul Parey · Berlin und Hamburg

Adresse des Autors:
Dr. med. vet. h. c. Wilhelm Blendinger,
Veterinärdirektor a. D., Ringstr. 17,
D-8836 Ellingen

Die erste Auflage erschien im Erich Hoffmann Verlag, Heidenheim/Brenz

CIP-Kurztitelaufnahme der Deutschen Bibliothek

Blendinger, Wilhelm:
Gesundheitspflege und Erste Hilfe für das Pferd / Wilhelm Blendinger. – 2., neubearb. u. erw. Aufl. – Berlin, Hamburg : Parey, 1980.
1. Aufl. im Hoffmann-Verl., Heidenheim.
ISBN 3-489-61232-9

Einband: Christian Honig BDG/BDB, Neuwied/Rhein, unter einer Verwendung eines Fotos vom »Ullstein-Bilderdienst«

Anschriften: D–1000 Berlin 61, Lindenstr. 44–47,
D–2000 Hamburg 1, Spitalerstr. 12

Gesetzt aus der Borgis Garamond Antiqua
Satz und Druck: Hieronymus Mühlberger,
D–8900 Augsburg 1
Bindung: Lüderitz & Bauer, D-1000 Berlin 61

ISBN 3-489-61232-9 · Printed in Germany

Vorwort zur zweiten Auflage

In neuer Bearbeitung und in neuem Verlag erscheint diese Ausgabe mit zahlreichen Verbesserungen und Erweiterungen.

Ergänzt wurden insbesondere die Abschnitte über Züchtung und über Konstitution, über Früh- und Spätreife. Neu hinzugekommen sind die Kapitel über Training und über Pferdebeurteilung und Pferdekauf.

Ellingen, im Januar 1980 *Wilhelm Blendinger*

Vorwort zur ersten Auflage

Pferdezucht, Pferdehaltung und Pferdesport haben in den vergangenen Jahren in einem Ausmaß zugenommen, wie es sich vor zwanzig Jahren auch die kühnsten Optimisten nicht hätten träumen lassen. War doch von vielen das Pferd schon so gut wie abgeschrieben worden. Seine Verdrängung, auch durch die übrigen landwirtschaftlichen Nutztiere, hatte bereits so weit geführt, daß es sogar in den Lehrbüchern und Studienplänen der Veterinärmedizin vom bis dahin ersten auf den letzten Platz gerückt war.

Dies widersprach den seit Jahrtausenden gültigen Regeln. In den Hochkulturen des Altertums, in Ägypten, bei den Mittaniern, Hethitern, in Griechenland, in Rom, hatte das Pferd eine so hohe, geradezu aristokratische Stellung inne, daß die medizinische Behandlung der Pferde großenteils Sache der Menschenärzte war. Von bedeutenden Ärzten wie Aristoteles oder Hippokrates und anderen wird sogar über einzelne Behandlungsweisen berichtet. Die erste antibiotische Therapie auf penizillinartiger Basis wird von Hippokrates überliefert, der für ein an einer Infektionskrankheit leidendes Pferd verschimmeltes Brot verordnete. Vergil, der größte Dichter Roms war Mediziner und jahrelang tierärztlicher Betreuer im Marstall des Kaisers Augustus.

Im Mittelalter war vom Abstieg der Medizin in Form des Quacksalbertums verständlicherweise auch das Pferd betroffen. Immerhin wurde wohl weniger Schaden als am Menschen angerichtet, weil hier mit reiner Scharlatanerie nicht viel zu erreichen war. Im allgemeinen wurden erfahrene Hufschmiede zur Betreuung herangezogen, die immerhin über praktische Erfahrungen und über ein handwerkliches Können verfügten. Aber auch in dieser Zeit wurde unter den Haustieren wohl nur das Pferd, vielleicht da und dort noch ein wertvoller Hund, kurativer Maßnahmen für würdig erachtet.

Als im 18. Jahrhundert nach den bis dahin allein empirischen, auf persönlichen Überlieferungen beruhenden Methoden die medizinische Wissenschaft Eingang in die Heilkunst auch am Tier fand, waren es vor allem namhafte Humanmediziner, welche die Grundlagen für eine wissenschaftliche Veterinärmedizin legten. Aber noch immer stand dabei das Pferd als ausschließliches oder bevorzugtes Objekt im Mittelpunkt der Interessen. Während jedoch in den vorausgegangenen Jahrhunderten das Luxuspferd eine führende Rolle spielte, sei es für Turnierzwecke, für Jagden, für prächtige Kutschen oder für demonstrative Aufgaben an fürstlichen Höfen, drang nun das Soldaten- und das landwirtschaftliche und gewerbliche Arbeitspferd mehr und mehr in den Vordergrund.

Nach 1945 wiederum wurde das Pferd als Nutztier von der sich entwickelnden militärischen und landwirtschaftlichen Technik so gut wie vollständig verdrängt, ein Vorgang, der zu dem bekannten Vakuum der nachfolgenden Jahrzehnte führte, das auch in der Veterinärmedizin seinen Niederschlag fand. Denn auch in ihrem Bereich waren viele der Meinung, die Rolle des Pferdes sei ein für allemal vorbei. Mit diesem Vakuum war ein Abreißen der Tradition sowohl in der Betreuung der Pferde, im Umgang mit ihnen und auch in den medizinischen Kenntnissen verbunden. Zu der so entstandenen Lücke kommt heute hinzu, daß die andersartige Verwendung des Pferdes, das hauptsächlich dem Sport oder der Freizeitgestaltung gewidmet wird, neue Probleme aufgeworfen hat. Sowohl der Umgang mit ihm als auch die gesundheitliche Betreuung bringen Aufgaben mit sich, die mit Arbeitspferden noch vor wenigen Jahrzehnten nicht verbunden waren. Aufgrund der angeführten Zusammenhänge ist der Wunsch vieler Pferdebesitzer verständlich, Anleitungen über den Umgang mit dem Pferd und über Pflege- oder Betreuungsmethoden in die Hand zu bekommen. Dazu soll die vorliegende Arbeit, die unter hippologischen, reiterlichen und veterinärmedizinischen Gesichtspunkten in Zusammenarbeit mit meinem Sohn, W. Blendinger jun., auf populärwissenschaftliche Weise gestaltet wurde, allen interessierten Pferdefreunden eine Hilfe geben.

Ellingen, im Jahre 1974 *Wilhelm Blendinger*

Inhaltsverzeichnis

Einleitung

In meinem Buch »Psychologie und Verhaltensweisen des Pferdes« wird der untrennbare Zusammenhang zwischen körperlichen und seelischen Vorgängen dargelegt. Aus dieser Tatsache ergibt sich die Folgerung, daß eine völlig isolierte Behandlung körperlicher oder seelischer Probleme kaum möglich ist, daß vielmehr zahlreiche Übergänge, ja Überschneidungen stattfinden. Manche Frage könnte ebensogut hier wie dort erörtert werden, so daß sich beide Arbeiten gegenseitig ergänzen. Es sei vor allem auf die Kapitel über körperlich-seelische Wechselbeziehungen, über den Wärmehaushalt und über den Einfluß des Bewegungstriebes auf den Körper in jenem Werk hingewiesen.[1]

Dazu kommt, daß auch beim Pferd seelische Gesundheit nicht weniger wichtig ist, als körperliche. Was nützt es, wenn ein Tier bei gutem körperlichem Befinden an einer Neurose leidet. Dennoch steht im folgenden vorzugsweise die körperliche Seite im Mittelpunkt.

Dabei ist nicht beabsichtigt, mehr oder weniger sinnvolle Hinweise zur Behandlung scheinbar geringfügiger Erkrankungen anzubieten. Denn es ist oft schwierig, zu entscheiden, ob eine Störung des Befindens harmloser oder ernster Natur ist. Da kann eine vielleicht kleine Verletzung schwerwiegender sein, als eine große, furchterregende Wunde, eine stille Kolik mit nur leichten, äußerlichen Beschwerden gefährlicher als ein heftiger Bauchschmerz, eine geringfügige Lahmheit bedrohlicher als eine hochgradige Bewegungsstörung.

Vielmehr soll eine Anleitung gegeben werden, wie man gesundheitliche Störungen frühzeitig erkennen, wie man ihre Entstehung weitgehend verhüten kann und was zu unternehmen ist, um bis zum Eintreffen sachkundiger Hilfe nichts zu versäumen. Da jedoch Vorbeugen bekanntlich besser ist als Heilen, soll eine ausführliche Betrachtung über die Grundlagen der Gesundheit, über züchterische Möglichkeiten, über Haltungsbedingungen, Hygiene sowie über die gesundheitliche Beurteilung von Pferden vorausgeschickt werden.

Streng genommen ist Gesundheit ein relativer Begriff. Tatsächlich ist es der Wissenschaft bis heute nicht gelungen, eine exakte Definition für das Wesen der Gesundheit zu finden. Selbst bestes Wohlbehagen ist kein Beweis dafür, daß der Körper nicht doch bereits den unbemerkbaren Herd einer Krankheit beherbergt. Wenn man noch den Zustand seelischer Ausgeglichenheit als Voraussetzung für die Gesundheit hinzunimmt, wird die Situation völlig fragwürdig. Bezeichnend ist folgendes Erlebnis: Ein Kandidat im vet. med. Examen erhielt ein Pferd als

[1] Blendinger, W., 1980, Psychologie und Verhaltensweisen des Pferdes. 4. Auflage. Berlin und Hamburg: Paul Parey

»Patienten« zugeteilt. Auf Grund stundenlanger Untersuchungen nach allen Regeln der Kunst kam der Examinand zum Ergebnis, daß das Pferd an keiner Krankheit leide. Daraufhin stellte er stolz die Diagnose: »Das Pferd ist gesund«. Der Examinator aber, ein berühmter Professor, entschied: »Die Prüfung wurde nicht bestanden«. Die richtige Diagnose hätte nämlich gelautet, das Pferd sei frei von nachweisbaren Krankheitserscheinungen.

Grundlagen der Gesundheit

Die Gesundheit jedes Lebewesens ist abhängig, einmal von der ihm eigenen Widerstandskraft, sodann von den jeweiligen Lebensbedingungen und schließlich vom Fernhalten schädlicher Einflüsse. Dazu ein Beispiel: Angenommen, es herrscht eine Influenza-Epidemie. Ein Teil der Pferde erkrankt, andere bleiben gesund. Von den Nichterkrankten verfügten einige über so gute natürliche Widerstandskräfte, daß sie mit den Krankheitserregern ohne fieberhafte Reaktionen fertig wurden. Andere, obgleich von nicht weniger guter Verfassung, fielen der Infektion wegen zusätzlicher, die Widerstandskraft übermäßig belastender, ungünstiger Umweltfaktoren, z. B. wegen schlechter Stallbelüftung zum Opfer. Noch andere, zum Teil sogar von schwächlicher Veranlagung, wurden vor der Ansteckung durch eine die Erreger abweisende Schutzimpfung oder durch rechtzeitige Absonderung, d. h. durch Fernhalten der krankmachenden Einflüsse bewahrt. Aus dieser Schilderung ergibt sich die Folgerung, daß die optimalen Bedingungen für Gesunderhaltung darin bestehen, Tiere von möglichst guter Konstitution zu züchten, sie unter bestmöglichen Lebensbedingungen zu halten und schädliche Einflüsse so weit als möglich auszuschalten.

Züchterische Maßnahmen

Die im vorausgegangenen Beispiel an erster Stelle genannte Widerstandskraft ist ein Teil der Konstitution, die insgesamt betrachtet, die Belastungsfähigkeit eines Organismus bedeutet und am besten mit Lebenskraft übersetzt wird. Weitere, neben der Widerstandskraft auf der Konstitution beruhende Eigenschaften werden in einem späteren Abschnitt aufgeführt (S. 34).

Die Konstitution ist weitgehend von den Erbanlagen abhängig, die bis zu einem gewissen Grad vom Menschen durch die Mittel der Züchtung beeinflußt werden, für die mehrere, nachfolgend behandelte Maßnahmen zur Verfügung stehen.

Auslese

Man versteht darunter die Auswahl der zu paarenden Elterntiere nach bestimmten Eigenschaften, beispielsweise bei Rennpferden nach Speed oder nach Stehvermögen, bei anderen nach Schönheitsmerkmalen oder nach Gangarten, nach Farben oder auch, nicht zuletzt, nach konstitutionellen Werten.

Ein wichtiger Grundsatz bei der Auslese der Elterntiere lautet, daß man niemals Fehler eines Elternteiles durch entgegengesetzte Fehler des andern ausgleichen kann. Man kann nicht hoffen, aus einem Hengst mit guter Vor- und schlechter Hinterhand, gepaart mit einer Stute, die gute Hinter- aber schlechte Vorhand besitzt, ein ideal veranlagtes Fohlen zu erhalten. Voltaire wurde eines Tages von einer wegen ihrer äußerlichen Schönheit bekannten Frau vorgehalten, welch großartiger Mensch doch aus einer Verbindung zwischen ihnen hervorgehen müßte, der ihre Schönheit und Voltaires Klugheit vereinige. Worauf Voltaire antwortete, das wohl, aber was käme heraus, wenn seine Schönheit und ihre Klugheit zusammentreffen sollten? So könnte auch jenes Fohlen sowohl die schlechte Vorhand der Stute als auch die schlechte Hinterhand des Hengstes in sich vereinigen. Ebenso ergibt Platthufigkeit, gepaart mit Zwanghuf,keineswegs eine regelmäßige Hufform. Dasselbe gilt für psychische Eigenschaften. Man darf nicht aus einer faulen Stute und einem nervösen Hengst ein ruhiges, fleißiges Pferd erhoffen.

Bei der weitgehenden Abhängigkeit der Konstitution von den Erbanlagen muß es bedenklich stimmen, wenn wegen konstitutioneller Mängel, beispielsweise wegen frühzeitiger Verschleißerscheinungen an den Beinen, aus dem Gebrauch genommene Hengste oder Stuten in Form einer negativen Auslese zur Zucht verwendet werden. Deshalb sollte man beim Kauf von Pferden, insbesondere, wenn man mit ihnen züchten will, über den Lebenslauf der Eltern, womöglich auch der Großeltern, einiges in Erfahrung zu bringen suchen, sei es über deren erreichtes Lebensalter oder über die Nutzungsdauer. Diese in einer planmäßigen Tierzucht selbstverständliche Regel wird leider von manchen Hobby-Züchtern übersehen. »Willst du die Tochter heiraten, sieh' dir die Mutter an« (Arabisches Sprichwort).

Reinzucht

Man bezeichnet damit die Paarung innerhalb derselben Rasse und desselben Typs. Höhere Grade der Reinzucht sind die *Inzucht*, eine Verbindung innerhalb naher, und die *Inzestzucht*, die Paarung innerhalb engster Verwandtschaft. Die Reinzucht ergibt die Gewähr, daß mit einiger Wahrscheinlichkeit der Typ der Nachkommen dem der Eltern nahekommt. Bei In- und noch mehr bei Inzestzucht besteht allerdings die Gefahr, daß verborgene, sogenannte rezessive Mängel in Erscheinung treten, wenn sie von beiden Elternteilen her zusammentreffen. Inzucht darf also nur mit Partnern vorgenommen werden, in deren Familien keine degenerativen Erbmängel bekannt sind. Durch Inzucht sind die größten Erfolge in der Tierzucht erzielt und bedeutende und durchschlagende Vererber hervorgebracht worden. Das Englische Vollblutpferd ist weitgehend durch die Mittel der Inzucht geschaffen worden. Das wird schon daraus ersichtlich, daß die Millionen seit 200 Jahren auf der Erde lebenden Vollblüter auf drei Hengste zurückgehen. Auch die arabischen Pferdezüchter haben häufig von Inzucht Gebrauch gemacht, um konstante, möglichst reinerbige Linien zu erzeugen und um bestimmte Eigenschaften erbmäßig zu festigen. Die Inzucht ist im übrigen beim

Tier viel weniger bedenklich als beim Menschen, weil sich ja ungünstige Produkte unschwer ausmerzen lassen. Insofern ist das Risiko im Vergleich zu dem der menschlichen Gesellschaft zeitlebens zur Last fallenden Lebensuntüchtigen gering.

Inzest scheint in der freien Natur bei Pferden wie bei anderen hochstehenden Tierarten nicht vorzukommen. Nach alten Überlieferungen sollen Hengste, die mit verbundenen Augen dazu gebracht wurden, die eigene Mutter zu decken, nach Abnahme der Binde in panisches Entsetzen geraten sein. Wenn jedoch Mutter und Sohn unter den unnatürlichen Bedingungen der Domestikation oder der Stallhaltung getrennt waren, dürften sich derartige Instinktsperren lockern. In ständigen Familiengemeinschaften aber, so ist mit Bestimmtheit anzunehmen, wird die Mutterstute niemals vom Junghengst gedeckt. Dafür sprechen auch die Beobachtungen Klingels an Steppenzebras, bei denen die herangewachsenen Junghengste außerhalb ihrer Familie Partnerinnen suchten. Inzucht dagegen dürfte sich in der freien Natur nicht selten ereignen.

Kreuzung

Man spricht bei Kreuzungsprodukten (Mischlingen) verschiedener Rassen, z. B. Kaltblut mit Warmblut, von Bastarden, bei Produkten aus entfernten Linien derselben Rasse, z. B. Galopper mit Traber, von Hybriden. Doch läßt sich beides nicht scharf voneinander trennen. So kommt es, daß beide Begriffe vermischt angewendet werden. Doch wäre es der Verständigung dienlich, wenn man sie nach dieser Definition gebrauchen würde.

Bei Kreuzungsprodukten kommt es häufig zu einem merkwürdigen Phänomen, zum sogenannten *Luxurieren.* Das bedeutet, daß die erste Kreuzungsgeneration die hervorstechenden Eigenschaften beider Elternteile vereinigt oder sogar übertrifft. Bekannt ist beispielsweise die Kreuzung einer Legehenne mit dem Hahn einer Fleischrasse. Die erste Generation wird mehr Eier legen als die väterliche und sich besser mästen lassen als die mütterliche Rasse. Oft sind sogar Bastarde größer und leistungsfähiger als jeder der beiden Elternteile. In den folgenden Generationen pflegt es jedoch zu einer Umkehrung mit Aufspaltungen und Rückschlägen zu kommen. Man spricht dann im Gegensatz zum Luxurieren vom *Pauperieren* (Verarmung an Werten).

Ähnliche Ergebnisse erzielt man auch dann, wenn von *einer* Rasse durch Inzucht über zahlreiche Generationen extrem reine Linien erzeugt werden. Durch Kreuzung dieser beiden, seit zahlreichen Generationen nicht mehr verwandten Linien ergibt sich ein ähnliches Resultat wie bei der Kreuzung von Rassen. Auch hier spricht man von Hybriden und vom sogenannten *Heterosis-Effekt.* Mit ihm ist die eigenartige Erscheinung verbunden, daß Hybriden *frühreifer* sind als ihre Eltern (Nold). Von der Linienkreuzung wird in der Geflügel- und in der Pflanzenzucht, in denen auf einfache Weise in kurzer Zeit unzählige Generationen erzeugt werden können, vielfach Gebrauch gemacht, z. B. Leghornhybriden bei Hühnern oder Hybridenmais bei Getreide. Jeder Züchter aber weiß, daß er nicht von diesen Produkten weiterzüchten darf, weil es darnach regelmäßig zu einem extremen Abfall der Leistung zu kommen pflegt. Auch die Vollblutzüchter machen von der Heterosis gelegentlich Gebrauch, indem sie beispielsweise eine europäische Stute mit einem seit vielen Generationen mit ihr nicht mehr verwandten amerikanischen Hengst decken lassen (sogenannter *Outcross*). Aber auch hier kommt es in späteren Generationen oft zu Enttäuschungen.

Die Züchtung von Hybriden ist also ein Glücksspiel, das gelegentlich großartige Erfolge, beispielsweise die berühmte Halla, eine Kreuzung aus einer Galopper-Stute mit einem Traberhengst, häufiger jedoch Mißerfolge mit sich bringt. Nicht selten sind die Produkte charakterlich schwierig wegen ihrer »zwiespältigen« Veranlagung. Man kann Hybriden nur aus in sich selbst möglichst erbreinen Familien züchten. Der wichtigste züchterische Grundsatz hinsichtlich der Hybriden sollte demnach lauten, niemals Hybriden mit Hybriden zu paaren. Denn in den folgenden Generationen muß man immer mit Aufspaltungen und mit unharmonischen Erscheinungsformen körperlicher oder psychischer Art rechnen. Wenn man schon mit Hybriden weiterzüchten will – jede Stute unbekannter Herkunft ist als Hybride zu betrachten – sollten nur möglichst erbreine Hengste vom väterlichen oder mütterlichen Typ der Stuteneltern gewählt werden. Im allgemeinen ist es richtig, den edleren Typ zur Weiterzucht zu verwenden (Verdrängungs- oder Veredlungskreuzung). Angenommen, man hat eine Traberstute mit einem Araberhengst gedeckt und daraus eine Hybridstute erhalten. Will man mit dieser Stute weiterzüchten, so sollte sie mit einem möglichst reinerbigen Araber- oder Traberhengst, nicht aber mit irgendeinem mehr oder weniger mischerbigen Warmbluthengst gepaart werden.

Während sich Hybriden vielfach durch große Fruchtbarkeit auszeichnen – Hybridenlegehühner bringen im Jahr bis zu 280 Eier – sind extreme Bastarde häufig unfruchtbar, am bekanntesten bei den Maultieren. Die Konstitution ist in der ersten (F_1) Generation im allgemeinen sehr gut, in den nachfolgenden aufgrund des Pauperierens, um so schlechter. Auch im menschlichen Bereich lassen sich solche Gesetzmäßigkeiten beobachten. Viele Genies sind Produkte aus Rassenmischungen. Zahlreiche Hochkulturen sind aus dem Aufeinandertreffen ursprünglich reiner Stämme hervorgegangen, um dann oft desto schneller nach kurzer Zeit zu entarten. Ein verhängnisvoller Irrtum wäre es, zu glauben, daß aus jeder Linienkreuzung ein Genie hervorgehen müsse. Erfahrungsgemäß ergeben nur ganz bestimmte Kombinationen, die allein durch Zufall oder Ausprobieren, niemals durch Berechnung zu finden sind, die ersehnten Erfolge. Viele haben Kreuzungen zwischen Galopper und Traber versucht, ohne eine Halla hervorzubringen. Wer mit einiger Sicherheit züchten will, sollte deshalb die Finger von Kreuzungsversuchen lassen, die sich nach alten, in der landwirtschaftlichen Tierzucht gewonnenen Erfahrungen, nur für finanziell gut gepolsterte Unternehmen eignen.

Man braucht kein Rassist zu sein, um festzustellen, daß Rassenmischungen in der freien Wildbahn im allgemeinen nicht vorkommen. Niemals wird sich in der Wildnis ein Pferd mit einem Esel oder Zebra paaren. Die tausende von Wildenten verschiedenster Arten und Rassen, die auf relativ engem Raum freie Gewässer bevölkern, halten sich rasserein. Nicht einmal vom Menschen künstlich gezüchtete Taubenrassen vermischen sich im engen Lebensraum ihres Schlages. Wenn der Züchter dennoch eine Kreuzung vornehmen will, muß er Tauber und Täubin für einige Tage in einem engen Käfig zusammensperren, um ihre instinktive gegenseitige Abneigung durch eine Art Vergewaltigung zu überwinden.

Aus dem vorstehenden ergibt sich die Folgerung, daß derjenige, der eine konstante Zucht mit möglichst zuverlässigen, gleichbleibenden Ergebnissen betreiben will, die Reinzucht anwenden sollte, während man zur Erzeugung einzelner Spitzenprodukte auch von der Kreuzungszucht Gebrauch machen kann. Die bekannteste Gebrauchskreuzung in der Pferdezucht ist der Irische Hunter, das Produkt aus einer schweren Stute mit einem Vollbluthengst.

Grundsätzlich läßt sich allerdings eine neue Rasse aus einer Kreuzung durch nachfolgende strenge Auslese und anschließende Inzestzucht schaffen. Bei mehrgebärenden Tierarten mit kurzer Generationenfolge, wie Hunden oder Schweinen, ist das auch ohne allzugroße Schwierigkeiten möglich. Beim Pferd jedoch ist eine derartige Herauszüchtung unter den gegenwärtigen Zeitverhältnissen kaum denkbar, da mehrere menschliche Generationen dasselbe Zuchtziel verfolgen müßten. Die letzte gelungene Kreuzungszucht beim Pferd in Form einer erbfesten Neukombination dürfte der Haflinger sein, eine Mischung von Kaltblut mit Arabischem Vollblut.

Paarungstermin

Dem Menschen ist es bei den domestizierten Tieren möglich, den Zeitpunkt der Bedeckung zu bestimmen. Das erstreckt sich auf drei Gesichtspunkte, nämlich auf das sogenannte Erstpaarungsalter, d. h. darauf, in welchem Alter ein Elterntier erstmalig in die Zucht genommen werden soll, zweitens auf die Dauer der zwischen den einzelnen Geburten einzuhaltenden Ruhepause, die Zwischengeburtszeit, und drittens auf den jahreszeitlichen Termin.

Vom *Erstpaarungsalter* werden nicht nur die Nachkommen, sondern auch die Eltern selbst, besonders die Stute betroffen. Die Erfahrung hat nämlich gezeigt, daß eine zu junge, in ihrem Wachstum noch nicht abgeschlossene Stute durch zu frühzeitige Bedeckung in ihrer weiteren Entwicklung gehemmt wird. Es ist auch durchaus einleuchtend, daß das Wachstum des mütterlichen Körpers beeinträchtigt wird, wenn schon neues Leben in einem Leib hervorgebracht werden soll, der sich selbst noch im Wachstum befindet. Am deutlichsten zeigt sich dies an der Ausbildung der Milchdrüse und infolgedessen später an der Milchleistung. Darüber sind bei anderen Tierarten, insbesondere bei Rindern, Untersuchungen und exakte Messungen angestellt worden. Dabei wurde nachgewiesen, daß die Milchleistung infolge mangelhafter Entwicklung der Milchdrüse bei sehr jung gedeckten Rindern nicht nur in der ersten Laktation, sondern zeitlebens hinter derjenigen von später erstmals gedeckten und damit vollkommener entwickelten Tieren zurückbleibt. Zwar verbessert sich die Milchleistung bis zu einem gewissen Grad in den folgenden Laktationsperioden, aber doch nur in begrenztem Umfang. Immerhin hängt es vermutlich mit der nachfolgenden Steigerung zusammen, daß die späteren Nachkommen sehr junger Stuten bessere Rennleistungen zeigen als die Erstlinge. Noch größer ist die Benachteiligung aus der allzu frühzeitigen Erstbedeckung der Stute für das Fohlen. Schon im Mutterleib kann es von der unvollkommen entwickelten Mutter nicht so optimal versorgt werden, wie von einer voll erwachsenen. Vor allem aber wirkt sich nach der Geburt die aus den oben erwähnten Gründen geringere Milchleistung, die nicht durch künstliche Zusatzmittel und schon gar nicht nach dem Absetzen durch intensive Fütterung voll zu ersetzen ist, ungünstig nicht nur auf das Wachstum, sondern auch auf die Konstitution des Säuglings aus. Ähnliche Vorgänge spielen sich auch bei den männlichen Tieren ab (s. S. 34). »Ein allzu frühes Erstkalbealter ist sowohl wegen des geringeren Milchertrages als auch wegen der weiteren körperlichen Entwicklung der Kühe abzulehnen ... Die Untersuchungsergebnisse zeigen, daß die Leistungen der erstmals sehr früh abkalbenden Tiere gegenüber später abkalbenden sowohl in der Milchmengenleistung als auch im Fettgehalt zeitlebens erheblich geringer sind« (Engelhard).

Analoge Bedingungen wie für das Erstpaarungsalter gelten für die *Zwischengeburtszeit (Rastzeit).* Es gibt Anhaltspunkte dafür, daß das Wildpferd nur jedes zweite oder gar dritte Jahr ein Fohlen brachte. Erfahrene Züchter haben die Beobachtung gemacht, daß auch bei den domestizierten Pferden ein zweijähriger Intervall zwischen den Geburten günstige Folgen für die konstitutionelle Qualität des Fohlens mit sich bringt. Umgekehrt hat sich die so oft gepflogene Bedekkung in der sogenannten Fohlenrosse, also etwa am 9. Tag nach der Geburt, als besonders ungünstig erwiesen, eine Unsitte, gegen die sich die Natur oft sogar nach einigen Wochen durch Resorption der Frucht rächt. Dieser Frühabort tritt jedenfalls unter solchen Umständen nachweislich häufiger auf, als nach längeren Zwischengeburtspausen. Auch das ohne erkennbare Ursache gelegentliche Güstbleiben mancher Stuten nach mehreren Geburten kann lediglich das natürliche Verhalten eines erholungsbedürftigen Körpers bedeuten. »Das Decken der Stute am 9. Tag beruht auf ganz unnatürlichen Voraussetzungen und sollte nie stattfinden« (Albrechtsen).

»Sehr viele hervorragende Pferde in der internationalen Zucht wurden gefohlt, nachdem deren Mütter ein Jahr ausgesetzt hatten. Die Mütter der folgenden erstklassigen Rennpferde waren ein Jahr vorher güst geblieben, bevor sie diese Klassepferde lieferten: Nijinsky, Mill Reef, Sicambre, Hyperion, Nearco, Charlottown, Round Table, Nashua, Buckpasser, Native Diver, T. V. Lark, Mongo, Homeward Bound, Sword Dancer, Tomy Lee (Kentucky Derby), Riva Ridge (Kentucky Derby und Belmont Stakes) Hill Rise, Mr. Consistency, My Swallow, Amberoid (Belmont Stakes), Hail to All (Belmont Stakes), High Gun (Belmont Stakes), Hasty Road, Intentionally, Vieux, Manoir, Danseur, Fine Pearl (Prix de Diane), Sodium (St. Leger), Bois Roussel (the Derby), Right Royal (frz. Derby), Nearula (2000 Guineas), Nordlight (dtsch. Derby), Magnat (dtsch. Derby), Abernant, Timadra, Pinza (the Derby), Kauai King (Kentucky Derby), Corrida, Yatasto (bestes Argentinisches Nachkriegspferd), Penny Post (argent. Derby), Morstaon und viele andere. Auch Tofanella war ein Jahr, bevor ihr bester Sohn, Tenerani, der Vater von Ribot, geboren wurde, güst gewesen. Ihre excellente Tochter Trevisana fohlte ihre vier klassischen Sieger Tiepolo, Tiziano, Tavernier und Tadolina jeweils ein Jahr, nachdem sie güst gewesen war. Auch das beste Produkt von Tofanellas Tochter Tokamura wurde gefohlt, nachdem die Mutter vorher güst geblieben war« (J. Aiscan).

Schließlich ist auch noch der *jahreszeitliche Termin* für die Bedeckung von Bedeutung. Von der Natur wird er in der freien Wildbahn so gewählt, daß die Geburt in eine für das Fohlen günstige Jahreszeit fällt. Dies würde vermutlich einer Geburt etwa im Mai und damit einer Bedeckung etwa im Juni entsprechen. Tatsächlich sind auch bei den meisten domestizierten Stuten in unseren Breitengraden um diese Zeit die Rosseerscheinungen am stärksten ausgeprägt. Gewiß bleibt einiger Spielraum offen. Doch hat die allzu weitgehende Vorverlegung des Decktermins nachteilige Auswirkungen auf die Konstitution des Fohlens. Dabei spielen offenbar das Licht und die Ernährungslage in den noch winterlichen Monaten eine Rolle. Vor allem der Vitamin-A- und der Carotingehalt des Rauhfutters gehen während der langdauernden Lagerung so stark zurück, daß nach 8 Monaten nur noch geringe Spuren dieser gerade für das Jungtier unentbehrlichen Substanzen darin enthalten sind. Um so wertvoller ist es, wenn Stute und Fohlen bald nach der Geburt frisches Grün finden können. Dabei ist zu berücksichtigen, daß die Milchleistung der Stute zur Befriedigung nicht nur der Wachstums- sondern auch der Bewegungs- und Wärmeenergie des Neugeborenen erheblich mehr Nährstoffe verlangt als der Aufbau des Fohlenkörpers im Mutterleib.

»Die in der Vollblutzucht landläufig vertretene Meinung, daß ein früh im Jahr geborenes Fohlen in seinen ersten Rennen einige Monate älter, also in seiner körperlichen Entwicklung weiter sei als später geborene und auch entsprechend bessere Leistungen zeigen müsse, konnte nicht bestätigt werden. Im Gegenteil zeigte es sich, daß die Januarfohlen später die mäßigsten Leistungen aufwiesen. Es fand sich auch ein statistisch gesicherter Hinweis für ein deutlich niedrigeres Leistungsniveau der in der letzten Februarhälfte geborenen Pferde. Dagegen schnitten die in den Monaten März und April Gefohlten am besten ab« (Buttgereit). »Die Natur plant, daß die Fohlen, wenn sie geboren werden, Nahrung in Fülle finden. Das ist der Fall, wenn die Sonne kräftigende Wärme spendet und wenn die Stuten für ihre Milchproduktion frisches, kräftiges Futter haben. Wer Fohlengeburten für Januar plant, wenn Frost und Schnee und Stürme üblich sind und die ganze Natur schläft, mißachtet eine der Elementarregeln« (H. Sharpe, engl. Trainer, zit. n. Sportwelt 74/53/9).

Den vorstehenden Zitaten liegen langdauernde Beobachtungen und bei Buttgereit umfangreiche, wissenschaftlich ausgewertete Statistiken zugrunde. Wenn dem Einzelfälle erfolgreicher, frühgeborener Januarfohlen entgegengehalten werden sollten, so ist zu bemerken, daß zur Erzielung völliger Stichhaltigkeit auch noch die Geburtsdaten der Eltern und Großeltern in die Berechnung einbezogen werden müßten (s. S. 34). Angenommen, Eltern und Großeltern wurden im März, April oder Mai geboren, so werden sie Dank dieser optimalen Aufzuchtbedingungen so starke Konstitutionswerte an die Nachkommen weitergeben, daß auch das im Januar geborene Fohlen der nächsten Generation noch davon zehren wird. Für wissenschaftliche Untersuchungen ergeben sich daraus freilich enorme Schwierigkeiten dadurch, daß die zurückliegenden Generationen mit niedrigeren Quotienten, vielleicht die Eltern mit $^1/_4$, die Großeltern mit $^1/_8$ in die Berechnung eingereiht werden müßten.

Der Frühbedeckung der Pferde liegen zweifellos auch noch Traditionen aus der Zeit der landwirtschaftlichen Arbeitspferde zugrunde. Der Landwirt mußte bestrebt sein, daß seine Stute abgefohlt und sich von der Geburt erholt hat, bis die Frühjahrsbestellung begann. Auch das Fohlen sollte bereits so weit gediehen sein, daß es einige Stunden allein bleiben konnte, während die Mutter auf dem Feld arbeiten mußte. Hier war also nicht das Interesse des Fohlens, sondern das notwendige Übel der Arbeitsverwendung als tragendes Element für die Frühbedeckung maßgebend. Heute steht auch noch die mit jenen alten, damals begründeten Traditionen übliche, frühzeitige Aufstellung der staatlichen Deckhengste auf den Beschälplatten im Wege. Der Besitzer, der seine Stute erstmals im Mai zum Decken bringen würde, müßte mit Recht befürchten, daß die Hengste bei einem möglichen Nachrossen nicht mehr erreichbar sind.

Aber nicht nur für das früh im Jahr zur Welt gekommene Fohlen, sondern schon für den in den ersten Jahresmonaten, also im Februar, März oder April, im Mutterleib sich entwickelnden Embryo ergeben sich aus der Frühbedeckung ungünstige Folgen. Das Futter für die trächtige Stute ist um diese Zeit von erheblich herabgesetztem Vitamingehalt. Besonders das für das embryonale Wachstum so wichtige Vitamin A bzw. Carotin ist in lange gelagertem Heu nur noch in geringen Spuren vorhanden. Dazu kommt der Mangel an Sonnenlicht, teils wegen des niedrigen Sonnenstandes teils wegen des nur kurzen Aufenthaltes im Freien. Schließlich führt die während der Wintermonate im allgemeinen geringere Bewegung der Stute zu einer mangelhaften Durchblutung der Gebärmutter und damit zu einer herabgesetzten Blutversorgung des Embryos.

Wie gravierend sich diese Faktoren für das Fohlen auswirken müssen, ergibt sich daraus, daß die ersten drei Monate im Mutterleib bei Mensch und Pferd die wichtigsten im gesamten Leben sind. Denn in dieser Zeit finden die sogenannten Organanlagen statt. Darnach, also im vierten Trächtigkeitsmonat, befindet sich in der Gebärmutter das voll ausgebildete, fertige Junge in Miniaturausgabe, an dem bereits sämtliche Körperteile erkennbar sind. Während der vorausgegangenen Periode der Organbildung aber können sich schädliche äußere Einflüsse katastrophal auf die Entwicklung auswirken.

Das bekannteste Beispiel sind die Contergan-Kinder, bei denen Mißbildungen eintraten, wenn die Mutter zur Zeit der Organbildung, also während der ersten drei Monate der Schwangerschaft, das Mittel eingenommen hatte. Nicht nur in solch krasser Weise, sondern auch als weniger augenfällige Minderung der Konstitution oder der späteren Leistungskraft können sich zahlreiche Einflüsse anderer Art sowohl in Form schädlicher Substanzen als auch infolge von Mangelversorgung mit Licht, Sauerstoff, Vitaminen oder Mineralstoffen auswirken.

Entstehung neuartiger Eigenschaften

Wandlungen der Konstitution in gutem oder schlechtem Sinn können ebenso wie Veränderungen anderer Eigenschaften auf verschiedenen Wegen zustandekommen.

1. Die schon besprochene *Kreuzung* ergibt neuartige Erscheinungsformen nach der in der Tierzucht auf dem Wege der Selektion am häufigsten für Neuzüchtungen angewandten Methode. Die damit verbundenen Schwierigkeiten zeitlicher Art bei eingebärenden Tieren mit langdauernder Generationenfolge wurden bereits angedeutet.

2. *Mutationen*, d. h. sprunghafte Erbänderungen, werden hervorgerufen durch physikalische, chemische, humorale, möglicherweise auch durch mikrobielle Einflüsse auf die Keimdrüsen. Auf diese Form von Änderungen oder von Entwicklung neuer Eigenschaften ist beispielsweise die Entstehung unterschiedlicher Farben zurückzuführen. Bei Pflanzen oder kleinen Versuchstieren, nicht aber bei Großtieren kann davon aktiver züchterischer Gebrauch gemacht werden. Die Wahrscheinlichkeit liegt nahe, daß auch körpereigene Wirkstoffe (Hormone), die durch die verschiedenartigsten körperlichen und seelischen Vorgänge beeinflußt werden, Veränderungen während sensibler Teilungsphasen in den Keimzellen herbeizuführen vermögen.

Mutationen treten entgegen weit verbreiteter Ansichten kaum spontan, ohne äußere Einwirkungen auf. Man kennt niedere Lebensformen, die seit Milliarden von Generationen konstant geblieben sind. In der Tiefsee, die durch die übergelagerten Wassermassen von astrophysikalischen, klimatischen und anderen irdischen Veränderungen ihres Milieus abgeschirmt ist, haben sich auch höher organisierte Lebewesen über viele Millionen von Jahren und Generationen konstant erhalten.

3. Durch *Anpassung* an veränderte Umweltbedingungen werden allmähliche Wandlungen herbeigeführt. Als Experiment ist am bekanntesten die Anpassung der am Boden kriechenden Gebirgskiefer (Latsche) an die Bedingungen des Tieflandes. Wenn man nämlich diese Pflanze in das Flachland verbringt, entwickelt sie sich im Laufe einiger Generationen zu einem baumartigen Gewächs. Da dies nicht in einer einzigen, sondern erst im Laufe mehrerer Generationen vor sich geht, muß man annehmen, daß die dabei sich entwickelnden Eigenschaften von Generation zu Generation weitergegeben werden. In welcher Weise dies geschieht, ist nicht bekannt. Von den Mutationen unterscheidet sich die Anpassung dadurch, daß sie umkehrbar ist. Der aus der Latsche gewordene Baum des Flachlandes verwandelt sich, in das Hochgebirge zurückversetzt, wiederum im Laufe einiger Generationen in die ehemalige Latsche. Dagegen wird aus einem Eisbären niemals ein Braunbär, aus einem Braunbären niemals ein Eisbär lediglich durch Anpassung an veränderte Umgebung werden, wenn nicht etwa eine Mutation zu Hilfe kommen sollte.

Bei der am Beispiel der Latsche geschilderten Anpassung ergibt sich eine grundlegende biologische Regel, die auch im Tierreich volle Gültigkeit hat. Sie lautet, daß die Anpassung aus rauhen in milde Lebensbedingungen leichter vonstatten geht, als umgekehrt von milden in rauhe Verhältnisse. Es fällt der Latsche nicht schwer, sich aus den harten Bedingungen des Hochgebirges an das milde Leben des Flachlandes zu gewöhnen. Dagegen wird der verweichlichte Baum des Flachlandes, in die Berge zurückversetzt, nicht ohne weiteres mit der dort herrschenden Kälte, mit Sturm und kargem Untergrund fertig werden. In der Pferdezucht ist bekannt, daß der Wüstenaraber, in milde, maritime Gebiete verbracht, während einiger Generationen seinen Typ verändert. Er wird größer, schwerer und grobknochiger als seine Vorfahren. Während es ihm jedoch nicht schwerfällt, in dem milden Klima zu leben, wird es einem Englischen Vollblüter nicht ohne weiteres gelingen, sich wieder den kargen, schonungslosen Bedingungen der Wüste, aus der der überwiegende Teil seiner Vorfahren kam, anzupassen. Insofern ist die Umkehrbarkeit zwar theoretisch gegeben, nicht immer aber praktisch zu realisieren.

Andere Beispiele dafür waren wiederholte Versuche im vorigen Jahrhundert, das schwere rheinisch-belgische Kaltblutpferd in kargeren Gebieten Süddeutschlands zu züchten, die nie von dauerndem Erfolg gekrönt waren. Auch die Geschichte des Vollblutgestütes Graditz zeigt, daß sich von den zahlreichen, aus England importierten Stuten nur ganz wenige Linien infolge der gegenüber dem Ursprungsland härteren Klimabedingungen behaupten konnten. Der häufigste Anlaß für das Aussterben solcher Linien oder Rassen ist in auftretender Unfruchtbarkeit zu suchen. Man kann daraus auch folgern, daß es leichter sein dürfte, Pferde aus Mittel- oder Osteuropa nach dem milderen Westen für die Zucht zu exportieren als umgekehrt. Die erfolgreiche Zuchtverwendung kontinentaler Vollblutstuten etwa in Irland, aus der beispielsweise Star Appeal hervorgegangen ist, sind vielleicht aus solchen Gegebenheiten zu erklären.

Diese noch keineswegs ausreichend erforschten Vorgänge der in Generationen fortschreitenden Anpassung sind nicht identisch mit der sogenannten individuellen Variationsbreite jedes einzelnen Individuums. Weitere Fragen, speziell über Vererbung und ihre Gesetzmäßigkeiten, sind Werken der Züchtungskunde zu entnehmen.

Frühreife und Spätreife

Die bedeutendste Veränderung, die Zivilisation und Domestikation bei allen Haustieren – und auch beim Menschen – mit sich brachten, ist die im Vergleich zu ihren wildlebenden Vorfahren zunehmende Frühreife. Wegen der engen Beziehungen zwischen Reifungsvorgängen und Konstitution, der wichtigsten Voraussetzung für die Gesundheit, die nachfolgende Betrachtung.

Man versteht unter *Frühreife* die mit Entwicklungsbeschleunigung in der Jugend (Akzeleration) einhergehende, relativ frühzeitig einsetzende Geschlechtsfähigkeit, die im Vergleich zu spätreiferen Formen mit früherem Abschluß des Wachstums und mit geringerem Höchstalter verbunden ist. Die schnellere Entwicklung ist zudem mit verminderter Konstitution, geringerer Ausdauer und mit größeren Ansprüchen hinsichtlich Pflege und Ernährung gekoppelt. So hat, um es zu veranschaulichen, die schnell wachsende Pappel nicht nur weicheres Holz, d. h. eine schwächere Konstitution, als die langsamer wachsende Eiche, sondern auch ein geringeres Höchstalter und größere Ansprüche an Klima, Boden und Wasserbedarf.

Das anfangs erwähnte geringere *Höchstalter* zeigt sich beim Menschen in der kleineren Zahl der über neunzig Jahre alten Menschen in frühreifen, hochzivilisierten Völkern im Gegensatz zu anderen, weniger zivilisierten und spätreifen Populationen oder auch zur eigenen, zurückliegenden Geschichte. Das Höchstalter ist nicht zu verwechseln mit der durchschnittlichen *Lebenserwartung*, die sich beim Menschen infolge des Fernhaltens schädlicher Einflüsse, vor allem in Form der Hygiene im Säuglingsalter, nicht aber auf Grund stärkerer Konstitution erhöht hat. Die Zivilisation erbringt also zwar ein höheres Durchschnittsalter, weil weniger Kinder sterben, zugleich aber ein geringeres Höchstalter, weil nur wenige Aussicht haben, neunzig oder gar hundert Jahre alt zu werden. »Bei Neugeborenen war in den letzten 25 Jahren ein deutlicher Sterblichkeitsrückgang zu verzeichnen. Dagegen leben die sechzigjährigen Männer unter den heutigen Sterblichkeitsverhältnissen (1960) nicht mehr so lange wie unter den Sterblichkeitsverhältnissen um 1950« (Schwarz). Ähnliche Werte sind bei den Haustieren im Vergleich verschiedener Rassen zu finden. Exakte Statistiken lassen sich bei Pferden freilich nicht aufstellen, weil die wenigsten eines natürlichen Alterstodes sterben. Doch gibt es keinen Zweifel darüber, daß bei ihnen die gleichen Regeln zutreffen wie beim Menschen. Bei den dargelegten Beziehungen handelt es sich offenbar um grundlegende biologische Gesetze, die nicht nur bei Menschen und Tieren, sondern, wie am Beispiel der Pappel und Eiche gezeigt wurde, auch im Pflanzenreich gültig sind. Einige Korrelationen zwischen Tierarten und -rassen zeigt die nachfolgende Aufstellung (modif. nach Flourens).

Tierart	Geschlechtsreife	Höchstalter	Tragezeit	Körpergewicht
Feldmaus	20 Tage	1 Jahr	14 Tage	30 g
Ratte	6 Monate	5 Jahre	24 Tage	600 g
Hausschwein	6 Monate	5 Jahre	114 Tage	200 kg
Wildschwein	18 Monate	25 Jahre	130 Tage	200 kg
schw. Kaltbl. Pfd	18 Monate	15 Jahre	331 Tage	1000 kg
Engl. Vollbl. Pfd	3 Jahre	20 Jahre	336 Tage	500 kg
Orient. Pfd	5 Jahre	40 Jahre	340 Tage	300 kg
Elefant	10 Jahre	80 Jahre	22 Monate	5000 kg
Mensch	15 Jahre	100 Jahre	9 Monate	70 kg

Aus der Tabelle geht hervor, daß auffallende Beziehungen bestehen zwischen Geschlechtsreife und Höchstalter, das ungefähr dem Fünf- bis Zehnfachen der

Geschlechtsreife entspricht, denen sich noch weitere Korrelationen hinsichtlich Tragezeit und Körpergewicht anschließen. Eine merkwürdige Ausnahme jedoch macht der Mensch. Denn er müßte, um in die Reihe zu passen, entweder mehrere tausend Kilogramm schwer sein, oder aber der Größe nach, mit zwei Jahren geschlechtsreif werden. Dagegen kommt auch er dem Schema nahe, wenn man anstelle des Körpergewichtes das *Hirngewicht* einsetzt. Infolge rätselhafter Wachstumsverzögerung, insbesondere in Form der sogenannten »intrauterinen Retardation« (Bolk) und der »postnatalen Embryonalzeit« (Portmann) kommt ihm das in der Entwicklung eines enormen relativen Hirngewichtes zugute. Eine ähnliche Ausnahme wie zwischen Mensch und vergleichbaren Tierarten finden wir innerhalb der Pferderassen. Unter ihnen haben gerade die kleineren eine langsamere Entwicklung als die großen, vor allem dann, wenn man so extreme Formen wie etwa den Araber mit schwerem Kaltblut vergleicht. Auch hier verfügt der kleinere, wie aus der Tabelle ersichtlich, im Gegensatz zu den sonst üblichen Relationen über spätere Geschlechtsreife, stärkere Konstitution, größeres Höchstalter sowie größeres Hirngewicht als der schwerere Kaltblüter.

Weitere Zusammenhänge lassen sich am Zahnwachstum, am Zahnwechsel und an den Schwangerschaftspausen (Zwischengeburtszeiten) aufzeigen. So hat die Feldmaus eine Zwischengeburtszeit von 8 Tagen mit einer Häufigkeit von zehn und mehr Geburten im Jahr. Dagegen beträgt die natürliche Zwischengeburtszeit beim Wildpferd 2 bis 3 Jahre, beim Schimpansen 4, beim Elefanten 6, bei den Frühmenschen vermutlich etwa 5 Jahre. Auch im inneren Stoffwechsel ergeben sich ähnliche Verhältnisse, deutlich erkennbar am Puls, der beispielsweise bei der Maus ca. 700, bei der Katze 120, beim Pferd 36, beim Elefanten 26 Frequenzen in der Minute beträgt.

Geschlechtsreife, oder besser ausgedrückt Geschlechtsfähigkeit ist nicht identisch mit Fortpflanzungsreife. Wenn bei einem Mädchen die Keimdrüsen erstmalig mit 12 Jahren aktiv werden (Menarche), so wird man es noch nicht als fortpflanzungsreif bezeichnen. Diese beim Menschen sogar durch gesetzliche Bestimmungen (Ehegesetz, Ehefähigkeit) verankerte Regel wird beim Pferd nicht immer hinreichend berücksichtigt. Die Trennung zwischen Geschlechtsfähigkeit und Fortpflanzungsreife erscheint auch insofern gerechtfertigt, weil bei wildlebenden Tieren, deutlich vor allem bei den männlichen Exemplaren zu beobachten, Geschlechtstätigkeit und Fortpflanzung ebenfalls nicht schon bei der ersten Keimdrüsenaktivität zustande zu kommen pflegen.

Die überlegene *Ausdauer* des spätreifen Wüstenarabers gegenüber dem frühreifen Englischen Vollblüter tritt allerdings, wie in Ägypten vorgenommene Vergleichsrennen ergeben haben (pers. Mitt. von Prof. H. Bauer), erst bei sehr großen Strecken, etwa ab 70 km in Erscheinung, nicht schon bei im Rennbetrieb üblichen Steherdistanzen. Vielfach kam es im Verlaufe jener Distanzrennen bei den frühreifen »Engländern« zu einer nervösen Darmentzündung, die zum Teil mit tödlichem Ausgang verbunden war. Bei anderen wieder führte der Übergang giftiger Stoffwechselprodukte aus dem entzündeten Darm zu toxischer Hufrehe, einer ebenfalls lebensbedrohlichen Erkrankung. »Auch die außerhalb ihrer eigentlichen Heimat gezogenen (frühreiferen) Araber besitzen nicht mehr die Genügsamkeit der in der Wüste aufgewachsenen (spätreiferen). Die Genügsamkeit der Produkte von Araberhengsten nimmt in demselben Verhältnis ab, wie ihre Masse (infolge der Frühreife) zunimmt« (Chales de Beaulieu).

Die Spätreife hat nach alledem zwar den Vorzug der stärkeren Konstitution, jedoch den Nachteil des großen Zeitaufwandes. Deshalb beruht die vom Menschen in der Tier- und Pflanzenzucht angestrebte Frühreife vor allem auf dem Streben nach schnellerer Rendite, d. h. auf merkantilen Überlegungen. Wer vor hundert Jahren einen der damals spätreifen Apfelbäume pflanzte, konnte selbst kaum Früchte von ihm erwarten, im Gegensatz zu den schon nach wenigen Jahren früchtetragenden, frühreifen Sorten der Gegenwart. Dafür überdauerten jene spätreifenden Bäume mehrere menschliche Generationen, während unsere schnellwüchsigen Formen nur wenige Jahrzehnte überleben. Auch die Züchtung des Englischen Vollblutes auf Frühreife ist in erster Linie auf die Forderungen der Wirtschaftlichkeit zurückzuführen. »Der wenn auch nicht auf volle Rentabilität, so doch auf einigen Kostenausgleich abgestimmte englische Rennsport macht Frühreife und getriebene Aufzucht notwendig. Wiederholte Versuche, die sogenannten klassischen Rennen wie das Derby, ähnlich dem Trabersport auf das 5. Lebensjahr (also die Vierjährigen – d. Verf.) zu verlegen, sind stets an der internationalen Verflechtung des Rennsports gescheitert« (Die Vollblutzucht).

Diese spätreife Veranlagung der Ahnen des Vollblutpferdes wurde durch die Einflüsse der Domestikation und der Züchtung weitgehend verändert. Das Vollblutpferd von heute wird bewußt in Richtung auf schnelle Entwicklung gezüchtet. Dies hat nicht biologische, sondern wirtschaftliche Gründe. Es ist ein offenes Geheimnis, daß in weiten Kreisen des neuzeitlichen Rennsports nicht mehr wie in vergangenen Zeiten als oberstes Ziel gilt, die edelsten, schnellsten und härtesten Pferde zu züchten, sondern in erster Linie möglichst schnell Geld zu verdienen. »Wenn man Jahr für Jahr die Statistiken der Zweijährigen ansieht, so kann man sich leicht ausrechnen, daß rund die Hälfte der im Training stehenden Zweijährigen (!) am Ende der ersten Saison noch keinen Roten Heller gewonnen hat« (Anonymus in Sport-Welt 1978/107). Dieses in dem Zitat unverblümt ausgesprochene, weit verbreitete Bestreben, schon mit zweijährigen Pferden Geld zu verdienen, kennzeichnet die Situation überdeutlich. Vielleicht liegt hier sogar ein allgemeiner Zug der Zeit zugrunde, so schnell wie möglich zu Geld zu kommen, ohne Zeit für Lernen zu verschwenden. Die von einer derartig einseitigen, nur wirtschaftlich-kaufmännisch bestimmten Denkweise für die Vollblutzucht ausgehende Gefahr liegt auf der Hand. Der abscheuliche, neuerdings modische Ausdruck von der »Rennpferdeindustrie« kennzeichnet die Sachlage in nicht zu übersehender Weise.

Dem allen muß gerechterweise die schwierige Lage des deutschen Galopprennsports zugute gehalten werden. Nur durch den opferbereiten Idealismus vieler Rennpferde-Besitzer kann der Rennbetrieb aufrechterhalten werden. In der Öffentlichkeit ist lediglich von den paar wenigen großen Renngewinnen zu hören, die den Eindruck erwecken, als liege hier das Geld auf der Straße. Von den unzähligen leer ausgehenden Pferden wird jedoch nicht gesprochen. Es ist erwiesen, daß die in der Bundesrepublik Deutschland ausgeworfenen Rennpreise insgesamt nicht die Unterhaltskosten der im Training befindlichen Pferde aufwiegen, von einer Amortisation der Ankaufspreise gar nicht zu reden.

Insofern ist es menschlich verständlich, wenn man versucht, so bald wie möglich Gewinne zu erzielen, um die Haltungs- und Aufzuchtkosten zu verringern. Dies alles droht sogar zu einem Circulus vitiosus auszuarten, wenn infolge dieses Schnellsystems die Qualität der deutschen Pferde absinken sollte. Gerade die höchsten Gewinne auf deutschen Bahnen in den sogenannten internationalen Rennen, vor allem in Baden-Baden und in Köln, drohen damit in ausländische Taschen zu fließen. Ebenso werden die Chancen für deutsche Pferde zurückgehen, im Ausland erfolgreich zu sein. »Im Galopprennsport 1978 mußten die deutschen Besitzer und Züchter bei internationalen Vergleichsprüfungen gegenüber den Vorjahren deutlich zurückstecken. In einer Anzahl international ausgeschriebener Gruppenrennen wurden die Vertreter der deutschen Zucht von ausländischen Gästen innerhalb der BRD geschlagen. Bei den wenigen Expeditionen ins Ausland konnte lediglich Stuyvesant mit einem Sieg in Italien für die deutsche Zucht Ehre einlegen. Nachdenklich muß die Tatsache stimmen, daß unsere Spitzenpferde vor allem im Herbst nicht mehr ›da waren‹ und so den Ausländern kein Paroli bieten konnten« (F. Leisten).

Hinzu kommt die Streichung steuerlicher Vergünstigungen, mit denen früher die Vollblutzucht gefördert wurde. Viele Politiker wagen es nicht aus Rücksicht auf gewisse Wählermassen, sich für den Rennsport einzusetzen. Die Einstellung, wer Rennpferde hält, ist ein kapitalistischer Ausbeuter, er soll auch dafür bezahlen, ist offen oder versteckt weit verbreitet. Es wird aber nicht davon gesprochen, daß der Staat selbst der größte Verdiener am Rennsport ist, wenn er Millionen an Wettsteuern als Nutznießer einnimmt, ohne einen Finger zu rühren oder einen Gegenwert zu leisten.

Um zu den Fragen der Pferdezucht zurückzukommen, so ist eine gewisse Frühreife unbestreitbar als Anpassung an die Bedingungen der Domestikation notwendig und in Kauf zu nehmen. Sie kann aber nicht uferlos gesteigert werden. Die Natur hat Grenzen gesetzt, damit die »Bäume nicht in den Himmel wachsen«. Die Grenze ist aber dann überschritten, wenn Degenerationserscheinungen und konstitutionelle Mängel auftreten. Ferner sollten Typ und Adel des klassischen Vollblüters nicht allzusehr negativ verändert werden. Es wäre ein geradezu verhängnisvoller Irrtum zu glauben, ein Pferd sei um so wertvoller, je frühreifer es ist. Es wurde bereits dargelegt, daß psychische Hochwertigkeit und edles Wesen untrennbar mit Spätreife gekoppelt sind. Innerhalb spätreifer Rassen ist Frühreife nichts anderes als eine Degenerationserscheinung, die freilich bis zu einem gewissen Grade bewußt in Kauf genommen werden muß. Gerade die bedeutendsten Weltklassepferde haben sich aber keineswegs durch übertriebene Frühreife hervorgetan. Das höchste Ziel der deutschen Vollblutzucht sollte sein, die bestmöglichen Pferde zu züchten, mit denen man im internationalen Spitzensport gleichrangig mithalten kann. Die Zweijährigen-Rennen sollten allenfalls der Entwicklung und dem Training dienen, nicht aber dem großen Geschäft. Nach Ansicht erfahrener Trainer liegt der Höhepunkt der Leistungsfähigkeit und damit des Lebens beim frühreifen Vollblutpferd im 5. Lebensjahr. Die auf dem Höhepunkt des Lebens stehenden besten Pferde, nicht die frühreifesten aber sollten durch die Rennen ermittelt werden.

Die Pferde von heute brauchen also keineswegs so spätreif zu sein wie die großen klassischen Sieger in der Vergangenheit. Aber das harmonisch reifende Pferd ist auch in unserer Zeit das überlegene. Immer sollte man sich bei Rennen der zwei-, drei- oder auch noch der vierjährigen Pferde die Frage stellen, ob der Sieger wirklich als das beste Pferd oder vielleicht nur als das frühest entwickelte gewonnen hat. Die Situation ist also vergleichbar mit einer Schulklasse, deren fünfzehnjähriger Primus nicht unbedingt als Erwachsener in der produktiven, schöpferischen und entscheidenden Phase des Lebens ebenfalls der hervorragendste sein muß. »Späte Vollblüter dominieren! Mit Ausnahme eines einzigen Pferdes bekamen alle deutschen Derby-Sieger als Zweijährige nur mal eben die Bahn gezeigt oder bemühten sich vergeblich in diesem Alter zu gewinnen. Die harten Fakten der Zweijährigen-Statistik widerlegen für den Bereich der Bundesrepublik die Behauptung, in der ganzen Welt hätte sich das auf Frühreife gezüchtete Vollblutpferd nicht nur durchgesetzt, sondern sogar an die Spitze gesetzt. Dem kann getrost entgegengehalten werden: Im deutschen Derby laufen *diese* Pferde hinterher« (R. Groß).

Die Bevorzugung und damit einseitige Förderung der frühreifen Pferde im Rennsport geht neben der erwähnten Beschränkung der Zuchtrennen auf dreijährige Pferde auch noch auf anderen Wegen vor sich. So werden in den sogenannten Altersgewichtsrennen die jüngeren Pferde durch Gewichtsvorteile begünstigt. Beispielsweise haben im Preis von Europa, dem höchstdotierten deutschen Galopprennen, dreijährige Hengste 56 kg, ältere 60 kg zu tragen. Angenommen, ein relativ spätreifes Pferd startet als Dreijähriger in diesem Rennen und unterliegt als Spätentwickler einem lediglich infolge seiner Frühreife überlegenen Jahrgangskameraden. Ein oder zwei Jahre später, nachdem er infolge seiner langsameren Entwicklung erst jetzt die Höchstform erreicht hat, startet er erneut im Preis von Europa. Nun aber wird er von neuem gegenüber anderen, inzwischen nachgekommenen ebenfalls frühreifen Dreijährigen dadurch benachteiligt, daß ihm ein Aufgewicht von 4 kg aufgebürdet wird. Die Ermittlung des wirklich besten Pferdes, unabhängig von seinem Alter, wird also künstlich behindert. Man muß es deshalb als einen züchterischen Mangel empfinden, daß Zuchtrennen im Galopprennsport nicht auch für ältere als dreijährige Pferde oder aber Rennen für Pferde jeden Alters unter gleichen Bedingungen ebenfalls nicht ausgeschrieben werden.

Wenn es wegen der oben vorgebrachten internationalen Verflechtungen zwar nicht möglich ist, das Alter für die klassischen Zuchtrennen anzuheben, so würde andererseits kein Hindernis im Wege stehen, zusätzliche Zuchtrennen für vier- oder fünfjährige Hengste und Stuten oder überhaupt für ältere Pferde oder für Pferde jeden Alters ohne Gewichtsausgleich auszuschreiben. Daraus würden sich zweifellos interessante und vor allem für die Warmblutzucht wertvolle Vergleiche für die unterschiedliche Entwicklung der einzelnen Pferde ergeben. Bei der großen Abhängigkeit der Warmblutzucht vom Vollblut spielen die bei ihm herrschenden Reifungsvorgänge auch für jene eine außerordentliche Rolle.

»Ohne Rennen kein Vollblut, ohne Vollblut kein Halbblut, ohne Halbblut keine brauchbaren Pferde« (Brehm). »Verfolgt man die Abstammung der um 1900 in den vier großen deutschen Zuchtgebieten Ostpreußen, Hannover, Holstein und Oldenburg zur Zucht verwendeten Hengste in der männlichen Linie, so zeigt sich, daß alle auf Vollblut- und auf einige Araberhengste zurückgehen. Auch die Englischen Halbbluthengste, auf die man in den Hengstlinien stößt, stammen ihrerseits in der ersten, zweiten oder einer früheren Ahnenreihe von Vollbluthengsten ab« (Graf S. von Lehndorff). Diese Sachlage hat sich zweifellos seither nicht geändert, eher noch zugunsten des Vollblutanteils verschoben. Es ist deshalb von größter Wichtigkeit bei der unentbehrlichen Auswahl von Vollbluthengsten für die Landespferdezucht, darauf zu achten, daß nicht Tiere von übertriebener Frühreife verwendet werden. Auf derartige Fehler sind wohl manche Mißerfolge in der Vergangenheit zurückzuführen, die dann oft eine unberechtigte extreme Ablehnung des Vollbluts zur Folge hatten.

Kurze Distanzen, in denen ebenfalls die frühreifen Pferde im Vorteil sind, haben Graf Lehndorff und andere erfahrene Fachleute als ähnlich ungünstig für die züchterische Auslese verurteilt: »In der Vollblutzucht soll bekanntlich in erster Linie das Pferd mit Stehvermögen prämiert, dem Flieger nur eine beschränkte Ausnutzung gewährt werden. Es hängt dies damit zusammen, daß längere Rennen (ab 2000 Meter) und vor allem Bahnen mit abwechselndem Gefälle und längeren Linien (andere sind für Zuchtprüfungen wertlos) Weichheiten und Unkorrektheiten vermehrt in Erscheinung treten lassen, bzw. die fehlerhaften Pferde eher ausscheiden. Derartige Mängel machen sich meist erst im Ermüdungsstadium geltend, das der Flieger nicht in diesem Maße kennen zu lernen braucht. Pferde mit Atemfehlern können in längeren Rennen überhaupt nicht zur Geltung kommen. Eine gewisse Bedeutung für die Züchtung von Gebrauchspferden hat auch der Hindernissport. Schlechte Sprunggelenke und Hasenhaken halten das häufige Springen auf Jagdbahnen nicht aus« (Chales de Beaulieu). Die wünschenswerte Eigenschaft der Ausdauer kommt übrigens nicht nur in räumlicher Hinsicht als Stehvermögen über weite Distanzen, sondern auch zeitlich insofern zum Ausdruck, daß Pferde über eine langdauernde Saison hinweg ihre gleichbleibende Form aufrechterhalten. Man findet Typen, die zwar zu Beginn des Rennjahres großartig herauskommen, bald aber in ihren Leistungen nachlassen, während andere bis zum Spätherbst ihre gleichbleibende, zuverlässige Verfassung behaupten.

Man sollte also stets die Frage stellen: Wem nützt die Frühreife? Zweifellos in erster Linie dem Züchter. Denn je frühzeitiger ein Huhn Eier, ein Schwein Ferkel, eine Kuh Milch produziert, ein Pferd Rennen gewinnt, um so geringer sind die Aufzuchtkosten, desto höher ist infolgedessen der materielle Gewinn des Züchters. Fragwürdig aber ist der Nutzen für den Käufer eines Pferdes, wenn er ein vierjähriges, besonders frühreifes und bereits stark entwickeltes Reitpferd kauft, das vielleicht gar schon Turniererfolge aufzuweisen hat, mit acht Jahren jedoch infolge von Gelenkschäden oder von anderen konstitutionellen Mängeln verbraucht ist.

Die gegenwärtig zu beobachtende, häufige Verwechslung der Interessen ist daran zu erkennen, daß sogar beim Menschen eine zunehmende Förderung der Frühreife Platz ergreift, insbesondere in Form der Bevorzugung der Frühbegabten, eine Zeiterscheinung, die manche Gefahren in sich birgt.

Wenn nun auch die Frühreife mit Konstitutionsminderung verbunden ist, wird dennoch niemand ernstlich daran denken, das Rad der Geschichte zurückzudrehen, um in einem »Zurück zur Natur« ursprüngliche und angeblich paradiesische Zustände herbeizuführen. Man muß nicht unbedingt soweit gehen wie der Hygieniker Nußhag, der sagt: »In der Zucht von Masttieren (Schwein) hat Frohwüchsigkeit durch Züchtung auf Frühreife einige Berechtigung. Bei den reinen Nutztieren aber ist die Zucht auf Frühreife eine Torheit. Denn was vorn an Monaten gewonnen wird, geht hinten an Jahren verloren.« Wir können es uns heute trotz dieser ernsten Argumente nicht mehr leisten, wie vor hundert Jahren ein Pferd erst mit acht Jahren in die Arbeit zu nehmen. Selbst wenn es noch zwanzig oder dreißig Jahre voll arbeitsfähig bleiben sollte, könnte es dennoch infolge teurer Aufzucht kostspieliger werden, als zwei Fünfjährige innerhalb des gleichen Zeitraums. Dennoch sollte stets der radikale Unterschied im Auge behalten werden, der in der Züchtung zwischen Nutztieren und Schlachttieren besteht. Das Schwein ist ein ausschließliches Schlachtobjekt, das Rind ein sogenanntes Zweinutzungstier, das sowohl für die Milchnutzung als auch für die Schlachtung gezüchtet wird. Das Pferd aber ist ausschließlich für die Nutzung bestimmt. Demgemäß liegen völlig unterschiedliche züchterische Maßnahmen zugrunde, die man nicht bedenken- oder gedankenlos von einer Tierart auf die andere übertragen kann. Es hat sich gezeigt, daß man die Entwicklungsbeschleunigung bei Nutztieren nicht unbegrenzt steigern darf. Vielmehr lehrt die Erfahrung, daß übertriebene Frühreife nicht nur zu unerträglicher Konstitutionsschwäche, sondern sogar zu Degenerationserscheinungen führt. Obgleich noch keineswegs sämtliche, die Akzeleration und die Retardation bedingenden Zusammenhänge restlos erforscht sind, ist es unabdingbar, sich die biologischen Grundlagen der Früh- und Spätreife sowie die zur Verfügung stehenden züchterischen und haltungsbedingten Maßnahmen klar vor Augen zu führen. Nur so kann ein tragbares, gesundes Mittelmaß eingehalten werden, das sowohl harmonische Entwicklung und Reifung als auch befriedigende Wirtschaftlichkeit gewährleistet.

Grundlagen der Früh- und Spätreife

Anatomisch äußert sich die mit schnellerem Wachstum häufig, nicht immer, verbundene körperliche Größenzunahme vor allem in vermehrtem Längenwachstum einzelner Knochen. Beim Pferd ist die Verlängerung der Mittelfußknochen (Röhrbeine) und des Gesichtsschädels besonders auffallend. Ein weiteres anatomisches Kennzeichen der Akzeleration ist die Vermehrung der Wirbelzahl des Rumpfes, die zum langen Rücken des rechteckigen Pferdetyps führt, im Gegensatz zum kurzrückigen, quadratischen Typ des langsamer wachsenden Spätreifen. Die Vermehrung der Wirbelzahl durch Entwicklungsbeschleunigung wurde experimentell bei zahlreichen Wirbeltieren anderer Art, wie Fischen, Reptilien, Hühnern, Mäusen, nachgewiesen. Beim Pferd kann sie in folgenden Bereichen schwanken (Ellenberger-Baum): Brust- bzw. Rückenwirbel 17–19, durchschnittlich 18, Lendenwirbel 5–7, durchschnittlich 6, Kreuzbeinwirbel 4–7, durchschnittlich 5, Schweifwirbel 15–21, durchschnittlich 17–19.

Eigenartigerweise kommt es bei den Halswirbeln nicht zu den beschriebenen Veränderungen. Dies dürfte damit zusammenhängen, daß im Gegensatz zu den übrigen Abschnitten der Wirbelsäule sämtliche Säugetierarten von der Maus bis zur Giraffe über die gleiche Halswirbelzahl, nämlich stets 7 verfügen. Es handelt sich also um eine uralte und infolgedessen besonders stark fixierte Eigenschaft der Säugetiergattung. Deshalb ist ein längerer oder kürzerer Hals allein durch die Länge der einzelnen Halswirbelknochen, nicht durch ihre größere oder geringere Anzahl bestimmt. Aus diesem Grund kann man aus einem langen, schlanken Hals nicht ähnliche, analoge, negative Schlußfolgerungen ziehen wie aus einem langen Rücken. Oft verfügen bekanntlich quadratische, kurzrückige Pferde über einen langen, schwanenförmigen, langrückige über einen relativ kurzen, dicken Hals. Dabei dürften besonders ausgeprägte Querfortsätze der Wirbel, analog den ausgeprägten Atlasflügeln, zur Plumpheit des Halses beitragen. Die Schlankheit und Schmalheit des Halses ist übrigens nicht nur von der Seite, sondern auch von oben zu beurteilen. Vom Sattel aus kann man deutliche Unterschiede wahrnehmen. Die Atlasflügel sind mit dem Auge am lebenden Tier wahrzunehmen und deutlich mit den Fingern zu befühlen.

In *histologischer* Hinsicht beruht die stärkere Konstitution langsam wachsender Individuen im Gegensatz zu schnell wachsenden auf der Beschaffenheit der Körpergewebe. Es ist einleuchtend, daß mit langsamem Wachstum mehr Gediegenheit der einzelnen Teile bis hinunter zu den Körperzellen verbunden ist, als mit beschleunigtem oder gar überstürztem. Zu den histologischen Eigenheiten spätreifender Gewebearten bei Pflanzen und Tieren gehört eine auffallende Feinzelligkeit und ein relativ geringer Wassergehalt der Zellen und der Zwischenzellsubstanzen, der die sogenannte Trockenheit bedingt. Diese unterschiedliche Beschaffenheit der Gewebe ist nicht nur mikroskopisch, sondern auch grobsinnlich wahrnehmbar. Das Holz der Eiche ist härter, widerstandsfähiger und feinporiger als das weiche Holz der Pappel. Das Fleisch spätreifer Obstsorten ist dichter und haltbarer, der Saft spätreifer Trauben gehaltvoller an Säuren und Aromastoffen als von frühreifen Arten, das Fleisch des Wildschweines fester und weniger wäßrig als das des frühreifen Hausschweines.

Vom *physiologischen* Standpunkt aus geht die schnellere oder langsamere Reifung vermutlich auf das Tempo der Zellteilung innerhalb der Körpergewebe zurück. Diese Zellteilungsgeschwindigkeit ist zunächst einmal erblich veranlagt und je nach der Art, Rasse oder Familie verschieden. Sie ist aber auch von der Umwelt in Form zahlreicher beschleunigender Reize oder hemmender Faktoren beeinflußbar. Weitgehend ist sie vom intermediären Stoffwechsel, dem innerhalb der Zellen stattfindenden Stoffaustausch abhängig. Bekanntlich werden die aufgenommenen und vom Verdauungsapparat resorbierten Nährstoffe für drei verschiedenartige Funktionen des Körpers benötigt, nämlich für die Bewegungsenergie, für die Wärmeenergie und für die Wachstumsenergie. Je mehr Nährstoffe einerseits zugeführt werden, je weniger kinetische Energie andererseits bei Bewegungsmangel, je weniger Wärmeenergie bei gemäßigter Außentemperatur benötigt wird, um so mehr steht für die dritte Funktion, für das Wachstum zur Verfügung. Geradezu zwangsläufig müssen die Folgen in einer Beschleunigung der Zellteilung zum Ausdruck kommen. Auch das mit Frühreife häufig verbundene, vermehrte Größenwachstum oder die ebenso häufige Verfettung frühreifer Individuen läßt sich daraus unschwer erklären.

Die zur Früh- oder Spätreife führenden akzelerierenden oder retardierenden *Ursachen* sind zwar nicht mit letzter Vollständigkeit und Sicherheit bekannt, jedoch mit großer Wahrscheinlichkeit auf die nachfolgenden Umstände zurückzuführen. Grundsätzlich jedenfalls werden sämtliche, die Zellteilung beschleunigenden Einflüsse akzelerierende, alle sie verlangsamenden Einflüsse retardierende Folgen für die Entwicklung des Individuums mit sich bringen. Dabei werden nicht anders als bei allen körperlichen und seelischen Eigenschaften sowohl erbliche als auch umweltbedingte Faktoren eine Rolle spielen. Dazu kommt, daß die Entwicklungs- und Reifungsgeschwindigkeit in einzelnen Lebensperioden wechseln kann, wobei die sogenannten Wachstumsschübe besonders ansprechbar sind. Experimentelle Untersuchungen und statistische Beobachtungen sprechen dafür, daß schon vorgeburtliche, intrauterine Einflüsse, besonders während des ersten Drittels der Tragezeit eine große Rolle spielen können. Auch in der zweiten Hälfte der Tragezeit wurde Reifungsbeschleunigung, verbunden mit Größenzunahme der Leibesfrucht als Folge mangelhafter Bewegung und reichlicher Ernährung der Mutter, nachgewiesen, ein Vorgang, mit dem nicht selten Schwergeburten zusammenhängen.

Bezüglich der Umwelteinflüsse sind vermutlich mehrere, voneinander unabhängige Faktoren für das Reifungsgeschehen verantwortlich zu machen. Das erste und wohl wichtigste Element als Ursache für eine Reifungsbeschleunigung dürfte in der *Ausschaltung entwicklungsbremsender* Einflüsse zu suchen sein. In üppigen, subtropischen oder in milden, maritimen, gemäßigten Gebieten lebende Menschen, Tiere oder Pflanzen sind durchschnittlich frühreifer als die Bewohner rauher, den Kampf ums Dasein erschwerender und damit die Entwicklung hemmender Zonen. Unter den Pferden sind die den kontinentalen, viel Bewegung erfordernden Steppengebieten entstammenden Rassen, also die Orientalen, die Laufpferde, im allgemeinen spätreifer als die aus milden, vegetationsreichen, maritimen Zonen stammenden Schrittpferde. Auch das heute zu den Frühreifen zählende Englische Vollblutpferd war ursprünglich auf Grund seiner hauptsächlich von Orientalen herrührenden Abstammung eine spätreife Rasse. Noch Eclipse, geb. 1764, das berühmteste Rennpferd aller Zeiten, dessen Blut in sämtlichen Rennpferden der Welt und damit auch in dem aller Halbblüter fließt, begann seine Rennlaufbahn mit fünf Jahren.

Gewisse, in geringerem oder stärkerem Ausmaß in Erscheinung tretende entwicklungsverzögernde Hemmungen gehören bei sämtlichen höheren Lebewesen zum natürlichen Lebensablauf, bekannt unter dem Begriff *Kampf ums Dasein* (struggle for life – Darwin). Dieser Kampf ums Dasein hat nicht, wie oft fälschlich angenommen wird, lediglich die Aufgabe, durch Auslese die Lebenstüchtigeren von den weniger Tüchtigen auszusondern und für die Fortpflanzung zu bevorzugen. Vielmehr ist der Schutz vor einer überstürzten und die Gewähr für eine harmonische, gezügelte Entwicklung seine weitere, wahrscheinlich sogar bedeutendere Aufgabe. Auch die Höherentwicklung der Arten ist mit vielen, das Wachstum zügelnden und verlangsamenden Hemmungsfaktoren verknüpft. Die schon erwähnte Retardation des Menschen kann nur in Verbindung mit hemmenden Einflüssen erklärt werden.

Beispiele für naturgemäße Hemmungen sind das Abstoßen der Jungen von der Mutter, der Übergang vom Milchgebiß zu den bleibenden Zähnen, der periodische Haarwechsel sowie Lichtmangel oder Nahrungsknappheit infolge des Wechsels der Jahreszeiten. Das wichtigste entwicklungshemmende Element aber ist unter sämtlichen Einflüssen bei einem Steppenwesen wie dem Pferd die intensive Bewegung, die stets mit einem ausgiebigen Verbrauch an kinetischer, dem Wachstum entzogener Energie verbunden ist. Jahreszeitliche, also ebenfalls mit periodischer Regelmäßigkeit stattfindende Wanderungen des Urpferdes über vermutlich riesige Entfernungen auf der nördlichen Halbkugel haben wohl den größten aller evolutionären Beiträge für die Hochentwicklung des Pferdes geleistet (Hancar).

Der nächste, in seiner Bedeutung nur wenig geringer als die Bewegung einzuschätzende Hemmungsfaktor ist die *Kälte*, die ebenfalls periodisch, sei es zwischen Tag und Nacht oder zwischen Sommer und Winter wirksam zu werden pflegt. Gerade in den nahöstlichen Wüstengebieten oder in den eurasiatischen Steppen finden sogar vielfach extreme Temperaturdifferenzen statt. Bei näherer Untersuchung zeigt es sich, daß die wachstums- und entwicklungsdämpfende Wirkung der Kälte in der vielfältigsten Weise in Erscheinung tritt.

Zunächst einmal steht sie in engem Zusammenhang mit dem Wärmehaushalt. Das heißt, bei sehr niedrigen Temperaturen erfordert die Wärmeerzeugung, bei hohen die Wärmeabführung vermehrte Energie, die damit den Wachstumsvorgängen entzogen wird. Dazu kommen jedoch noch weitere, indirekte Faktoren. Durch Kälte wird bekanntlich die Bewegung auf physikalischem und psychischem Wege gefördert. Man denke an Warmlaufen, an Kältezittern, an den durch Kälte hervorgerufenen, erhöhten Appetit und die infolgedessen zur Nahrungsbeschaffung gesteigerte Bewegung.

Zu diesen indirekt hemmenden Vorgängen kommt noch eine außerordentliche, gravierende, direkte Wirkungsweise hinzu. Sie beruht darauf, daß die Zellteilung infolge von Abkühlung der Gewebe unmittelbar verlangsamt wird. Man macht von dieser Tatsache bekanntlich seit langem bei Herz- oder bei Hirnoperationen am Menschen erfolgreich Gebrauch. Mittels künstlicher Unterkühlung des Körpers während der Operation werden die in den Zellen sich abspielenden chemisch-physikalischen Prozesse herabgesetzt und verlangsamt. Damit ist ein verringerter Sauerstoffverbrauch im Gewebe verbunden, so daß die Hirnzellen bei ganz oder teilweise abgeschaltetem Blutkreislauf mit der vorhandenen Sauerstoffreserve länger auskommen als bei physiologischer Körpertemperatur. Vielleicht hat auch die bei den höheren Säugetieren erfolgte Verlagerung der männlichen Gonaden außerhalb der Bauchhöhle und die damit verbundene Abkühlung in einer Verlangsamung der hier stattfindenden, für Fortpflanzung und Vererbung wichtigsten Zellteilung ihren tieferen Sinn.

Auch *Krankheiten* können Entwicklungshemmungen herbeiführen. Von dem berühmten Hauptbeschäler Tempelhüter, der bekanntlich als Idealbild des Ostpreußischen Warmblutpferdes im Denkmal verewigt ist, wurde mir einst in Trakehnen berichtet, daß er als Fohlen so sehr kümmerte, daß man daran dachte, ihn zu töten. Nur der Fürsprache des Gestütstierarztes Dr. Matthias hatte er es zu verdanken, daß man den Versuch machte, ihn doch noch hochzubringen. Auch aus dem menschlichen Bereich sind Fälle bekannt, wonach kränkelnde Kinder später eine überlegene Konstitution und ein hohes Lebensalter erreicht haben, oft mehr als mancher ursprünglich stabilere und kräftigere Altersgenosse. Vielleicht ist bei solchen Vorkommnissen eine entwicklungshemmende, besser gesagt, eine entwicklungsregulierende Wirkung des Krankheitsgeschehens am Werk gewesen, das insofern einen tieferen Sinn bekommen kann.

Im vorausgegangenen wurde die zur *Spätreife* führende Retardation auf hemmende Faktoren zurückgeführt. Es ergibt sich von selbst, daß umgekehrt die Beseitigung der bremsenden Elemente zur *Frühreife* führen muß. Tatsächlich ist der Ausschaltung entwicklungshemmender Einflüsse, insbesondere der Kälte und der Bewegung sowie der Einschaltung beschleunigender Faktoren, an erster Stelle reichlicher Ernährung, die frühe Reifung zuzuschreiben.

Schließlich können auch spezifische, wachstumsbeschleunigende *Reize* eine akzelerierende Entwicklung bedingen. Künstliche Beleuchtung, Lärm, Hormongehalt oder veränderte Zusammensetzung der Nahrungsmittel, überhöhter Zukkergenuß, übertriebene Zugaben an Vitaminen oder an Antibiotika kommen dafür in Betracht. In der landwirtschaftlichen Tierzucht wird von spezifisch wachstumsbeschleunigenden Substanzen bei Schlachttieren häufig, nicht immer reell, Gebrauch gemacht, um Ertragssteigerungen zu erzielen.

Der Biologe A. Portmann schreibt auch *psychischen* Vorgängen beim Menschen retardierende bzw. akzelerierende Wirkungen zu. So deutet nach seiner Meinung manches darauf hin, daß selbstbeschränkende Geisteshaltung, mit anderen Worten eine liebenswürdige, bescheidene Gesinnung dämpfend-retardierende, Überheblichkeit dagegen akzelerierende Folgen haben kann. Verblüffenderweise bezeichnet man seit langem frühreife Kreuzungsprodukte mit dem griechischen Wort Hybriden, das heißt Übermütige, einem von den Schöpfern dieses Begriffes vermutlich auf Grund empirischer Beobachtungen gewählten treffenden Ausdruck. Vielleicht spielt sich dabei sogar ein Circulus vitiosus ab. Das heißt, der überheblich veranlagte Hybride steigert durch seine übermütige Geisteshaltung die schon ererbte akzelerierte Entwicklung zusätzlich noch mehr. Auch beim Tier können Spannungszustände, hervorgerufen durch Feinde oder durch Rivalen, auf psychischem Wege eine retardierende Rolle bedingen. Man wird aus diesen Gründen in eine Gruppe von Absetzern oder Jungpferden nach Möglichkeit nicht einen einzelnen überdurchschnittlichen Frühentwickler verbringen, der durch seine Überlegenheit, um nicht zu sagen Überheblichkeit, die eigene Entwicklung noch mehr steigern, die der anderen durch seine Terrorisierung auf psychischem Wege zurückhalten könnte. Hinzu kommt noch auf körperlicher Seite die ungleichmäßige Futteraufnahme, falls der stärkere den schwächeren aus Futterneid verdrängt. Entwicklungshemmungen gelegentlich von

Ortsveränderungen, mit anderen Worten durch die psychische Wirkung des Heimwehs, hat schon Darwin bei Menschen und Tieren beobachtet und beschrieben. Dem entspricht beim Pferd das Absetzen oder Abspänen von der Mutter oder das Verbringen des Jährlings aus dem Gestüt in den Rennstall.

Im vorausgegangenen wurde dargelegt, welch großen Einfluß, neben Bewegung und Ernährung, die Außentemperatur auf die Reifungsvorgänge ausübt. Daraus ergibt sich zwangsläufig die Folgerung, daß dem Klima des Zuchtgebietes eine außerordentliche Rolle für die Entwicklung früh- oder spätreifer Pferde zukommt. Zugleich erklärt sich daraus die klimatisch bedingte Unterschiedlichkeit innerhalb der Pferderassen. Deshalb ist es berechtigt, wie seit jeher üblich, die Pferde nach den Landschaften, in denen sie geboren und aufgezogen wurden, zu benennen. Man kann nicht in rauhem Klima mit langdauerndem Winter dieselben frühreifen Pferdetypen züchten wie in milden, maritimen Gebieten. Dazu kommt noch die länger dauernde Vegetations-, Weide- und Trainierperiode in gemäßigten Landstrichen. Wenn Pferde wegen Eis und Schnee während des Winters vier Monate im Stall zubringen müssen, ist es etwas anderes, als wenn dies nur einen Monat währt. Deshalb entwickelte sich in Irland oder in Holstein ein anderer Pferdetyp als in Ostpreußen oder in Skandinavien. Noch deutlicher tritt der Sachverhalt in Erscheinung, wenn man daran denkt, daß man in Island keine Lipizzaner, in Sibirien keine frühreifen Rennpferde züchten könnte. So wird es verständlich, daß auch der Typ des kontinentalen Vollblüters anders ist als der in der Normandie oder in Kentucky gezogene. Es ist kein Zufall, daß die führenden Vollblutgestüte Europas in England, in Irland, in der Normandie, im Rheinland, in der böhmischen Niederung, im südlichen Ungarn, in Südrußland oder in Norditalien ansässig waren, oder sind.

Sämtliche umweltbedingten Faktoren, das Klima, der Bewegungsraum, die Futtergrundlage, wurden früher unter dem Begriff der sogenannten »Scholle« zusammengefaßt. Daß der Typ weitgehend ein Produkt der Scholle ist, war seit langem eine unverbrüchliche tierzüchterische Erkenntnis. Damit ist nicht gesagt, daß die spätreifen Pferde rauher Klimazonen weniger wertvoll sind als die frühreifen Produkte milder Gebiete. Vielleicht sind Anilin oder Aden, die russischen Gewinner des Preises von Europa, die frühreiferen Westpferden das Nachsehen gaben, auch biologisch besonders hochwertig.

Man hat sich schon in vergangenen Zeiten wiederholt bemüht, die klimatischen Nachteile kalter Zonen durch reichlichere Stallfütterung auszugleichen. Doch waren diese Bemühungen stets von Enttäuschungen und Mißerfolgen begleitet. So hat man in den Jahren zwischen 1920 und 1930 in Trakehnen versucht, die bis dahin manchen als zu klein erscheinenden spätreifen »Ostpreußen« frühreifer und größer zu züchten. Man fütterte zu diesem Zweck in den Wintermonaten reichlich Kraftfutter und vor allem viel Luzerne an die wachsenden Tiere. Daraufhin entstanden hochbeinige, unharmonische Pferdetypen, die man bald wieder ausmerzte. Mir wurde bei meinem Aufenthalt in Trakehnen 1935 dieser Mißerfolg offen zugegeben. Die Luzernefütterung, die später, weiter unten, als unzweckmäßig für wachsende Tiere angeführt wird, ist mir gegenüber in erster Linie verantwortlich gemacht worden. Zur Korrektur dieses Fehlschlages wurden daraufhin von Landstallmeister G. Rau mit bestem Erfolg die spätreiferen Araberhengste Fetýsz, Adamas, Harun al Raschid und andere herangezogen, deren durchschlagende Wirkung lange Zeit bemerkbar blieb.

Gewiß sind die Voraussetzungen heutzutage günstiger als vor fünfzig Jahren. Insbesondere eröffnet die Unterdachtrocknung und die Bereitung von Trockengrün aus hochwertigen Wiesengräsern durch Heißluft neue und größere Möglichkeiten, auch im Binnenland anspruchsvollere Pferde zu züchten. Auch die Zufütterung hochwertiger Mineralstoffe und Vitamine ist seither weiter entwikkelt worden. Aber gänzlich wird man den Einfluß des Klimas auf das Wachstum vermutlich niemals ausschalten können.

Zivilisation und Domestikation sind stets mit einer Verringerung des Daseinskampfes in Form von weniger Mühe und Bewegung beim Nahrungserwerb, mit reichlicherem Nahrungsangebot und mit künstlich klimatisierten Lebensräumen verbunden, mit Werten also, die man gemeinhin unter dem Sammelbegriff »Fortschritt« zusammenfaßt. Daraus ergibt sich von selbst, daß mit fortschreitender Zivilisation infolge Ausschaltung vieler Hemmungsfaktoren von vornherein eine Entwicklungs- und Reifungsbeschleunigung einhergehen muß. Tatsächlich sind Menschen und Haustiere verstädterter Kulturstaaten im Durchschnitt frühreifer als ihre dem Kampf ums Dasein stärker ausgesetzten, in weniger fortschrittlichen Zeiten lebenden Vorfahren, frühreifer auch als die Vertreter sogenannter unterentwickelter vergleichbarer Populationen.

Zusammenfassend kommen demnach zur Erzeugung von Früh- oder von Spätreife folgende züchterische Hilfsmittel in Betracht:

Frühreife wird erzielt durch Kreuzung von Rassen oder von entfernten Linien (Heterosis, outcross), Paarung in jugendlichem Alter, wenig Bewegung, reichliche und gehaltvolle Ernährung unmittelbar vor der Pubertät, d. h. beim Pferd im zweiten Lebensjahr, gleichmäßiges, mildes Stallklima, keine Aufregungen und Spannungszustände.

Spätreife dagegen wird gefördert durch Reinzucht, Erstpaarung in vollerwachsenem Zustand, ausgiebige Zwischengeburtszeiten, kühle Stallungen, knappe Ernährung kurz vor Eintritt der Geschlechtsreife, Herdenbetrieb mit Rivalitätskämpfen und vor allem durch möglichst viel Bewegung.

Die Züchtung frühreifer aus spätreifen Tieren unterliegt ebenso wie das Umgekehrte den am Beispiel der Gebirgskiefer (s. S. 19) demonstrierten Gesetzen der Anpassung und erfordert mehrere Generationen. Denn Frühreife ist strenggenommen nichts anderes als eine Anpassung an üppige, Spätreife die Anpassung an harte Lebensbedingungen. Um rasche Ergebnisse zu erzielen, wird man sich deshalb schon beim Ausgangsmaterial entsprechend veranlagter Eltern bedienen. Wie allerdings die im Laufe der Anpassung sich verändernden Eigenschaften erblich weitergegeben werden, ist nicht bekannt. Auf einzelne Theorien dieser nach wie vor heiklen Frage kann hier nicht eingegangen werden. Ohne Zweifel können auch durch Mutationen Reifungsverschiebungen bei Arten oder Rassen ausgelöst werden, die dann durch Auslese für bestimmte Umwelt-, insbesondere Klimabedingungen permanent werden.

Die einzelnen beschleunigenden und hemmenden züchterischen Maßnahmen lassen sich auch unabhängig voneinander anwenden. So wird bekanntlich beim Rennpferd eine intensive, die Frühreife fördernde Ernährung der Jährlinge und Zweijährigen ohne Unterbrechung fortgesetzt, während eine Art Abbremsung des Wachstums durch Überführung in den Rennstall und durch das hier begonnene Training am Ende des zweiten oder im Laufe des dritten Lebensjahres gewährleistet ist. Dieser mit dem jugendlichen Training verbundenen Bewegung ist die Konstanz des Englischen Vollbluts trotz der übrigen, die Frühreife fördernden Maßnahmen wohl in erster Linie zuzuschreiben.

Die von Tesio nachgewiesene, von ihm als magische Drei bezeichnete Tatsache, daß die Derbysiegerfamilien nach drei Generationen aus dem Spitzensport zu verschwinden pflegen, mag mit übertriebener Frühreife zusammenhängen. Wahrscheinlich ist die allzufrühe Zuchtverwendung der Siegerpferde, deren züchterische Erfolge man kaum erwarten konnte, dafür verantwortlich zu machen. »Die allzufrühe Aufstellung als Deckhengst, oft verursacht durch allzu intensives kommerzielles Denken, hat sich praktisch immer schädlich für die Konstitution der Rennpferde ausgewirkt« (J. Aiscan, s. a. S. 16). Eine andere Erklärung wäre darin zu finden, daß bei jenen Superpferden eine Heterosis oder Hybridisierung im Spiele war, die nach einigen Generationen zur Aufspaltung und zum Pauperieren führte.

Konstitution und Kondition

Konstitution im weitesten Sinn bedeutet Lebenskraft, die in zahlreichen unterschiedlichen Formen, vor allem als starke und als schwache Konstitution in Erscheinung tritt.

Folgende Kriterien sind *Ausdruck* einer starken Konstitution: Widerstandskraft, Ausdauer, Anspruchslosigkeit, Fruchtbarkeit und hohes Lebensalter. Die Widerstandskraft gegenüber Belastungen aller Art, beispielsweise gegen Hitze oder Kälte, gegen körperliche Anstrengungen, gegen Entbehrungen oder gegen Infektionen ist das wohl wichtigste Merkmal. Die größte Beweiskraft von allen wahrnehmbaren Kennzeichen hat ein hohes Lebensalter. Wenn ein Mensch 90 Jahre, ein Pferd 30 Jahre alt geworden ist, dann wurde mit Sicherheit erwiesen, daß sie über eine hervorragende Konstitution verfügen mußten, gleichgültig, welchen Anschein sie in jüngeren Jahren erweckt hatten. Diese nachträgliche Erkenntnis kann aus zwei Gründen züchterische Bedeutung haben. Da sich aufgrund der Vererbungsregeln mit Wahrscheinlichkeit darauf schließen läßt, daß die Nachkommen einiges von den Eigenschaften der Vorfahren mitbekommen werden, wird man die Auslese entsprechend diesen konstitutionellen Werten der Vorfahren einrichten. Zum andern wird man versuchen, festzustellen, mit welchen von außen sichtbaren Merkmalen und mit welcher Art von Züchtungs- und Haltungsweise diese Konstitution einherging, um sie zur Beurteilung anderer Individuen und für weitere züchterische und haltungsbedingte Maßnahmen nutzbar zu machen.

Während man mit Konstitution die grundsätzliche Veranlagung für Belastungsfähigkeit bezeichnet, versteht man unter *Kondition* die wechselnde Verfassung, die sogenannte Form. Die Konstitution ist von den angeborenen Eigenschaften und von der Aufzucht, die Kondition von den wechselnden Lebensbedingungen, von Fütterung, Unterbringung, Pflege und Training abhängig. Doch ist auch die Konstitution mit einem gewissen, wenn auch langsamer ablaufenden Spielraum verbunden. Deshalb gehen beide Begriffe ineinander über und sind oft nicht exakt zu trennen.

Die *Grundlage* der Konstitution beruht auf den sogenannten *Inneren Werten,* das heißt auf von außen nicht ohne weiteres erkennbaren Qualitäten der inneren Organe und der Gewebe bis hinunter zu den Körperzellen. Ihnen stehen die äußeren Werte gegenüber, zu denen in das Auge fallende Eigenschaften, wie Gebäude, Körperkonturen, Mechanik, Bewegungsweisen, kurz die äußere Form gehören. Äußere und innere Werte, Exterieur und Interieur, brauchen nicht übereinzustimmen. Sie klaffen vielmehr gerade beim Pferd oft weit auseinander. Da kann sich ein unscheinbares Tier bei hohen Anforderungen als unerhört leistungsstark entpuppen, ein blendend aussehendes die größten Enttäuschungen bereiten. Daher die oft unangenehmen, aber auch angenehmen Überraschungen bei Jährlingskäufen. Die inneren Werte sind erst dann mit Sicherheit zu beurteilen, wenn Belastungen gefordert werden, die bis an die Grenzen der Leistungsfähigkeit gehen. Man kann sich die Sachlage veranschaulichen, wenn man daran denkt, daß niemand die Qualität eines Autos aufgrund einer schönen Karosserie oder nach einer Spazierfahrt beurteilen würde. Und doch glauben viele etwas ähnliches beim Pferd zu vermögen. Da aber nur im Rennsport Gelegenheit geboten ist, wirklich meßbare Zerreißproben von den Pferden zu fordern, wird man nie auf diese Art von Wettbewerben verzichten können. Doch wird man versuchen, auch in anderen Pferdezuchten wenigstens auf indirektem Wege Kenntnisse über die inneren Werte der einzelnen Pferde zu ermitteln. Dazu gehören auch psychische Qualitäten, wie Intelligenz, Temperament, Reaktionsbereitschaft, Sensibilität, Willensstärke, Entschlossenheit, Mut u. a. Es gibt Anhaltspunkte dafür, daß gerade solche psychischen, aus der äußeren Erscheinungsform nicht erkennbaren Werte oft mit durchschlagender Vererbungskraft gekoppelt sind, wie aus der Vererbung hervorstechender guter oder schlechter Charaktereigenschaften durch einzelne Hengste an vielen Beispielen bekannt ist. Mit diesen Tatsachen ist die Gefahr einer negativen Auslese verbunden, da gegenwärtig viele Reiter nicht über die notwendigen Voraussetzungen verfügen, um mit hochwertigen Pferden zurechtzukommen. Auch spielt eine zu hohen Leistungen befähigende Konstitution, abgesehen vom großen Sport, bei Hobby-Pferden kaum eine Rolle. Wer nur bestrebt ist, sich durch die Gegend tragen zu lassen, wird vielleicht an großen inneren Werten mehr Ärger als Freude haben. Wie groß die Gefahr ist, zeigt sich darin, daß manche Züchter sogar bestrebt sind, derartig problemlose »Freizeitpferde« auch auf die Gefahr einer damit verbundenen mangelhaften Konstitution zu produzieren.

Die bemerkenswertesten Eigenschaften konstitutionell hochwertiger Organe und Gewebe sind ihre Feinzelligkeit und ihre Trockenheit, d. h. der relativ geringe Wassergehalt der Zellen und der Zwischenzellsubstanzen. Dies gilt für alle Organe wie Knochen, Muskeln, Sehnen, Gehirn usw. Am deutlichsten läßt sich die konstitutionelle Wertigkeit an Körperflüssigkeiten, vor allem an der Samenflüssigkeit und am Blut feststellen. An den Samenfäden kann man unter dem Mikroskop die Dichte und Aktivität, erkennbar am Grad der Beweglichkeit nicht nur deutlich beobachten, sondern sogar in Meßwerten ausdrücken. Dabei zeigt sich, daß beispielsweise der Araberhengst eine höhere Samenqualität besitzt als der konstitutionell schwächere Kaltblüter. Einfacher sind entsprechende Werte an der Beschaffenheit des Blutes zu ermitteln. Der geringere oder höhere Wasseranteil wird an der Konzentration der roten Blutkörperchen sichtbar, deren Zahl pro Kubikmillimeter zu bestimmen ist.

Bis zu einem gewissen Grad kann man auch aus äußeren Formen auf den Wassergehalt der inneren Organe schließen. Mit Recht spricht man vom trockenen Kopf, von trockenen Gliedmaßen im Gegensatz zu einer schwammigen Beschaffenheit. Dies hängt damit zusammen, daß der größere oder geringere Wassergehalt des Unterhautzellgewebes die äußeren Konturen des Körpers beeinflußt. Die Schwankungsbreite des Wassergehaltes in den Körpergeweben kann bis zu 30% betragen. Sie ist übrigens jeder Köchin bekannt, wenn sie beobachtet, wie die Größe des in die Pfanne gebrachten Fleisches infolge der Wasserverdampfung je nach Qualität mehr oder weniger schwindet.

Als Konstitutionswert kommt die Trockenheit nicht nur im relativ geringen Wassergehalt der Gewebe, sondern auch im unterschiedlichen Trinkwasserbedarf der einzelnen Pferde zum Vorschein. Wer mehrere Pferde in einem Stall bei gleicher Beanspruchung aus dem Eimer zu tränken pflegt, wird beobachten, wie unterschiedlich der Wasserverbrauch ist. Wenig Bedarf deutet auf eine trockenere Konstitution hin als hoher. Von den arabischen Beduinen wird berichtet, daß sie die Pferde von Jugend an auf geringen Wasserbedarf trainiert haben und ihnen nur genau vorgemessene Mengen zu trinken verabreichten. Dies wird zwar vor allem dazu gedient haben, die Tiere an durstige Zeiten in der Wüste zu gewöhnen, darüber hinaus aber, bewußt oder unbewußt wohl auch, um ihnen eine trockene Konstitution zu verleihen.

Ein weiterer konstitutioneller Wert wird durch die sogenannten *Blutreserven* (Blutdepots) bestimmt, die beim Pferd ungewöhnlich stark ausgeprägt sind. In der sogenannten »Speichermilz« des Pferdes können bis zu 20% der roten Blutkörperchen in ruhendem und eingedicktem Zustand verharren, um bei Belastungen in den Kreislauf abgegeben zu werden. Diese Blutreserven sind aber keineswegs bei allen Pferden gleichmäßig, sondern erheblichen konstitutionellen und konditionellen Differenzen unterworfen.

Noch andere innere Werte findet man in der Beschaffenheit der roten Blutkörperchen selbst, also in der Qualität von Körperzellen. Ihr unterschiedlicher Gehalt an rotem *Blutfarbstoff* (Haematokrit) bestimmt das Vermögen, Sauerstoff aufzunehmen und abzugeben (Sauerstoffkapazität des Blutes). Zu dem allem kommt die schwankende *Blutmenge*, die vom Rauminhalt der Blutgefäße abhängig ist.

Schließlich hängen die Leistungsfähigkeit und die Konstitution nicht nur von den bisher besprochenen Qualitäten ab, sondern auch von der Umlaufgeschwindigkeit, mit der das Blut durch den Körper getrieben und von der Schnelligkeit, mit der es in der Lunge mit Sauerstoff versorgt wird. Diese Faktoren wiederum hängen von der Größe der Lunge, von der Kraft der Arterien und von der Muskelmasse des Herzens ab.

Aus diesen Werten des Blutes und des Kreislaufs sucht man in der Trainingsforschung auf analytischem Wege Schlüsse auf die Leistungsfähigkeit und den Trainingszustand zu ziehen. Ähnliche unterschiedliche Bedingungen, wie sie soeben am Beispiel des Blutes aufgezeigt wurden, gelten für alle übrigen Organe und Gewebe, vor allem auch für sämtliche exkretorischen und inkretorischen Drüsen, an denen sie jedoch schwieriger zu ermitteln sind.

Die letzten Ursachen für die Konstitution sind vermutlich in den unterschiedlichen, innerhalb der einzelnen Körperzellen sich abspielenden chemisch-physikalischen Prozessen zu suchen. Im vorausgegangenen Abschnitt über Früh- und Spätreife wurde bereits gezeigt, daß der schnellere oder langsamere Ablauf, also das Tempo des Zellstoffwechsels und der Zellteilung, dabei eine entscheidende Rolle spielen dürfte. »Die Quelle der physiologischen Funktionen sind die biochemischen Prozesse, die sich im Zellinnern abspielen. Denn *über* den allgemein architektonischen Eigentümlichkeiten des tierischen Körpers steht seine strukturelle Beschaffenheit im histobiologischen Sinne« (F. Guenther).

Konstitution und Körpergröße

Es wurde bereits dargelegt, daß zwischen Frühreife und Größenzunahme ein Zusammenhang besteht. Wenn Frühreife mit Konstitutionsminderung einhergeht, dann wird logischerweise eine mit ihr gekoppelte, gesteigerte Körpergröße ebenfalls mit dieser Minderung verbunden sein. Tatsächlich hat die empirische Erfahrung diese Schlußfolgerung längst bestätigt. Die entsprechende Feststellung Chales de Beaulieus an schwerer werdenden Arabern wurde bereits zitiert (S. 23). Das gleiche bestätigt F. Guenther, wenn er sagt: »Ein künstlich durch Überfütterung schwer gezogenes Warmblutpferd wird weich, lymphatisch (schwammig) und verliert den edlen Charakter«. Über die Zusammenhänge zwischen Konstitution, histobiologischer Zellbeschaffenheit und Körpergröße schreibt F. Guenther in unübertrefflicher Weise weiterhin folgendes: »Ponys und Doppelponys, die leichten warmblütigen Schläge im Osten und Süden Europas und die orientalischen Pferde zählen zu den *feinzellig* organisierten Formen. Das Englische Vollblutpferd und seine mannigfachen Kreuzungsprodukte (Halbblutpferde) weisen einen mehr oder weniger *mittelfeinzelligen* Charakter auf, je nach dem größeren oder minderen Anteil edleren (kontinentalen bzw. maritimen) Blutes. Pferde der feinzelligen Form zeichnen sich alle durch einen *kleinen oder höchstens mittleren Wuchs* (bis zu 156 Stockmaß), leichtes Gewicht (selten über 400 kg schwer), zierlichen Knochenbau, *trockene* und kernige Weichteile und große Energie aller physiologischen Funktionen aus. Daher auch ihr lebhaftes Temperament, ihre große Widerstandskraft, Ausdauer und Akklimatisationsfähigkeit. Sie *reifen spät* und leben lange. Sie erfordern trockenes und konzentriertes Futter, welches sie außerordentlich gut ausnützen. Vom Englichen Vollblutpferd, das in dem feuchten Klima seines Vaterlandes zu einer üppigeren Formgestaltung der Zellen neigt, ist bekannt, daß kleinere Formen dieses Pferdes, die selbst unter 158 cm stehen, durch ihre vorzüglichen Renn- und Produktionsleistungen die großen und besonders die *größten Formen überbieten.* B. v. Oettingen auf die namhafte Größe einiger Vollblutrenner angesprochen bemerkt folgendes: Ja, das haben wir mit unseren Kulturzuchten auch erreicht, aber gleichzeitig einen *Rückgang der Leistungsfähigkeit,* die man *außerhalb* der Rennbahn fordert. Das übertriebene Bestreben nach mehr Größe erscheint mir gefährlich und wird wahrscheinlich nur auf Kosten der Konstitution möglich sein. Es läßt sich nicht leugnen, daß da, wo edles, orientalisches Blut infolge von Überfütterung zu einer zwar größeren und massiveren Statur gebracht wird, ein in der Konstitution weicheres und lymphatisches, weniger edles und sozusagen weniger ›warmblütiges‹ Tier großgezogen wird, welches ohne Zweifel auch grobzelliger ist. *Größe und Stärke* lassen sich eben schwer mit hohem Adel, schönen Formen, hervorragender Leistungsfähigkeit und Ausdauer vereinigen ... Dagegen ist die große Lebensenergie aller derjenigen Pferderassen bekannt, die vom äußersten Osten über Mandschurei, Sibirien, Mongolei, Tibet, Turkestan und endlich Osteuropa bis an die Donau und Weichsel verbreitet und *sämtlich klein und leicht* sind ... Eine schwammige Knochentextur, grobfaseriges Muskelgewebe und durchfettetes, äußerst loses Bindgewebe, weicheres Horn auf flachen Hufen, dickes Haar und grobe Haut, schwerer und plumper anatomischer Körperbau, phlegmatisches Temperament und eine *weniger rege Intelligenz* und Empfindsamkeit, wie überhaupt ein schlafferer Stoffumsatz und deshalb auch ein energetisch schwächerer Grad sämtlicher physiologischer Verrichtungen: das sind die durchschlagendsten Merkmale der *grobzelligen* Pferdeform (Kaltblüter) bei einem Gewicht von 600 bis oft über 800 kg. Feuchte, grasreiche Küstenländer und ebenso flache Gebirgstäler sind ihr natürliches Heimatgebiet, dessen Grenzen sie nicht weit überschreiten dürfen, ohne ihre spezifische Eigenart zu verlieren.« So weit F. Guenther.

Ein anderer konstitutioneller Nachteil der großen Körper beruht neben der Grobzelligkeit der Gewebe auf der merkwürdigen Tatsache, daß mit der Größenzunahme von Knochen und Muskeln die Leistungssteigerung vieler lebenswichtiger innerer Organe, beispielsweise die der Drüsen mit innerer und äußerer Sekretion, keineswegs Schritt hält. Vielmehr bleiben diese wichtigsten, essentiellen inneren Organe, wie die Gehirnanhangsdrüse, die Bauchspeicheldrüse, die Keimdrüsen, die Augen, das Gehirn und viele andere, etwa auf der Größe stehen, die sie bei der kleineren Ausgangsform, das heißt bei der Größe des Wildpferdes innehatten. Manchmal ist zwar mit der akzelerationsbedingten Größenzunahme des Körpers eine voluminöse Zunahme, jedoch eine qualitative Leistungsminderung der erwähnten inneren Organe verbunden.

Ungünstige Größenverhältnisse zwischen Körpergewicht und inneren Organen wurden am geringeren relativen Hirngewicht großer Pferde und einer darauf beruhenden herabgesetzten psychischen Leistungsfähigkeit bei der Behandlung körperlich-seelischer Wechselbeziehungen an anderer Stelle eingehend behandelt. Dort wurde gezeigt, daß das Gehirn eines Großpferdes von 600 kg kaum größer ist als das eines nur 400 kg schweren Arabers, ein Zusammenhang, der in überlegener psychischer Leistungsfähigkeit des kleineren Pferdes zum Ausdruck kommt. Im Verdauungsapparat wiederum machen sich die relativ kleineren Drüsen großer Pferdetypen in Form schlechterer Futterverwertung bemerkbar. Wenn die kleineren Pferde, wie bekannt, im allgemeinen leichtfuttriger sind als die großen, so hängt das nicht nur damit zusammen, daß sie weniger Kilogramm Körpergewicht zu versorgen haben, sondern auch damit, daß sie das Futter wegen der reichlicheren Sekretion der Verdauungsdrüsen besser ausnützen. Die geringere Produktion der sogenannten inneren Sekrete im Hormonhaushalt macht sich in der geringeren Fruchtbarkeit der großen Pferde bemerkbar. Die geringere Zahl der Samenfäden im Ejakulat von Kaltbluthengsten läßt sich zahlenmäßig nachweisen. Der Kaltblüter produziert zwar eine insgesamt größere Menge Sekret, in dem jedoch eine geringere Menge an Spermien enthalten ist. Ähnliche Beziehungen wurden bei der Behandlung der Blutbeschaffenheit bereits besprochen. Der schwere Kaltblüter enthält zwar eine größere Menge an Gesamtblut, jedoch eine geringere Anzahl von Blutzellen im mm^3.

Ebenso wie die Beurteilung des Blutes müßte auch die des Gehirns richtigerweise nicht nach Volumen oder Gewicht sondern nach der Zahl der Zellen innerhalb einer Raumeinheit bzw. innerhalb der Gehirnkapsel vorgenommen werden. Denn, streng genommen, ist die psychische Veranlagung nicht vom relativen Gewicht des Hirns sondern, ähnlich wie beim Blut von der Menge und Qualität der Hirnzellen und von ihrem zahlenmäßigen Verhältnis zum Körpergewicht abhängig. Es besteht wohl kein Zweifel darüber, daß der Wassergehalt auch des Gehirns ebenso wie der aller anderen Körpergewebe individuell unterschiedlich ist. Zwei Gehirne können deshalb trotz gleichem Gewicht eine verschieden große Anzahl Hirnzellen bzw. mehr oder weniger Wasser enthalten.

Verständlicherweise sind derartige Messungen an lebenden Tieren nicht durchführbar. Denn man kann im Gegensatz zum Blut oder zu manchen anderen Organen keine Biopsie, keine Untersuchung und Zählung an entnommenen Gewebeproben vornehmen. Wäre es möglich, die Zahl der Ganglienzellen zu ermitteln, so hätte man für die Bestimmung des sogenannten IQ (Intelligenzquotienten) einen Ausgangspunkt, der wahrscheinlich zuverlässiger wäre als manches psychologische Testverfahren.

Beim Menschen kann das Gehirnvolumen aus den äußeren Abmessungen der Gehirnkapsel bis zu einem gewissen Grad kraniometrisch bestimmt werden. Beim Pferd stehen solche Möglichkeiten nicht zur Verfügung. Jedoch ist mit einiger Wahrscheinlichkeit anzunehmen, daß die Zelldichte im Gehirn mit der des Blutes in Beziehung steht. Eine hochwertige Blutbeschaffenheit dürfte demnach auf eine hochwertige zerebrale Veranlagung hindeuten.

Ein *mechanisch-physikalischer* Vorteil des kleineren Pferdes ist die schnellere Futteraufnahme. Dies rührt davon her, daß es seine leichten Kiefer schneller und müheloser bewegt als der große Stallgenosse seine schweren Kinnladen. Auf der

Weide läßt sich das deutlich beobachten. Man kann dann feststellen, wie unterschiedlich schnell die einzelnen Tiere die Gräser abbeißen und zerkauen. So kommt es, daß manches flinke, meist kleinere Pferd in der gleichen Zeiteinheit die doppelte Menge Gras abweidet als ein langsameres großes. Diese Eigenart spielt freilich in üppigen Zeiten des Luxus keine große, wohl aber in Krisenzeiten eine erhebliche Rolle. Wer jemals Gelegenheit hatte, Pferde unter harten Ernährungsbedingungen zu vergleichen, wird festgestellt haben, daß sich manches kleine, harte Tier noch erträglich zu behaupten wußte, wo andere, große längst an Hunger und Erschöpfung zugrundegegangen waren. Dabei kommt sogar ein circulus vitiosus zustande, wenn das große Tier nicht nur das größere Körpergewicht zu versorgen hat, sondern auch noch die Nährstoffe infolge ungünstiger innerer Werte im Verdauungsapparat schlechter ausnützt und zudem wegen der schweren Kiefer weniger Nährstoffe zu sich nimmt.

Nach alledem hat sich gezeigt, daß mit akzelerationsbedingter Größenzunahme nahezu regelmäßig eine Konstitutionsminderung verbunden ist.

Trotz dieser aufgezeigten Nachteile der ansteigenden Körpergröße können wir ebensowenig zur ursprünglichen Kleinheit des Wildpferdes wie zur ursprünglichen Spätreife zurückkehren. Doch sollte man zu vermeiden suchen, in das andere Extrem, in an Degeneration grenzende unnötig große Formen zu geraten. Die Kunst der Pferdezucht besteht zweifellos darin, einen möglichst idealen Kompromiß, einen gesunden Mittelweg zu finden. Diese gesunde Mitte wird freilich heutzutage immer mehr in Richtung auf allzu große, allzu frühreife und konstitutionsschwache Pferde überschritten. Vor allem sollte man nicht schon bei Körungen, Prämierungen und im sportlichen Bereich bei Dressur- oder in Materialprüfungen von vornherein die kleineren Pferde benachteiligen. Leider ist auf diesen Gebieten nicht selten eine ungerechte Voreingenommenheit anzutreffen.

Degeneration

Einer guten oder starken steht die schlechte oder schwache Konstitution gegenüber, die man im Extrem als *Degeneration* (Entartung, Mißbildung) bezeichnet. Streng genommen und wörtlich übersetzt betrifft sie nur solche Erscheinungen, die auf Veränderungen der Erbanlagen beruhen, denn Gen bedeutet soviel wie Erbträger. Jedoch werden im weitesten Sinn unter Degenerations-»erscheinungen« nicht nur erbliche, sondern sämtliche, auch nicht unbedingt erbliche, individuelle Konstitutionsminderungen erfaßt. Dies ist deshalb nicht zu vermeiden, weil im Einzelfall im allgemeinen nicht ohne weiteres festzustellen ist, ob es sich um eine erbliche oder lediglich um eine erworbene Abartigkeit handelt.

Ein geeignetes Beispiel dafür ist der Kryptorchismus des Hengstes. Bei dieser Mißbildung (Klopf- oder Spitzhengst) sind ein oder beide Hoden nicht aus dem Leistenkanal ausgetreten. Dies kann sowohl auf einer erblichen als auch auf einer nicht erblichen, individuellen Entwicklungsstörung, einer sogenannten *Embryo-*

pathie beruhen. Bei der zweiten Möglichkeit wäre eine Vererbung des Mangels kaum zu befürchten. Da aber am Einzeltier nicht zu erkennen ist, ob eine erbliche oder eine nicht erbliche Entartung vorliegt, müssen wir wohl oder übel alle Kryptorchiden so behandeln, als ob echte Erbfehler vorliegen. Denn man kann nicht probeweise mit dem fraglichen Hengst züchten, um erst nach vielen Jahren an den Nachkommen zu erkennen, ob er die Anlage vererbt oder nicht. Der Schaden für die Zucht wäre möglicherweise nicht mehr gut zu machen. Dabei ist noch in Betracht zu ziehen, daß der Fehler auch von weiblichen Nachkommen weitergegeben werden oder sogar eine Generation überspringen kann. Durch ähnliche Versäumnisse sind bei anderen Tierarten schon große Schäden zustandegekommen, beispielsweise die Vererbung degenerativer Hüftgelenksveränderungen (Dysplasien) beim Deutschen Schäferhund.

Allen Degenerationserscheinungen ist gemeinsam, eine *Disharmonie* mit sich zu bringen, sei es in der Form oder Funktion von Organen oder im psychischen Verhalten. Am häufigsten kommt die Störung harmonischer Proportionen in unvollständiger Ausbildung einzelner Körperteile oder Organe zum Ausdruck. Eines der bekanntesten Beispiele ist der *Überbeißer*, so genannt, weil infolge einer Unterentwicklung und Verkürzung des Unterkiefers die oberen Schneidezähne über die unteren hinausgreifen. Die Mißbildung der Schneidezähne hat wohl beim Grasen auf der Weide, kaum aber bei der Stallfütterung nachteilige Folgen. Schwerwiegender ist die häufig damit einhergehende Stellungsanomalie der Backenzähne. Infolge der Disproportion beider Kiefer liegen die Mahlzähne einander nicht gleichmäßig gegenüber. Der vorderste obere und der hinterste untere Backenzahn stehen vor, so daß sie sich infolgedessen nicht gegenseitig

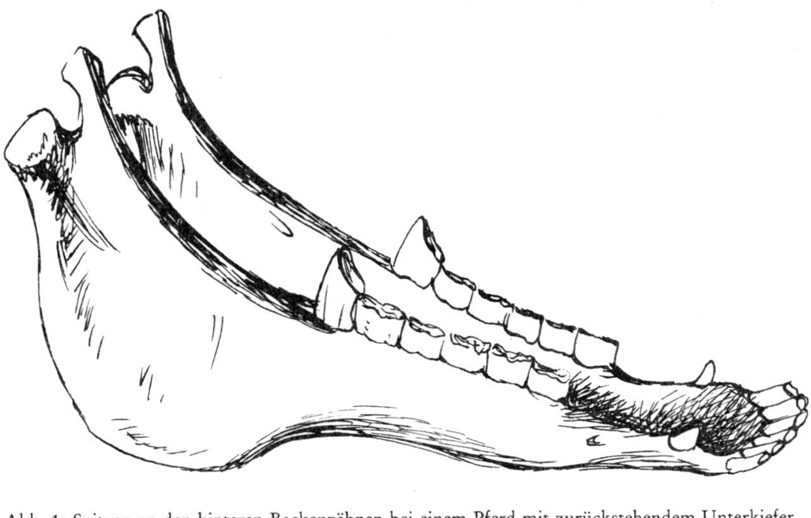

Abb. 1: Spitzen an den hinteren Backenzähnen bei einem Pferd mit zurückstehendem Unterkiefer (Überbeißer)

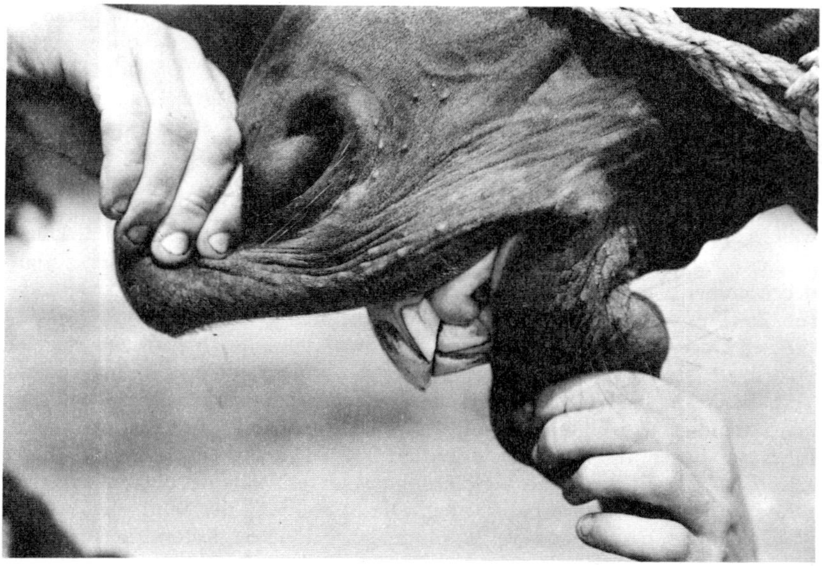

Abb. 2: Zurückstehende untere, vorstehende obere Schneidezähne bei einem »Überbeißer«

abreiben. So kommt es in Anbetracht des fortwährenden Nachwachsens der Pferdezähne allmählich zu vorspringenden Zahnspitzen. Sobald diese so lang geworden sind, daß sie die gegenüberliegenden Kieferknochen erreicht haben, bedingen sie beim Kauen schmerzhafte Verletzungen des Knochens mit Störung der Futteraufnahme. Nur die operative Entfernung der vorstehenden Zahnspitzen, die vor allem am letzten, schwer zugänglichen Unterkieferzahn nicht immer einfach ist, vermag den Schaden, der bis zum Verhungern des Pferdes führen könnte, zu beheben. Es ist demnach notwendig, bei Überbeißern im Falle einer herabgesetzten Futteraufnahme oder bei mangelhaftem Ernährungszustand an diese Anomalie zu denken. Gewährschaftsuntersuchungen anläßlich des Pferdekaufs erfordern stets eine Zahnuntersuchung. Bei jungen Pferden ist der Kaufinteressent auf die möglichen, in späteren Jahren eintretenden Folgen der Mißbildung hinzuweisen, die wohl stets eine Wertminderung bedingt. Ähnliche Überlegungen sind bei der züchterischen Beurteilung von Stuten anzustellen.

Häufig wird eine Fehlentwicklung von Hoden, Eierstöcken (z. B. Zwitter), Bauchspeichel- und anderen *Drüsen* beobachtet, die oft mit Lageanomalien verbunden sind. Auch übergroße Entwicklung kann eine Disharmonie bedingen, etwa an der Schilddrüse oder an anderen inkretorischen Organen. Weitere Formen unvollständiger oder unproportionierter Organentwicklung sind Sehfehler, mangelhafter Verschluß der Nabelpforte oder des Leistenkanals mit oder ohne Hernien (Nabel- oder Leistenbruch). Form- und Funktionsstörungen treten auch gelegentlich gleichzeitig auf, deutlich erkennbar bei Gelenkschwächen, insbesondere am Hüftgelenk (Dysplasie), am Kniegelenk (Schlottergelenk) oder am Kniescheibengelenk (habituelle Luxation).

Nicht selten kommen Degenerationen nur als *Disposition* (Anfälligkeit) gegenüber bestimmten Belastungen infolge von Gewebeschwäche zum Ausdruck. Typische Beispiele sind manche Formen von Zwang- oder Platthufigkeit, die erst im Zusammenhang mit mangelhafter Huf- oder Beschlagsbehandlung in Erscheinung treten können. Dagegen kann die fehlerhafte Veranlagung bei geschickter Hufkorrektur verdeckt bleiben. Dazu gehört auch die Neigung zu Arthrosen, am häufigsten in Form der verbreiteten Hufrollenerkrankung, die oft erst in Verbindung mit gesteigerten Anforderungen oder Beschlagfehlern manifest werden. Allgemeine Konstitutionsschwäche der Verdauungsorgane kann gelegentlich erst unter schwierigen Ernährungsbedingungen sichtbar werden (schlechter Futterverwerter). Eine besondere Anfälligkeit gegenüber Parasiten oder bakteriellen Krankheitserregern wird als Resistenzschwäche bezeichnet.

Andere, bei sämtlichen domestizierten Tierarten bekannte und häufige Entartungserscheinungen kommen in Form unverhältnismäßigen *Längenwachstums* bestimmter Knochenarten zum Ausdruck. Am meisten sind davon die Röhrbeine, die Darmbeinschaufeln des Beckens, die Flügel des ersten Halswirbels (Atlasflügel) und der Gesichtsschädel betroffen. Hoch- oder Langbeinigkeit, verbunden mit mangelhafter Rumpftiefe, d. h. mit geringem Volumen des Brustkorbs, in dem deshalb nur ein relativ kleines Herz und kleine Lungen Platz haben, ist sogar der wohl häufigste konstitutionelle, bei seitlicher Betrachtung des Tieres deutlich erkennbare Mangel. Schließlich sind auch viele unregelmäßige oder fehlerhafte Beinstellungen und Bewegungsweisen als Degenerationsformen aufzufassen. Eine degenerative Vergrößerung des Gesichtsschädels kommt häufig in Form des sogenannten Ramskopfes zum Vorschein. Er ist jedoch von dem rassisch bedingten Ramskopf zu unterscheiden. Dessen züchterisch gewollte Ramsnase ist auf die spanisch-neapolitanischen Pferde zurückzuführen, deren monumentale, barocke Erscheinung, entsprechend der Vorliebe jener Zeit für kurvenreiche Formen dadurch verstärkt werden sollte. Der degenerative Ramskopf dagegen ist zu erkennen, wenn er mit kleinen Augen gekoppelt ist.

Der Längendegeneration entgegengesetzt ist die der *Verfettung*. Worauf es beruht, daß es bei den einen zu dieser, bei anderen zu jener kommt, ist nicht bekannt. Beim Kaltblut tritt die fettige, beim Warmblut die Längendegeneration vermehrt in Erscheinung. Beim Menschen kann man beide Abweichungen etwa gleich häufig beobachten. Dabei scheint es ebenfalls rassische Dispositionen zu geben mit der Neigung zum einen oder zum andern Extrem. In der landwirtschaftlichen Tierzucht, vor allem beim Schwein, machte man früher sogar vielfach absichtlichen züchterischen Gebrauch, fettige Degeneration zu erzeugen, um Fett zu produzieren. Auch beim überschweren Kaltblut wurden auf diesem Wege Tiere bis zu 1000 Kilogramm Körpergewicht gezüchtet, die man vom biologischen Standpunkt aus als Degenerationsprodukte bezeichnen muß.

Wieder andere Degenerationserscheinungen treten als krampfartige Zustände, vielfach unter dem Begriff *Spasmen* zusammengefaßt, auf. Die häufigste Form ist eine steile Stellung der Hinterbeine, die oft übersehen wird. In der Rinderzucht

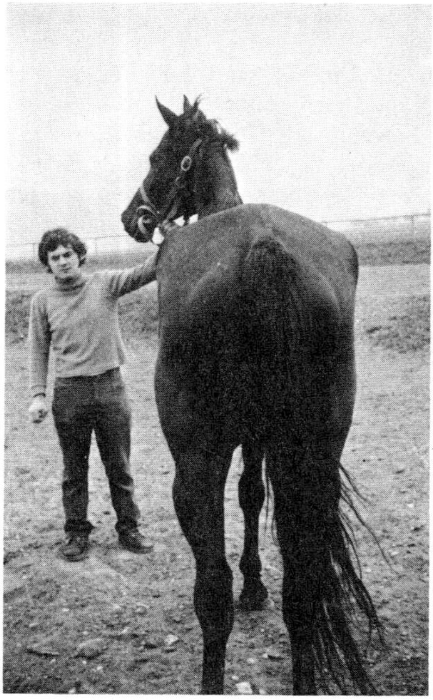

Abb. 3: Breite, eckige Hüften

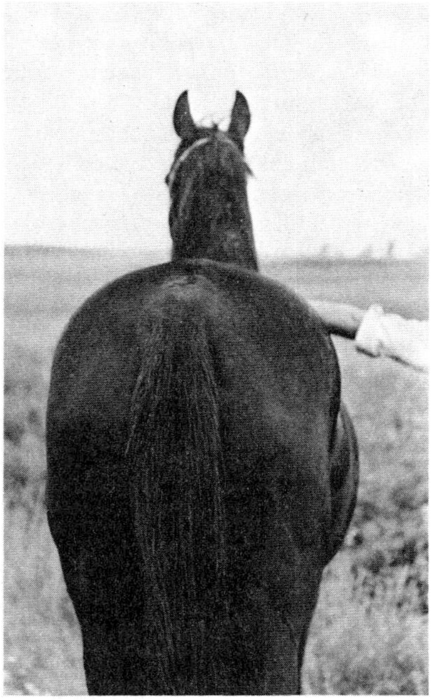

Abb. 4: Schmale Hüften

ist sie in besonders hochgradiger Ausprägung als spastische Parese unter dem Namen »Elsohake« – nach dem Bullen Elso, der das Leiden dominant vererbt hat, – allgemein bekannt. Unglücklicherweise wird beim Pferd nicht selten und unberechtigterweise das Gegenteil, eine starke Winkelung der Sprunggelenke beanstandet, die in Wirklichkeit als ein Zeichen großer Sprungkraft und Galoppierfähigkeit zu werten ist. Es ist bezeichnend, daß mit besonders großem Sprungvermögen ausgestattete Tierarten, wie beispielsweise Katzen oder Hasen, tiefe und stark gewinkelte »Sprung«-gelenke aufweisen. Dagegen treten beim Pferd erfahrungsgemäß Arthrosen des Sprunggelenkes (Spat) vorzugsweise bei steilgestellten Hinterbeinen auf (G. Rau). Dies steht im Gegensatz zur theoretischen Überlegung, wonach man geneigt ist anzunehmen, daß starke Winkelung mit einer stärkeren Belastung und damit gehäufter Schädigung der Sprunggelenke verbunden sein müßte. Der steilen Hinterhand dürfte an der Vorhand die steile Schulter, d. h. eine ungünstige Winkelung des Schultergelenkes, die allerdings schwieriger mit dem Augenmaß zu erkennen und zu beurteilen ist, entsprechen. Mehr als die anatomische Form ist hier die Schrittbewegung als Kriterium heranzuziehen. Der weit ausgreifende, weiträumige Schritt mit elegantem, planem Aufsetzen des Hufes ist ein gutes Zeichen nicht nur für die Mechanik, sondern auch für die Konstitution, das heißt ein Kennzeichen sowohl äußerer als auch innerer Werte.

Die beim Pferd so häufigen weißen *Abzeichen* müssen, streng genommen, ebenfalls zu den Degenerationserscheinungen gerechnet werden. Beim Wildpferd jedenfalls scheinen sie nicht vorzukommen. Wodurch sie ausgelöst werden, ist nicht bekannt. Immerhin ist die von Tesio vertretene Hypothese bemerkenswert, daß die Schimmelung als eine degenerative Erkrankung zu betrachten sei. Ob die einzelnen Abzeichen als Reste früher eingekreuzter Schimmel oder als spontane Veränderungen aufzufassen sind, ist umstritten. Eigenartigerweise sind bestimmte Körperstellen, wie Stirn oder Fesseln, häufiger als andere befallen. Von den arabischen Pferdezüchtern wird berichtet, daß sie den Abzeichen, je nach Art und Lokalisation, mehr oder weniger große Bedeutung, die wohl oft an Aberglauben grenzte, zugemessen haben. Wissenschaftlich exakte Nachweise über negative, mit den Abzeichen zusammenhängende innere Eigenschaften liegen nicht vor. Manche erfahrene Pferdekenner sind der Meinung, daß Einfarbigkeit, ohne jedes Abzeichen, ein Merkmal besonders guter Konstitution sei. Viele glauben auch, und wohl mit Recht, daß kräftige, satte Körperfarben günstig, blasse oder verwaschene weniger günstig zu werten seien.

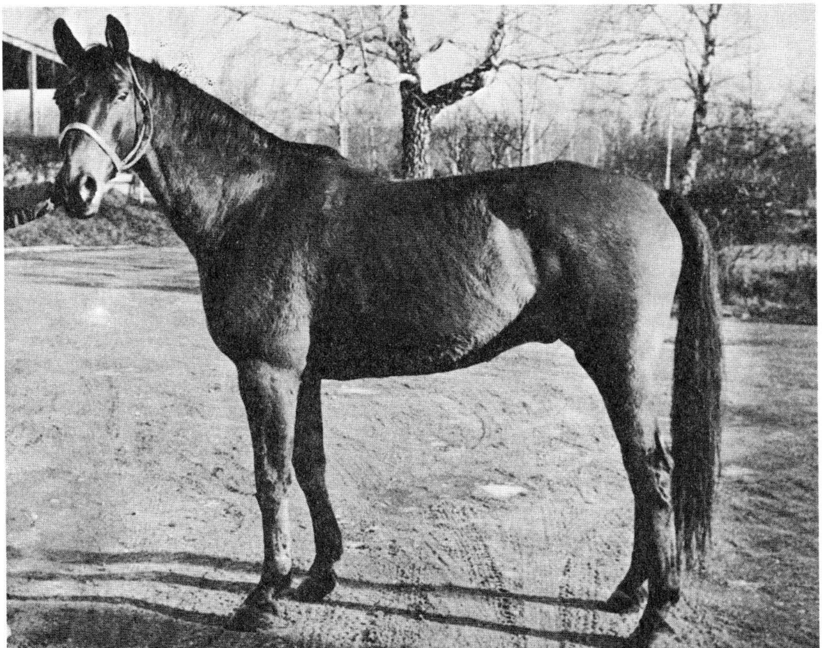

Abb. 5. Pferd mit extrem steiler Hinterhand. Beide Sprunggelenke sind an Arthrose (Spat) erkrankt. Es ist das gleiche Pferd, dessen Überbeißer-Gebiß in Abb. 2 dargestellt ist

Als *Ursachen* für die Entstehung von Degenerationserscheinungen sind zunächst die im Kapitel über neuartige Formbildungen behandelten Einflüsse, nämlich Mutationen, Kreuzungen und Anpassungen, verantwortlich zu machen. Die häufigste Quelle ist wahrscheinlich in übertriebener Frühreife zu suchen.

Mit körperlicher Akzeleration sind häufig auch *psychische* degenerative Veränderungen gekoppelt. Sie kommen vor allem in Form unausgeglichenen Verhaltens zum Ausdruck. Nervosität, Neigung zu Neurosen oder das Gegenteil, Lethargie und Antriebsschwäche, sind Erscheinungsformen seelischer Disharmonie. Man hat am Menschen die Beobachtung gemacht, daß jene seelischen Bereiche, die in der frühkindlichen und spätkindlichen Jugend zur Ausbildung gelangen, wie Einfühlungsvermögen, Empfindsamkeit und Gemüt, infolge jener allzu schnell durchlaufenen Entwicklungsperioden mehr oder weniger verkümmern. Infolgedessen kommt es zu einem unverhältnismäßigen Übergewicht reiner Gedächtnis- und Intelligenzveranlagung. Dem ausgeglichenen, mit Gefühl, Gemüt und Empfindungskraft Begabten steht der intellektuelle, frühreife, degenerierte Spötter gegenüber (nach Nold).

Beim Pferd sind ähnliche Veränderungen verständlicherweise schwer nachzuweisen. Doch gibt es kaum Zweifel darüber, daß sie auch beim Tier in modifizierter Weise auftreten. Jeder weiß, daß es ruhige und nervöse, ausgeglichene und unberechenbare, zutrauliche und mißtrauische, emsige und träge Pferde gibt. Mit gutem Grund ist anzunehmen, daß auch hier eine unharmonische Jugendentwicklung infolge allzu rasch durchlaufener Wachstumsphasen verantwortlich sein kann. Die schon erwähnten psychischen Schwierigkeiten bei Hybridpferden (S. 14) sind wohl ebenfalls neben dem Aufeinandertreffen zwiespältiger Veranlagung auf die den Hybriden eigene Frühreife zurückzuführen.

Zum Schluß dieses Abschnittes sei noch darauf hingewiesen, daß Konstitution, Degeneration und die zugrundeliegenden Entwicklungs- und Reifungsvorgänge zu den am wenigsten erschlossenen Gebieten der Tierzucht und Biologie gehören. Freilich können sie beim Tier nicht die Rolle spielen wie beim Menschen, weil ungünstige Veranlagungen im allgemeinen von der Zucht ausgeschlossen werden. Man denke nur an den Kryptorchismus der Hengste, der wohl selten durch zurückliegende Erbfaktoren zustandekommen konnte, da ja Kryptorchiden seit jeher nicht zur Zucht verwendet werden. Andererseits spricht dies dafür, wie häufig neue, negative Eigenschaften entstehen. Merkwürdigerweise können wir innerhalb der Domestikation keine Aufwärtsentwicklung im biologischen Sinn, sondern nur die Entstehung negativer Veranlagungen beobachten. So ist tatsächlich manches, was wir als Fortschritt bezeichnen und anstreben, wie Frühreife, Größenwachstum, Steigerung des Körpergewichts, vom streng biologischen Standpunkt aus nichts anderes als züchterisch bedingte und gewollte Degeneration. Als biologischen Fortschritt könnte man nur Veränderungen bezeichnen, die mit verstärkter Konstitution, d. h. mit einer Steigerung von Eigenschaften verbunden sind, die geeignet sind, im Kampf ums Dasein der freien Wildbahn sicherer als die Vorfahren zu bestehen. Das aber ist infolge der schon erwähnten, durch Fortschritte der Domestikation ermöglichten und zustandegekommenen Ausschaltung des Kampfes ums Dasein nicht zu erwarten.

Umweltbedingungen

Nach der Befruchtung sind sämtliche erblichen Eigenschaften, die vom Menschen durch die erwähnten Mittel der Züchtung von väterlicher und mütterlicher Seite zusammengebracht und beeinflußt wurden, ein- für allemal fixiert. Von da ab wird das werdende, das wachsende und später das erwachsene Lebewesen durch die Umwelt, die sich aus einer Unzahl von Faktoren zusammensetzt, geprägt und gestaltet. Je jünger ein Geschöpf ist, um so empfindlicher reagiert es auf Umwelteinflüsse. Dies geht so weit, daß die Frucht auch innerhalb der Trächtigkeit während der ersten Monate mehr Gefährdungen ausgesetzt ist als in den letzten. Mangelhafte Sauerstoffversorgung infolge schlechter Stallbelüftung, ungenügende Durchblutung der Gebärmutter wegen unzureichender Bewegung der trächtigen Stute, Vitamin-A-Mangel wegen schlechten Futters, Lichtmangel wegen dunkler Stallung oder wegen allzu frühzeitiger Bedeckung in den Wintermonaten, Viren, Medikamente, Toxine von Schimmelpilzen und andere Giftstoffe können bleibende Schäden, vor allem in Form von Konstitutionsschwäche oder sogar von degenerativen Veränderungen beim Fohlen mit sich bringen.

Um festzustellen, welche Lebensbedingungen angemessen und anzustreben sind, stehen drei Methoden zur Verfügung. Die erste besteht im Experiment, um auszuprobieren, welche Haltungsbedingungen sich als die zweckmäßigsten erweisen. Das zweite ist die Analyse, die logische Schlußfolgerung auf Grund von Untersuchungen und Überlegungen. Das Dritte ist die statistische Beobachtung der Lebensweise einer Tierart in der freien Wildbahn. Sie beruht darauf, daß erfahrungsgemäß das, was seit hunderttausenden oder Millionen von Jahren Lebensgewohnheit war, zur Notwendigkeit wurde. Ein Fisch, der immer im Wasser gelebt hat, kann nicht plötzlich auf dem Trockenen existieren. Aus einem Fleischverzehrer, etwa einer Katze, kann man keinen Pflanzenverzehrer, aus einem Steppentier keinen Höhlenbewohner machen.

Die letzte Methode ist, wenn man gewisse Anpassungsfähigkeiten in Rechnung stellt, und soweit genügend Möglichkeiten zur Beobachtung in freier Wildbahn zur Verfügung stehen, im allgemeinen die zweckmäßigste. Zur genaueren Betrachtung ist es sinnvoll, die Umwelt in drei Gebiete einzuteilen, nämlich in den Lebensraum, in die Ernährung und in die Körperpflege.

Lebensraum

Das Wildpferd ist ein Produkt der Waldsteppe oder Savanne. Aus der Urgewohnheit des Steppenlebens geht hervor, daß jeder Stall als mehr oder weniger unnatürlich und – vom Standpunkt des Pferdes aus – als notwendiges Übel zu betrachten ist. Dies steht im Gegensatz zu vielen anderen Tierarten und auch zum Menschen. Mensch und beispielsweise Wolf oder Fuchs sind seit Urzeiten Höhlen- und Nestbewohner. Für den Menschen geben die steinzeitlichen Behausungen einen sicheren Hinweis für diese Annahme. Deshalb entspricht der Wohnraum einem natürlichen Bedürfnis des Menschen, dem es infolgedessen schwer fällt, den Stall als etwas für ein Steppentier Unnatürliches zu empfinden. Auch die analysierende Untersuchung des Körpers und der Physiologie seiner Organe bestätigen, daß das Pferd als großes Lauftier ein extremes Luft- und Bewegungsbedürfnis besitzt, das bei der Stallhaltung nur schwer zu befriedigen ist. Geradezu experimentelle Beweise sind die zahlreichen, infolge schlechter Luftverhältnisse in vielen Ställen zu beobachtenden Erkrankungen der Atmungsorgane, wie sie bei Freilufthaltung niemals zustandekommen.

Dennoch können wir auf die Unterbringung in Ställen nicht verzichten. Wir müssen die Pferde irgendwo festhalten, um sie jederzeit schnell zur Verfügung zu haben. Wir benötigen ferner irgendwelche Vorrichtungen, um Futter unterbringen und dem Tier verabreichen zu können. Diese Versorgung soll in einem auch für den Menschen behaglichen Milieu stattfinden. Die wichtigsten Funktionen des Stalles bestehen darin, neben für den Menschen günstigen Arbeitsbedingungen dem Pferd geeignete Temperatur, ausreichendes Licht und bestmögliche Sauerstoffversorgung zu gewährleisten.

Die *Luft* im Pferdestall soll kühl, trocken und in ständiger Bewegung gehalten werden. Dazu ist eine kurze physikalisch-physiologische Betrachtung wichtig. Der Sauerstoffbedarf hängt ab von der Körperoberfläche und vom Körpergewicht. Das heißt, ein Pferd benötigt annähernd soviel Sauerstoff wie 5 bis 10 Menschen. Wenn also in einem Stall 20 Pferde stehen, so würde der Luftbedarf je nach Größe etwa dem von 100 bis 200 Menschen entsprechen. Daraus ergibt sich die Folgerung, daß in einem Großtierstall niemals durch Raumgröße wie in einer menschlichen Wohnung, sondern allein durch ständige Luftbewegung die ausreichende Sauerstoffversorgung garantiert werden kann. Man versetze sich in die Lage, daß sich 100 Menschen in eben diesem Raum, der 20 Pferden zur Verfügung steht, bei geschlossenen Fenstern und Türen zwölf oder mehr Stunden aufhalten müßten, vom Geruch der Fäkalien ganz zu schweigen.

Die Luftzirkulation im Stall kann entweder durch Eigenbewegung der Luft infolge des unterschiedlichen spezifischen Gewichtes warmer und kalter Luft oder aber durch Ventilation erfolgen. Die Eigenbewegung wird aber dadurch erschwert, daß das in der Ausatmungsluft enthaltene Kohlendioxyd bei gleicher Temperatur eineinhalbmal schwerer ist als Sauerstoff. Dies wirkt dem Auftrieb der körperwarmen Ausatmung entgegen. Der Auftrieb kann überdies nur in einem kühlen Milieu wirksam werden. Denn je wärmer der Raum, um so geringer ist die Differenz zwischen Körpertemperatur und Umgebung, um so geringer der Auftrieb, um so rascher das Absinken der ausgeatmeten Gase zu Boden. Diese physikalischen Bedingungen sind übrigens einer der Gründe, weshalb wir Menschen in erhöhten Bettstellen zu schlafen pflegen. In der Steinzeit scheinen die Menschen wohl eben aus diesen Gründen in Hockstellung geschlafen zu haben. Man kann dies aus den sogenannten Hockergräbern schließen, da man ja die Toten seit jeher in der Stellung bestattete, in der sie als Lebende zu schlafen pflegten. Hier kam allerdings noch die Belastung der Wohngrube durch das Kohlendioxyd und -monoxyd des Herdfeuers hinzu. Das Pferd aber hat im Liegen die Nase dicht am Boden, also gerade dort, wo sich die verbrauchte, schlechte und damit schwerere Luft befindet.

Unglücklicherweise sind die Fenster in den meisten Pferdeställen im Gegensatz zu menschlichen Wohnräumen zum Schutz des Glases sehr hoch angebracht. Dies ist nicht nur im physiologischen, sondern auch im psychologischen Sinn ein Unding, geeignet, die Pferde abzustumpfen. Stellen wir uns vor, in einem Raum leben zu müssen, dessen Fenster ausschließlich oberhalb unserer Köpfe angebracht wären. Wir würden ihn als Gefängnis bezeichnen. Im Stall aber erfolgt zudem wegen der hoch angebrachten Fenster die Luftbewegung von der einen zur anderen Seite des Raumes, falls überhaupt ein Gegenzug geschaffen wird, horizontal, hoch oberhalb der unten befindlichen, weil schwereren, verbrauchten Luftschicht, die infolgedessen nicht erneuert wird, sondern auf Grund ihres höheren spezifischen Gewichtes in Bodennähe liegenbleibt.

Das ungünstigste aber sind die so häufig anzutreffenden, seitlich hermetisch dicht geschlossenen Kastenboxen. In ihnen sammeln sich am Boden wie in einem Brunnenschacht die schädlichen Gase an, die auch bei voll geöffneten Fenstern und Türen nicht entweichen können. Es ist deshalb unbedingt notwendig, mindestens eine Boxenseite mit einer durchbrochenen Wand zu versehen, damit die in Bodennähe befindlichen, schweren und verbrauchten Luftbestandteile seitlich entweichen können. Ebenso wichtig ist es, daß im Stall nicht nur die Möglichkeit eines Lufteintritts, beispielsweise durch ein ständig geöffnetes Fenster, sondern auch für die des Luftaustritts durch eine Öffnung *in Bodennähe* gegeben ist. Der wichtigste Grundsatz bei jeder Stallbelüftung besteht darin, unaufhörlich dafür zu sorgen, daß eine *vertikale* Luftzirkulation stattfindet.

Zur Förderung der Eigenbewegung der Luft mit Hilfe der Gewichtsdifferenz warmer und kalter Gase bedient man sich vielfach des sogenannten Luftschachtes. Seine Wirkung hängt von drei Faktoren, nämlich von ausreichendem Querschnitt, von guter Wärmeisolation der Schachtwände und von ausreichender Höhe ab. Es handelt sich hierbei um das gleiche Prinzip wie beim Heizungskamin, dessen Leistung für den Luftzug darauf beruht, daß die durch die Hitze des Feuers erwärmte Innenluft leichter ist als die Außenluft. Infolgedessen werden die warmen und damit leichteren Heizungsabgase im Kamin durch die kalte und schwerere Außenluft nach oben und außen getrieben. Aus diesem Grund pflegt die volle Zugwirkung erst einige Zeit nach dem Anheizen einzusetzen, wenn eben die Luft im Kamininneren ausreichend erwärmt und dadurch verdünnt und somit leichter wurde. Je höher der Kamin, desto größer wird die Gewichtsdifferenz zwischen Kamininnen- und -außenluft. Daher die extrem hohen Kamine

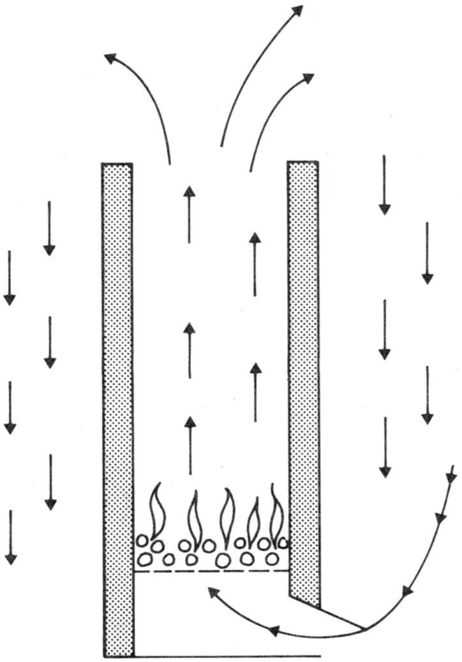

Abb. 6. Vertikale Eigenbewegung der Luft mit Hilfe der Gewichtsdifferenz kalter und warmer Gase in einem Heizungskamin

der Fabrikschornsteine für hohe Zugleistung. Da jedoch im Stall die Temperaturdifferenzen zwischen Innen- und Außenluft viel geringer sind als zwischen den Abgasen eines Feuers und der Außenwelt, muß der Schacht sorgfältig isoliert werden, damit nicht die zunächst darin aufsteigende Warmluft innerhalb des Schachtes abgekühlt wird, als Kaltluftplombe hängen bleibt und die Kaminwirkung illusorisch macht. Zugleich geht daraus hervor, daß man nicht ohne weiteres die in den dichtbesetzten, warmen Rinderställen herrschenden Bedingungen auf die im allgemeinen kühleren Pferdestallungen übertragen darf. (Abb. 7c)

Eine andere Art der Luftbewegung als die auf Grund des unterschiedlichen spezifischen Gewichtes zustandegekommene, ist die Zwangsbelüftung mittels eines elektrischen Ventilators. Diese Methode kann nach zwei Gesichtspunkten erfolgen, nämlich nach dem Abluft- oder dem Zuluftprinzip. Ideal ist dort, wo sie angewendet werden kann, die folgende, in der Skizze (Abb. 7a) gezeigte Methode. Man saugt die frische Luft von oberhalb des Dachfirstes an und drückt sie durch ein Rohr über ein Verteilerbrett oder durch einen mit Schlitzen versehenen, unterhalb der Stalldecke horizontal verlaufenden Kanal in den Stall. Da die Luft um so reiner und sauerstoffhaltiger ist, je höher sie sich über dem Erdboden befindet, wird man auf diese Weise die beste Luftqualität erhalten, die überhaupt erreichbar ist. Allerdings darf sich die Ansaugöffnung nicht neben einem Schornstein befinden. Die frische und kühle Luft senkt sich innerhalb des

Stalles nach unten und drückt die verbrauchte Luft seitlich aus den Boxen und aus dem Stall nach außen. Unabdingbare Voraussetzung sind auch hier offene oder reichlich durchbrochene Boxenwände und eine, möglichst an dem der Zuluftöffnung entgegengesetzten Ende des Stalles, dicht über dem Boden angeordnete Wandöffnung. Auch eine geteilte Stalltür, deren *untere* Hälfte geöffnet bleibt, oder eine am unteren Ende der Tür angebrachte Klappe ist geeignet. Unwirksam ist jedoch auch dieses System bei geschlossenen Boxenwänden oder bei geschlossener Tür. Die Frischluft würde lediglich durch die Fenster oder irgendwelche andere Öffnungen so aus dem Stall entweichen, wie sie hereingekommen ist, ohne die schwere, am Boden befindliche verbrauchte Luft zu beseitigen. Dieses Verfahren kann nur dort nicht angewendet werden, wo die verbrauchte, durch die Druckventilation nach außen gedrängte Luft in mit dem Stall verbundene oder sich unmittelbar anschließende Wohnräume gelangen würde.

Das andere, das Abluftprinzip besteht darin, durch einen bis dicht über den Boden führenden Luftschacht oder durch eine in Bodenhöhe befindliche Maueröffnung die Luft durch den Ventilator abzusaugen und Frischluft durch die offenen Fenster eintreten zu lassen. Hier kann aber die Herkunft der Frischluft weniger sicher kontrolliert und auch nicht ebenso gleichmäßig im Stall verteilt werden. Vielmehr werden die in Fensternähe stehenden Pferde mehr als die entfernt stehenden von der Frischluft Nutzen ziehen. Oft auch sucht sie einen anderen als den vorgesehenen Weg, beispielsweise aus der nebenan befindlichen, staubigen Reitbahn oder vom in der Nähe des Fensters liegenden Dunghaufen. (Abb. 7b)

Zweckmäßig sind die Gebläse, die ununterbrochen laufen sollten, mit verschiedenen Geschwindigkeiten, am besten stufenlos zu schalten. Nicht sinnvoll ist es, einen Thermostaten zu verwenden, da ja die Luftbewegung nicht der Temperaturregelung, sondern der Sauerstoffversorgung zu dienen hat. Nur an sehr heißen Tagen wird man, und das auch ohne Thermostat, vom kühlenden Einfluß des Gebläses willkommenen Gebrauch machen.

Von bestem Einfluß auf die Luftqualität hat sich eine möglichst große Raumhöhe erwiesen. Diese Tatsache war offenbar schon seit alter Zeit bekannt. Denn überall dort, wo wir noch alte Gestüte oder ehemalige herrschaftliche Stallungen vorfinden, können wir die oft 5 bis 6 Meter hohen, vielfach mit kunstvollen Gewölben versehenen Räume für die Pferde bewundern. Damit wurde nicht nur der relative Luftraum pro Pferd, sondern auch die vertikale Luftbewegung innerhalb des Raumes gefördert. Auch in landwirtschaftlichen Anwesen pflegten früher die für Pferde bestimmten Stallungen höher zu sein als diejenigen für die Rinder.

Gleichgültig, welche Verfahren auch immer gewählt werden, stets soll eine vertikale, nicht eine horizontale Luftbewegung erzielt werden. Immer sollte man sich die Frage vorlegen, wo oben der Lufteintritt, wo unten der Austritt erfolgt. Mit gutem Nutzen kann man sich zur Veranschaulichung der Luftbewegung künstlichen Nebels bedienen, den man durch käufliche, sogenannte Strömungsprüfungsröhrchen erzeugt. Man bläst ihn in verschiedenen Ecken des Stalles am Boden an, um dann seinen Weg mit den Augen zu verfolgen.

In einem Stall mit optimalen Luftbedingungen werden die Pferde kaum jemals mit Erkrankungen der Atmungsorgane zu tun haben. Allerdings kann eine Schädigung neben schlechter Stallhygiene auch infolge mangelhafter Durchlüftung der Lunge infolge von Bewegungsmangel zustandekommen.

Die *Temperatur* im Stall wird nach unten lediglich durch den Gefrierpunkt des Trinkwassers begrenzt. Gesunde und gut genährte Pferde sind gegen Kälte unempfindlich. Neben mehreren anderen Umständen hängt das vornehmlich mit der relativ geringen, das heißt mit der pro Kilogramm Körpergewicht für die Wärmeabgabe verantwortlichen Körperoberfläche zusammen. Infolgedessen beträgt die relative Wärmeabgabe nur etwa ein Zwanzigstel von der des Menschen. Umgekehrt kann man sagen, der Mensch friere aus diesem Grund zwanzigmal mehr als das Pferd. Die Kälteunempfindlichkeit des Pferdes übersteigt, wenn man noch das Haarkleid berücksichtigt, unser Vorstellungsvermögen.

Auch *Zugluft* ist im Gegensatz zu weit verbreiteten Ansichten und im Vergleich mit Höhlen- oder Nesttieren für das Pferd unschädlich. Dagegen kommt es beim Menschen und bei manchen Tierarten sehr häufig infolge ungleichmäßiger Abkühlung zu einer Störung der Wärmeregulierung mit Erkrankung einzelner Körperorgane oder -regionen, die man als Erkältung bezeichnet. Bei Steppentieren, die sich seit Urzeiten nur im Freien aufgehalten haben und auch im Stehen oder im Liegen einseitigen Abkühlungen ausgesetzt waren, ist der Körper in der Lage, solche Störungen der Wärmeregulation aufzufangen und auszugleichen. Deshalb braucht man bei der beschriebenen und empfohlenen Luftbewegung im Stall keine Bedenken wegen möglicher Erkältungen zu haben. Aus demselben Grund ist es trotz verbreiteter, entgegengesetzter Ansicht ungefährlich, ein erhitztes Pferd mit kaltem Wasser abzuspritzen oder ihm kaltes Wasser zu trinken zu geben. Es würde zu weit führen, dies durch Beispiele zu begründen. Jedenfalls liegen aus Kriegszeiten tausende, wenn man so will, experimentelle Beweise dafür vor, daß sich Pferde nicht erkälten können. Man wird also im Stall nicht aus gesundheitlichen Gründen, sondern allein aus Rücksicht auf die Arbeitsbedingungen der dort mit Wartung und Pflege Beschäftigten, allenfalls auch zur Erzielung eines feinen Haarkleides, für eine angenehme Stalltemperatur besorgt sein.

Die Anfälligkeit der Pferde gegen schlechte Luft ist offensichtlich unterschiedlich. Manche Pferde leben jahrelang unter ungünstigen Luftverhältnissen, ohne zu erkranken, andere reagieren mit der größten Empfindlichkeit. Daher die Verständnislosigkeit mancher Pferdebesitzer gegenüber den vorstehenden Forderungen der Lufthygiene. Sie halten dem entgegen, daß ihre Pferde in schlecht belüfteten Stallungen ohne Nachteil gelebt haben. Das läßt sich gewiß nicht widerlegen. Falsch aber wäre es, zu sagen, die empfindlichen Pferde seien eben konstitutionell geringwertiger und anfälliger gegen Krankheiten. Das trifft erfahrungsgemäß nicht zu. Vielmehr leiden gerade Hochleistungspferde ebenso wie menschliche Sportler mehr unter schlechten Hygienebedingungen als der Durchschnitt. Dies hängt unter anderem mit der größeren Lungenkapazität zusammen, die zugleich aus später zu erörternden Gründen höhere Ansprüche an die Luftversorgung stellt.

Abb. 7.

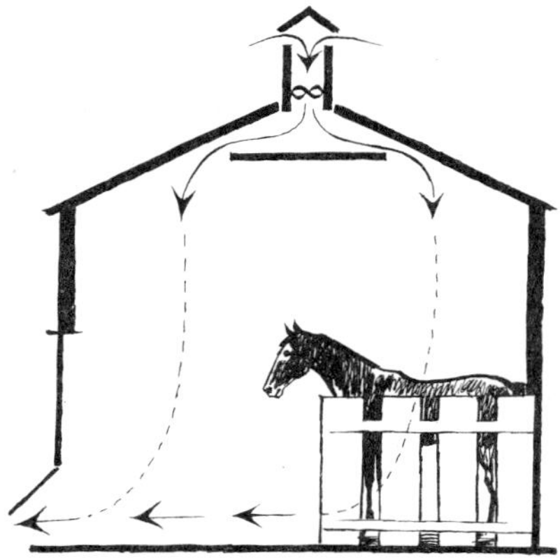

a. Druckventilation

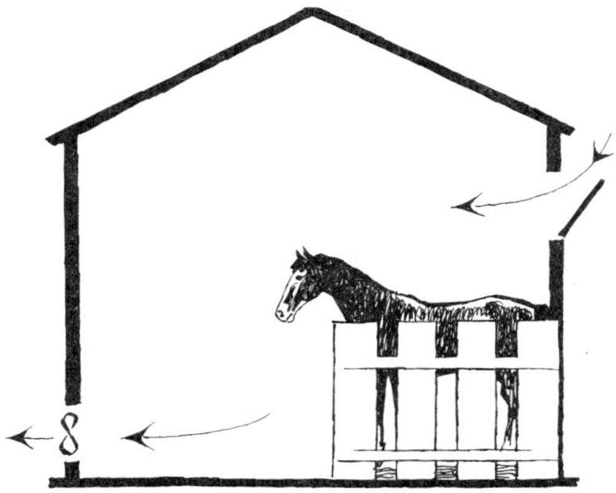

b. Absaugventilation

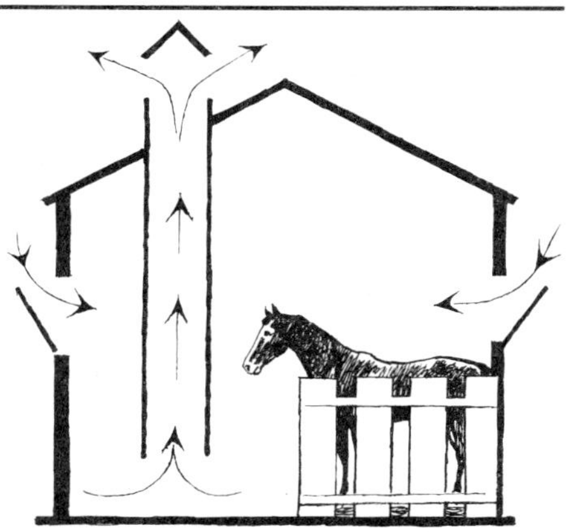

c. Luftschachtventilation

Aus demselben Grund ist jede Ängstlichkeit um die Wärmeisolierung des Stallbodens unbegründet. Jahrtausendelang wurden die Pferde in Ställen mit einfachem Steinpflaster gehalten, ohne Schaden zu leiden. »Der Stallboden soll trocken und mit faustgroßen Steinen gepflastert sein« (Xenophon).

Wichtiger als Wärmeisolation ist eine Beschaffenheit, die sich leicht reinigen, notfalls auch desinfizieren läßt. Das ungeeignetste sind Holzböden, in deren Rissen und Spalten Sekrete versickern, um Brutstätten für Krankheitserreger zu bilden. Einfacher Klinker oder Backstein ist völlig ausreichend. Wichtig jedoch ist es, daß die Bodenfläche profiliert ist, damit die Pferde beim Aufspringen nicht ausgleiten. Diese Gefahr ist insbesondere für den im Liegen unten befindlichen Hinterfuß gegeben, der einen griffigen Untergrund als Schutz gegen das Ausgleiten benötigt. Wiederholte Überanstrengungen bei solchen Gelegenheiten können sogar zu Erkrankungen des Sprunggelenkes (Spat) oder zum sogenannten »Verlegen« führen.

Ein verhängnisvolles Ergebnis der unbegründeten Sorge zu kalten Stallbodens ist die *Matratze.* Sie besteht vielfach aus nichts anderem als einer faulenden, verwesenden, schimmelnden und beim Auseinandernehmen stinkenden Masse, die mit einer das Auge täuschenden Schicht Stroh bedeckt ist. Der Mensch nimmt zwar mit seiner ein bis zwei Meter oberhalb der Erde befindlichen Nase die emporsteigenden Gerüche nicht wahr. Das Pferd aber hat beim nächtlichen Liegen sein empfindliches Geruchsorgan und damit den Eingang zu einem anspruchsvollen Atmungsapparat unmittelbar am Boden und so die Möglichkeit, die nicht nur unangenehmen, sondern oft schädlichen Düfte in sich aufzunehmen. Besonders zu empfehlen ist als Einstreu eine Unterlage aus Torfmull, über dem Stroh ausgebracht wird. Torfmull ist trocken, Feuchtigkeit aufsaugend und vor allem keimfrei. Man könnte es auf Grund dieser wertvollen Eigenschaften sogar als Desinfektionsmittel bezeichnen. Sägemehl dagegen ist nur mit Vorsicht zu verwenden. Sägespäne bestehen aus feuchten, noch lebenden Zellen, die einen Nährboden für Krankheitserreger allerlei Art, insbesondere für Pilze bilden können. Die dabei entstehenden Zersetzungsprodukte sind nicht selten Ursache für allergische Erkrankungen der Atmungsorgane.

Viele glauben zwar, daß die bei der Zersetzung sich bildende Hitze dem Pferd eine willkommene Wärme vermitteln wird. In Wirklichkeit aber genügt auf jeder Stallunterlage, gleich welcher Art, eine Lage Stroh, die lediglich so dicht sein soll, daß der Untergrund nicht mehr sichtbar ist. Es sollte nicht mehr Stroh eingestreut werden, als sich täglich umräumen läßt, um regelmäßig alle durchnäßten und verschmutzten Teile entfernen zu können. Das ist nicht nur hygienischer als jede Matratze, sondern auch immer noch wärmer als die blanke Erde auf dem nächtlichen Weide- oder Steppenboden.

Das *Licht* dagegen hat weitaus größere Bedeutung für die Gesundheit als eine angemessene Temperatur. Es sollten möglichst viele, große und in Kopfhöhe der Pferde befindliche Fenster, tunlichst nach Süden, angebracht werden. Die früher in den Pferdeställen hoch angebrachten Fenster waren ein notwendiges Übel, um zu verhindern, daß das Glas von den Pferden durch Anstoßen mit dem Kopf zerbrochen werden könnte. Das ist heutzutage mit Hilfe des modernen, nahezu

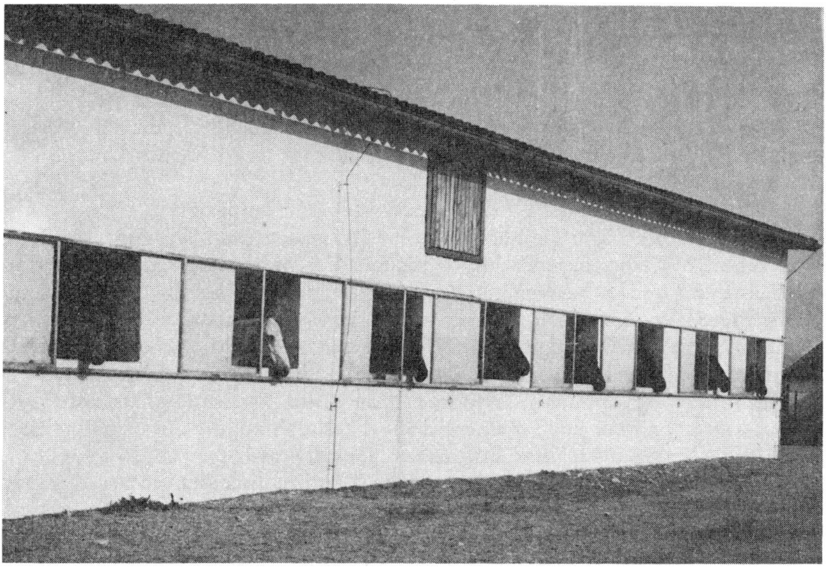

Abb. 8. Reitstall mit Schiebefenstern aus Dickglas. Einige Fenster sind zur Hälfte, andere ganz geöffnet

unzerbrechlichen und doch klaren und durchsichtigen Dickglases nicht mehr zu befürchten. Man sollte davon in Anbetracht des durchaus erschwinglichen Preises unbedingt Gebrauch machen. Gegen Verbiß werden zweckmäßigerweise Metallrahmen verwendet.

Das Licht hat mehrere wichtige Funktionen zu erfüllen. Zunächst hat es große Bedeutung für die psychische und neurovegetative Anregung der Tiere. Dies wirkt sich sowohl auf den psychischen Zustand, auf die Ausgeglichenheit, als auch über den Hormonhaushalt auf die Fortpflanzungsorgane aus. Vor allem Zuchtstuten sollten deshalb möglichst reichliche Belichtung haben. In düsteren Unterkünften ist die Rosse erfahrungsgemäß schwächer ausgeprägt als in hellen, wenn sie nicht allein aus diesem Grund sogar gänzlich ausbleibt. Eine weitere, wichtige Aufgabe haben die ultravioletten Anteile des Sonnenlichtes für zahlreiche Körpergewebe, insbesondere für die Knochensubstanz. Daher der große Einfluß auf das Gedeihen wachsender Tiere. Fohlen und Jungpferde sollten deshalb in den hellsten Teilen des Stalles untergebracht werden. Es ist auch darauf zu achten, daß nicht die kleineren Tiere von den größeren gegen das Licht verdeckt werden. Ein dritter, nicht zu unterschätzender Faktor des Lichtes ist seine keimtötende Wirkung. Sonnenlicht ist eines der stärksten Desinfektionsmittel. Das geht so weit, daß sogar einzelne Stallabteilungen, je nach dem Lichtzutritt, unterschiedliche Keimbesiedlung aufweisen. Dazu kommt, daß sich an dunklen Wänden mehr Feuchtigkeit entwickelt, die das Wachstum von Bakterien und Schimmelpilzen zusätzlich fördert.

Ernährung

Das Pferd ist von Natur aus auf die Ernährung mit hochwertigen, nährstoffreichen und leichtverdaulichen Pflanzen angewiesen. Seit Urzeiten deshalb gewohnt, in großen Wanderungen je nach den jahreszeitlichen Klimaverhältnissen günstige Weidegebiete aufzusuchen, hat es sich zum spezialisierten Lauftier entwickelt.

Schon immer wurde die Qualität der Weiden als eine der wichtigsten Voraussetzungen für die Züchtung hochwertiger Pferde angesehen. Das medische Gras galt schon vor Jahrtausenden als Grund für die überragende Qualität der dort gezüchteten Pferde. Thessalien im alten Griechenland war nicht nur berühmt für seine Pferde, sondern auch für hervorragende Weiden. Auch in der Gegenwart kann man die Hochwertigkeit der Pferde geradezu in Parallele setzen zu dem ihnen zur Verfügung stehenden Grünland, sei es das blue grass Kentuckys, seien es die Weiden Argentiniens, Irlands, Englands, der Normandie, der norddeutschen Marschen oder des Voralpengebietes. Tesio ahmte die Urgewohnheit der Pferdewanderungen nach und brachte sein Gestüt von der gewiß nicht ungünstigen Vegetation Dormellos am Gardasee im Winter in die südlichen und milderen Regionen der römischen Campagna.

Je größer, frühreifer und schneller die Pferde, um so höhere Ansprüche stellen sie an die Ernährung. Daher umgekehrt die Genügsamkeit vieler Ponys und auch der kleineren Pferdetypen innerhalb anderer Rassen. Daraus geht hervor, daß die Züchtung und Haltung anspruchsvoller Pferderassen um so schwieriger wird, je karger der Boden, je kürzer die Vegetationsperiode und je knapper die Niederschläge sind.

In solchen von der Natur weniger begünstigten Landstrichen türmen sich die Schwierigkeiten geradezu auf, Futter für die vegetationsarme Jahreszeit zu gewinnen, zu konservieren und geeignete Ersatzfuttermittel für das fehlende hochwertige Weidegras zu finden. Freilich hat inzwischen der Feldfutterbau und die moderne Konservierungstechnik enorme Fortschritte gemacht, die in Gebieten die Zucht anspruchsvoller Pferde ermöglichen, wo sie noch vor wenigen Jahrzehnten undenkbar gewesen wäre. Darüber sind umfangreiche Werke verfaßt worden. Hier sollen nur einige, für die Gesundheit besonders wichtig erscheinende Gesichtspunkte herausgestellt werden.

Einer der größten, weit verbreiteten Irrtümer über die Ernährung ist der, zu glauben, daß sich der Körper aus der Menge der zugeführten Nahrungsmittel das benötigte heraussuche, das nicht benötigte beiseite lasse. In Wirklichkeit ist es gerade umgekehrt. Die wichtigste Voraussetzung für zweckmäßige Ernährung besteht darin, daß sämtliche Nährstoffe in einem bestimmten, ausgewogenen Verhältnis zueinander stehen sollen. Eiweiß zu Kohlenhydraten soll sich beispielsweise je nach Art des Tieres und der gestellten Anforderungen, sei es in der Winterruhe, im Wachstum, in der Decksaison der Hengste, in der Trächtigkeit, in der Laktation oder im Renntraining, wie 1 : 10 bis 1 : 5 verhalten. Zu diesen Grundnährstoffen gehört eine adäquate Menge von Mineralstoffen. Aber auch innerhalb von diesen soll beispielsweise Calcium zu Phosphor wie 2 : 1, Natrium zu Kalium wie 1 : 1 stehen. Zu den bisher aufgeführten Nährstoffen gehört ferner eine ausgewogene Menge an Vitaminen. Es ist keine Seltenheit, daß erst durch vielleicht allzu große und gutgemeinte Mineralstoffzufuhr das harmonische Verhältnis zwischen Mineralstoffen und Vitaminen gestört und ein Vitamindefizit hervorgerufen wird. Es versteht sich von selbst, daß kein Pferdehalter in der Lage ist, sämtliche Nährstoffe und die genauen Verhältniszahlen stets zu berechnen. Wenn man schon den Bedarf exakt ermitteln könnte, wie soll man den Gehalt der jeweils zur Verfügung stehenden Futtermittel bestimmen? Selbst im Heu kann je nach den unterschiedlichen Gräsern und Kleearten, nach dem Schnittzeitpunkt, nach der Konservierungsart, der Einbringung oder der Lagerungszeit der Gehalt an wichtigen Substanzen um das hundertfache vom Hochwertigen bis zu völliger Wertlosigkeit schwanken.

Infolgedessen wird man auf eine gewisse gefühls- und erfahrungsmäßige Beurteilung der Futtermittel und der Fütterung nicht verzichten können. Ein wichtiges Kriterium ist dabei die Art der Darmausscheidungen. Der Kot eines gesunden und richtig ernährten Tieres ist fest geballt, leicht glänzend und von nicht unangenehmem Geruch. Er ist ein Zeichen für physiologische Gärungsvorgänge in einem gesunden Verdauungsapparat und nicht zuletzt dem Wirken der wertvollen, symbiontischen und physiologischen Kleinlebewesen im Darm zu verdanken, die wichtige Aufgaben bei der Aufschließung der Nährstoffe zu erfüllen haben. Sie aber gedeihen nur bei einer ihnen entsprechenden Zusammensetzung der Nahrung. Dagegen sind schlecht geformte Kotballen und vor allem stinkender Geruch die Folge von Fäulnisvorgängen (Dysbakterie), die stets ein Zeichen für falsche Ernährung sind, wenn nicht etwa Parasiten oder spezifische Infektionen die Ursache sein sollten. Solche krankhaften Zustände im Verdauungsapparat führen nicht nur zu einer mangelhaften Ausnützung des Futters, sondern oft zu Erkrankungen anderer Organe, beispielsweise der Nieren oder der Gelenke, nicht zuletzt auch zu einer allgemeinen Resistenzminderung.

Der wohl häufigste und schwerwiegendste Mangel in der Fütterung der Pferde ist der unzureichende Gehalt an Vitamin A. Dieses Vitamin von öliger, sogenannter fettlöslicher Beschaffenheit ist besonders wichtig für das Wachstum, deshalb sogar oft als das Wachstumsvitamin bezeichnet. Ferner hat es größte Bedeutung für die Augen, für die Schleimhäute (Epithelschutzvitamin), für die Fortpflanzungsorgane und für Haar- und Hornwachstum. Auch die häufigste Ursache für Unfruchtbarkeit dürfte im Vitamin-A-Mangel zu suchen sein. In erstklassigem Grün- und Rauhfutter ist es in ausreichender Menge als sogenanntes Provitamin in Form des ß-Carotins enthalten, das im Körper zu Vitamin A umgewandelt wird. Dagegen fehlt es in geringwertigem Futter stets in ausreichender Menge. Auch in den meisten Getreidearten, nicht zuletzt im Hafer, ist es nur ungenügend enthalten. Vor allem aber zersetzt es sich schnell bei der Berührung mit Sauerstoff. Infolgedessen hat altes, abgelagertes Heu in den Wintermonaten nur noch Bruchteile des nach der Ernte vorhandenen Vitamin-Gehaltes. Ähnliches gilt für pulverförmige Mineralstoffmischungen, die ursprünglich vielleicht dem auf dem Etikett angegebenen Gehalt entsprochen haben, der aber infolge der großen Ober- und Berührungsfläche des Pulvers mit dem Sauerstoff der Luft rasch zersetzt wird. Man kann aus diesen Gründen in den meisten Gebieten unseres Landes, insbesondere für Zuchtpferde, auf die regelmäßige Zufütterung von Carotin in Form von Carotten oder gutem Trockengrün, Silage oder reinem Vitamin A in Tropfenform nicht verzichten. Übrigens ist Vitamin A eine der wenigen Substanzen, bei denen auch ein gewisser Überschuß nicht schädlich ist. Dagegen kann das in Vitaminmischungen ebenfalls enthaltene Vitamin D bei zu hohen Gaben nachteilig sein. Deshalb sollten nur Mischungen mit hohem Vitamin A und niedrigem Vitamin-D-Gehalt oder nur reines Vitamin A verwendet werden, das jedoch höher im Preis liegt als Vitamin D.

Auch bei Mineralstoffen kann eine ungünstige Zusammensetzung, kann das billige mehr schädlich als nützlich sein. Vor allem ist auf einen ausreichenden Phosphorgehalt zu achten. Dabei spielt auch der Kalkgehalt des Trinkwassers eine Rolle. In kalkarmen Gebieten darf der Kalkgehalt des Mineralfutters höher sein als in kalkreichen Landstrichen. Im allgemeinen soll das Calcium-Phosphorverhältnis etwa 2 : 1 betragen. Wegen des Vitamingehaltes sollte stets das Herstellungsdatum auf der Packung angegeben sein. Da alle Vegetabilien einen relativ hohen Kaliumgehalt aufweisen, der vielfach durch die Düngung der Grünflächen noch künstlich erhöht wird, ist die regelmäßige Zugabe von Kochsalz (Natriumchlorid) notwendig. Man rechnet im Durchschnitt täglich 5 bis 15 Gramm, je nach der Beanspruchung der Pferde, insbesondere mit Rücksicht auf den Schweißverlust, der stets mit einer Natriumausscheidung verbunden ist. Auch die Spurenelemente sind schließlich nicht zu vergessen. Hier ist besonders in manchen Gebieten, wie in Süddeutschland, an Jodmangel zu denken, der sich vor allem auf die Fruchtbarkeit ungünstig auswirken kann. Daher empfiehlt es sich, in solchen Gegenden ab und zu sogenanntes Vollsalz, das, mit Jodkali angereichert, in jedem Lebensmittelgeschäft zu haben ist, zu verabreichen.

Manchen Pferdebesitzern ist nicht bekannt, daß die als Futter so hochwertige Luzerne einen Überschuß an Calcium enthält, der zu einem relativen Phosphordefizit führen kann. Calcium ist zwar ein unentbehrliches Mineral. Doch soll es, wie schon erwähnt, in einem ausgewogenen Verhältnis zu Phosphor stehen. Ein Überangebot an Calcium könnte also einen Mangel auf der anderen Seite bedingen. So ist es zu erklären, daß schon häufig infolge eines Überangebots an Luzerne wachsende Tiere an Rachitis (Knochenschwäche) erkrankt sind. Daher die alte Regel, an Fohlen und Jungpferde Luzerne mit Vorsicht und nur sparsam zu verabreichen. Aber auch bei der Verfütterung an ältere Pferde sollten Mineralstoffmischungen mit zuverlässig hohem Phosphorgehalt zugesetzt werden. Die Zufütterung von Carotten oder von Zuckerrüben-Vollschnitzeln hat sich ebenfalls bewährt. Diese Vollschnitzel werden aus Zuckerrüben ohne vorausgegangene Zuckerextraktion gewonnen. Sämtliche Substanzen der Zuckerrübe, nicht nur die Rohfaser, sondern auch der Zucker selbst und die Mineralien sind in den Vollschnitzeln enthalten. Der damit verbundene erhebliche Anteil an sogenannten Stärkewerten bildet zugleich einen günstigen Ausgleich zu dem ebenfalls hohen Eiweißüberschuß der Luzerne. Aus diesem Blickpunkt ist auch die Zufütterung von Maisschrot, Maismehl oder Maissilage wegen ihres hohen Stärkeanteils in mäßiger Menge empfehlenswert. Weizenkleie hat bei einem zwar geringen Nährstoff- einen relativ hohen Phosphorgehalt und deshalb ebenfalls diätetische Bedeutung.

Von größtem Einfluß auf die Gesundheit der Pferde ist die Unverdorbenheit der Futtermittel. Gerade in den letzten Jahren sind zahlreiche Pferdeverluste durch Futtermittel eingetreten, die wegen Befalls mit Schimmelpilzen verdorben waren. Dies hängt mit verschiedenen Ursachen zusammen.

Die schon angeführten, großen Schwierigkeiten der Rauhfutterkonservierung sind durch die moderne Technik der künstlichen Trocknung in Form von Trokkengrün (Grünmehl, Kobs, Pellets) weitgehend überwunden. Doch birgt dieses Verfahren auch gewisse Gefahren in sich. Zunächst ist am Trockenmaterial im Gegensatz zum Rauhfutter im allgemeinen kaum zu erkennen, aus welchem Rohstoff es stammt. Aus minderwertigen Gräsern, sei es wegen ungünstiger Standorte, unzweckmäßiger Düngung, geringwertiger Gras- oder Kleesorten oder wegen unpassenden Zeitpunktes der Ernte kann man verständlicherweise keine hochwertige Konserve gewinnen. Es ist also notwendig, sich entweder selbst vor der Trocknung von der Qualität des Grüngutes zu überzeugen, oder sich nur von absolut seriösen und zuverlässigen Lieferanten bedienen zu lassen.

Wichtig ist aber auch die nachfolgende Lagerung. Trotz des zunächst relativ hohen Carotingehaltes ist auch hier ein gewisser Abbau während der Alterung, insbesondere bei der Pulverform zu erwarten. Man sollte deshalb nach Möglichkeit nur von der letzten Ernte stammendes Material erwerben. Vor allem aber ist auf absolut trockene Lagerung größter Wert zu legen, eine Forderung, die für alle Futtermittel gilt. Während jedoch Heu und Stroh seit jeher auf dem trockenen Speicher untergebracht wurden, werden nicht selten die Säcke mit Grünmehl oder die Preßlinge ebenerdig gestapelt. Die Berührung mit dem feuchten Untergrund kann dabei zur Bildung von Schimmelpilzen führen. Diese Pilze, die in unübersehbar zahlreichen Formen vorkommen, sind oft nicht mit dem bloßen Auge zu erkennen. Dazu folgendes Beispiel: In einem Reitstall erkrankten die beiden Pferde eines Besitzers an einer bösartigen Darmentzündung in lebensbedrohlicher Form. Beide Tiere hatten als besondere Leckerbissen ein undefinierbares Kraftfuttergemisch erhalten, das in einem Sack in einem Schuppen auf der Erde stand. An dem Material war keine Veränderung zu erkennen. Erst als man den Inhalt völlig herausnahm, kam eine verschimmelte Schicht im unteren Teil zu Vorschein. Tatsächlich hatten jedoch die Schimmelpilze den gesamten Inhalt in einer nicht grobsinnlich erkennbaren Weise durchdrungen. Öl- oder zuckerhaltige Substanzen, die oft für Mischungen herangezogen werden, sind durch solche Vorgänge besonders gefährdet. Bei ebenerdiger Lagerung sollten deshalb Holzroste verwendet werden.

Ähnliche Bedingungen gelten für Körnerfrüchte. Jedes Getreidekorn ist ein lebendiges Wesen, das der Zersetzung Widerstand leistet. Wird es jedoch durch Quetschung zerstört, so kommt es wie bei einem tierischen Leichnam zur Verwesung, oft erkennbar an einem muffigen Geruch, den die Pferde früher wahrnehmen als wir. Daher dann oft ein scheinbar unerklärliches, abweisendes Verhalten. Man sollte deshalb nur möglichst frisch gequetschtes Getreide verfüttern. Dazu gehört, daß auch nicht in irgendwelchen Behältern Reste zurückbleiben, die verderben können. Die Haferkiste ist deshalb jeweils vollständig und sorgfältig zu entleeren, bevor sie wieder mit Quetschhafer gefüllt wird. Zweckmäßigerweise wird man sich zwei verschiedener Behälter bedienen. Am günstigsten ist es, den ganzen Hafer zu kaufen und ihn täglich selbst zu quetschen. Hafer ist um so gehaltvoller, je schwerer er ist. Man kann eine annähernde Kontrolle dadurch ausüben, daß man einen Becher, der genau 1 Liter faßt, randvoll mit Hafer anfüllt und abwiegt. Das durchschnittliche Liter-Gewicht beträgt etwa 500 Gramm. Darüber oder darunter liegende Gewichte sprechen für bessere oder mindere Qualität. Es können jedoch nur gleichmäßig getrocknete und abgelagerte Haferarten verglichen werden.

Grundsätzlich ist gegen das Zerkleinern des Getreides nichts einzuwenden. Von Natur aus ist das Pferd gewohnt, sich von feinen und zarten Gräsern, allenfalls von Grassamen zu ernähren. Die großen, harten Körner der Kulturpflanzen sind für das Pferd nicht artgemäß. Wohl deshalb wird der weichere Hafer den härteren Körnern der Gerste und des Weizens seit langem vorgezogen. Die im Orient seit dem Altertum bis in die Neuzeit gefütterten Gersten- und Weizensorten hatten eine weichere Beschaffenheit als die abendländischen Sorten. Jedenfalls sollte dort, wo unverdaute Körner in den Kotballen erscheinen, das Getreide unbedingt gequetscht werden. Schon die Hethiter haben vor über 3000 Jahren ihren Rennpferden Gerste und Weizen in gemahlenem Zustand verabreicht.

Die moderne Agrartechnik hat dazu geführt, daß auch bei Stroh gehäuft verdorbene Ware in den Handel kommt. In früheren Zeiten wurde das Getreide nur in vollreifem, trockenem und lagerfähigem Zustand geerntet. Die Garben blieben relativ locker gebündelt in den sogenannten Hocken zum Nachtrocknen auf den Feldern stehen, wurden dann eingefahren, auseinandergenommen, ausgedroschen und wieder gebunden. Heute aber fährt der Mähdrescher über das Feld, drischt das Getreide oft bei relativ hohem Feuchtigkeitsgehalt und wirft gleichzeitig die Strohballen aus. Die Körner werden in modernen Siloanlagen künstlich getrocknet, ohne Schaden zu leiden. Das Stroh aber beginnt oft in einem feuchten Zustand zu schimmeln, um dann später unter Umständen eine gesundheitliche Gefahr für die Pferde zu bilden.

Besonders gefährdet ist Haferstroh wegen seines meist hohen Blatt- und Kräuterbestandes, der mit einem um so größeren Wassergehalt verbunden ist. Deshalb wird von vielen grundsätzlich nur Roggenstroh für Pferde empfohlen, das im allgemeinen wegen seiner langen dünnen Halme und wegen der Unkrautfreiheit am besten getrocknet ist. Grundsätzlich aber wäre das Haferstroh sogar besonders vorteilhaft, weil viele seiner Bestandteile, die schon erwähnten Blätter und Kräuter, eine wertvolle Ergänzung der Nahrung bedeuten. Wenn also mit einem Hafererzeuger eine vertragliche Regelung dahingehend getroffen werden kann, daß das Haferstroh vom Mähdrescher zunächst ungebündelt ausgeworfen wird, danach bei sonnigem Wetter noch einige Tage auf dem Feld liegen bleibt, um dann gepreßt eingefahren zu werden, kann man den Pferden eine Wohltat erweisen.

Bei dem gegenwärtigen Überfluß sollte an Stroh nicht gespart werden. Die

Pferde wissen jeden wertvollen Halm auszusuchen, sich dabei in wohltuender Weise zu beschäftigen und ihren Bedarf an Rohfaser besser zu ergänzen, als der Mensch es zu berechnen vermag. Dabei ist zu beachten, daß sich nicht in irgendwelchen Winkeln der Box schimmlige Nester bilden.

Von Bedeutung für die Gesundheit und Leistungsfähigkeit des Pferdes ist nicht nur die Frage nach dem Was, sondern auch nach dem Wann und Wie gefüttert wird. Die Beobachtung in der freien Natur und die analytische Untersuchung des Verdauungsapparates des Pferdes sprechen dafür, daß das Pferd häufige, relativ kleine Rationen an Futter benötigt. Sein Magen ist geradezu winzig im Vergleich zur Größe des Tieres oder zu dem eines Wiederkäuers. Ferner zeigt die Beobachtung frei lebender Pferde, daß sie, wie viele Wildtierarten, nachts oder früh morgens zu äsen pflegen. Taunasses Gras scheint ihnen besonders willkommen zu sein. Es genügt also nicht zu wissen, wieviel Nährstoffe das Pferd pro Tag benötigt, sondern auch wann und wie man sie verabreicht.

Seit alten Zeiten war es üblich, vor allem nachts zu füttern. Schon ein arabisches Sprichwort lautet: »Was du nachts fütterst, wirst du in der Kruppe, das des Tags gefütterte im Rauchfang finden.« Auch hierzulande pflegte man abends reichlich Heu und Stroh vorzulegen, damit die Pferde nachts zu fressen hatten. Am frühesten Morgen, schon um 3 oder 4 Uhr, wurde mit dem Füttern der Arbeitspferde begonnen. Die Sorge, man könnte dadurch die Pferde um den wohlverdienten Schlaf bringen, ist nicht berechtigt. Das Pferd benötigt nur kurze nächtliche Schlafperioden, es ist kein Langschläfer. Tagsüber sollte man nicht mehr vorlegen, als in etwa einer halben Stunde aufgenommen wird. Notfalls ist nach dieser Frist der noch vorhandene Rest herauszunehmen. Es hat sich als ungünstig erwiesen, wenn Pferde tagsüber vor der stets gefüllten Krippe stehen. Um erholungsbedürftige Pferde, Reconvaleszenten oder sportlich ausgepowerte möglichst schnell wieder hochzubringen, hat es sich bewährt, ihnen während des Tages im Stall in etwa vier- bis sechsstündigem Abstand Kraftfutter zu verabreichen, nachts, falls es sich jahreszeitlich ermöglichen läßt, eine gute Weide zur Verfügung zu stellen.

Die Vorliebe weidender Pferde für taunasses Gras bestätigt die Richtigkeit der früher mehr als heute vielfach üblichen *Mash-Fütterung*. Mash (engl.) bedeutet eine breiige Futtermischung (Matsch, Maische), die nach mehreren Rezepten hergestellt werden kann. Eine altbewährte Methode ist (nach Wrangel) folgende: Man kocht einen Trinkbecher voll Leinsamen in einem Liter Wasser. Der so gekochte Leinsamen wird nun nebst 2 kg gequetschtem Hafer und 1 kg Weizenkleie in einen Stalleimer verbracht und 1–1 1/2 l kochendes Wasser darauf gegossen. Man gibt einen Eßlöffel Salz zu, überdeckt alles mit einer Schicht Gerstenmehl und breitet darüber eine Decke, damit die warmen Dämpfe nicht entweichen können. Ist nun dieser Brei soweit abgekühlt, daß er dem Pferde vorgelegt werden kann, wird er sorgfältig umgerührt.

Man kann den Mash aber auch in weniger arbeitsaufwendiger Weise und in anderen Zusammensetzungen zubereiten. Ein Beispiel, ausreichend für mehrere Pferde: In eine etwa 50 l fassende Wanne gibt man bis zur Hälfte Luzerne-

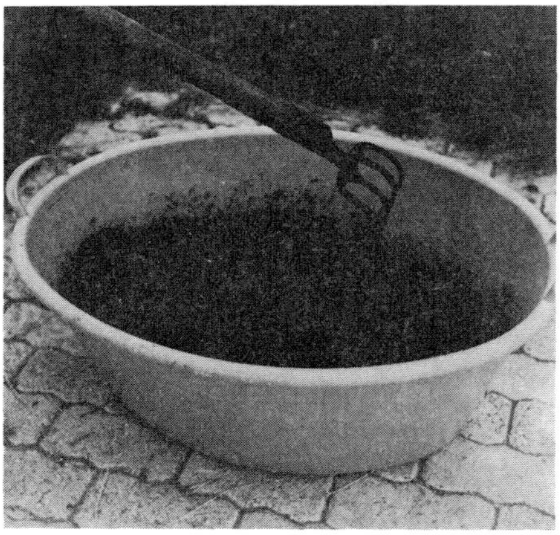

Abb. 9. Vereinfachte Zubereitung von Mash mit Hilfe einer Hake in einer Wanne

Grünmehl mit Mineralstoffmischung, darüber Quetschhafer und Zuckerrübenschnitzel, Weizenkleie oder ähnliches nach Gutdünken. Das ganze wird mit Wasser bis zur Sättigung eingesprüht, bleibt etwa 1 Stunde stehen und wird dann mit einer gabelförmigen Hacke ausgiebig vermischt. Man kann davon dreimal täglich pro Pferd einen halben, nachts einen ganzen Eimer voll verabreichen. Leinmehl kann, mit dem Mixer gemahlen, hinzugegeben werden. Es ist in dieser Form sogar noch wertvoller als im abgekochten Zustand.

Als letzte, wichtige Fütterungsregel ist zu beachten, daß die Fütterung 1 Stunde, mindestens aber 1/2 Stunde vor Beginn irgendwelcher Arbeit beendet sein muß, wenn nicht die Verdauung beeinträchtigt werden soll.

Körperpflege

Allgemeines

Leben, im weitesten Sinn definiert, ist die zielstrebige Reaktion eines Körpers auf Reize. Diese Reaktion ist stets mit irgendwelchen Bewegungen verbunden, sei es des gesamten Körpers innerhalb seiner Umwelt oder einzelner Teile, wie des Blutes, des Zellwachstums, des Stoffwechsels und vieler anderer Vorgänge innerhalb des Organismus. Auch unbelebte Körper reagieren auf Reize, jedoch nicht in zielstrebiger, vorausschauender, vorausplanender, teleologischer Art. Ein Metallstab reagiert auf den Reiz der Erwärmung, indem er sich ausdehnt, auf den der Kälte, indem er sich kontrahiert. Die Ausdehnung oder die Kontraktion geht aber nicht über das unmittelbar Erforderliche hinaus. Befindet sich jedoch ein Pferd in einem luftigen Stall, so wird im Herbst bei Beginn der kalten Nächte und Verkürzung des Tageslichts der Haarwechsel eintreten, der Körper wird die sommerlichen Grannenhaare abwerfen und durch die feineren, warmen, winterlichen Wollhaare ergänzen. Dieser Winterpelz nun wird nicht lediglich so dicht sein, daß er gerade die Kälte der zurückliegenden Nächte ausgleicht. Vielmehr wird er darüber hinaus wie in einer Vorausplanung noch dichter werden, um für zu erwartende erheblich tiefere Temperaturen eine Vorsorge zu treffen. Tatsächlich wäre es ja auch zu spät, wenn sich der Pferdekörper wie der leblose Metallstab nur soweit der Temperatur angleichen wollte, wie sie bereits eingetreten ist. Nicht nur solche vegetative Vorgänge, sondern auch Handlungen des Verstandes bei Mensch und Tier dienen einer bewußten oder unbewußten Vorausschau oder Vorausplanung. Wenn wir schlafen oder essen, tun wir das nicht nur um die Müdigkeit oder den Hunger zu stillen, sondern um gleichzeitig Kräfte für bevorstehende Aufgaben zu sammeln.

Dieses vorausschauende, vorausplanende, auf ein oft noch nicht einmal erkennbares Ziel hin ausgerichtete Handeln erkannten schon die griechischen Philosophen Platon und Aristoteles als das eigentliche Unterscheidungsmerkmal des Lebendigen vom Unbelebten, indem sie es als *Entelechie*, als innewohnende Zielstrebigkeit bezeichneten. Der untrennbare Zusammenhang des Lebens mit dem Unbelebten bedingt jedoch, daß die Vorausplanung, um in Gang zu kommen, äußerer Reize bedarf. Wir könnten nicht essen und schlafen, um für kommende Aufgaben vorausplanend Kräfte zu sammeln, ohne die Reize der Müdigkeit und des Hungers zu empfinden. Der Haarwechsel wird nicht automatisch ohne den äußeren Reiz der Kälte und des veränderten Lichtes stattfinden. Bekanntlich können wir ihn sogar mittels Ausschaltung der Kältereize durch Eindecken oder Stallwärme und durch Einflüsse der Beleuchtung herabsetzen oder ausschalten.

Diese Entelechie, das auf einen Reiz hin vorausplanende und sogar darüber hinausplanende Streben jedes belebten Körpers ist das einzige *ausschließliche* Merkmal des Lebens. Daneben haben aber alle Lebewesen noch weitere, typische Eigentümlichkeiten, die jedoch auch in der unbelebten Natur vorkommen, nämlich den Stoffwechsel, die Einhaltung einer bestimmten Gestalt und die Replikation, die Fähigkeit sich zu vermehren oder zu wachsen. Alle aufgezählten Lebensmerkmale, die Entelechie, der Stoffwechsel, die Gestaltbildung und die Replikation sind von den Reizeinwirkungen der Umwelt abhängig und infolgedessen vom Menschen beeinflußbar.

Der Stoffwechsel, den in ähnlicher Form beispielsweise die brennende Kerze oder der Verbrennungsmotor erkennen lassen, und seine Beeinflussung durch die Fütterung wurde in den Kapiteln über die Ernährung bereits besprochen. Einwirkungen auf die Replikation, der wir auch in der Welt der Kristalle begegnen, wurden im Abschnitt über die Züchtung dargelegt.

Auf die fertige Gestalt und ihre fortwährende Veränderung hat der Mensch weiterhin Einflußmöglichkeiten mittels der *Körperpflege*. Man versteht darunter alle auf den Körper wirkenden mechanischen Reize, die sich in aktive und passive Einwirkungen unterteilen lassen. Passiver Art sind am wildlebenden Pferd unter anderem Wind und Wetter, Hitze und Kälte, denen am Haustier vor allem die vom Menschen unternommene Hautpflege entspricht. Aktive Formen der Körperpflege sind das sich Wälzen, Schwimmen, vor allem aber Laufen und jede andere Art der Eigenbewegung. Eine Sonderstellung nimmt die Hufpflege ein, die beim Wildpferd auf aktive, beim Hauspferd auf passive Weise vor sich geht. Zweifellos wäre eine Körperpflege einseitig, wenn sie sich allein auf passive Vorgänge beschränken wollte. Vielmehr sind die aktiven Formen, in erster Linie das Laufen oder, mit anderen Worten, die Gymnastik das in der Natur vorherrschende und damit wichtigste Element der Körperpflege im weitesten Sinne.

Besonderes

Der bedeutendste Faktor in der Körperpflege, als Reiz für die Ingangsetzung zielstrebiger Reaktionen, ist bei Lebewesen, die wie das Pferd zum Laufen geradezu prädestiniert sind, die tägliche, regelmäßige *Bewegung*. Sie hat viel umfassendere Aufgaben, als allein die Skelettmuskulatur anzuregen. Auch die inneren Organe, wie Herz, Lunge, Leber, sowie der gesamte Stoffwechsel benötigen den Reiz der regelmäßigen Bewegung. Vor allem die herzfernen Teile des Körpers, das Gehirn, die Geschlechtsorgane, der Darm, alle ex- und inkretorischen Drüsen, sind auf die Bewegung angewiesen, weil sie nur durch die infolge der Bewegung erzielte Steigerung des gesamten Kreislaufs, insbesondere des Blutdrucks, in ausreichender Weise durchblutet und dabei genügend mit Nähr- und Sauerstoff versorgt werden. Jedes Pferd sollte zur Gesunderhaltung wenigstens einmal täglich so viel bewegt werden, daß der gesamte Blutkreislauf voll in Wallung gerät. Bei Laufpferden ist das nur durch Galopp oder flotten Trab zu erreichen. Wenn, wie so häufig, zum regelrechten Arbeiten die Zeit fehlen sollte, muß als Mindestforderung wenigstens einmal, besser mehrmals täglich longiert werden.

Am wichtigsten ist die ausreichende Bewegung für die Gesundheit der *Lunge*, weil hier zur bewegungsbedingten Durchblutung noch die Aufgabe der ausreichenden Durchlüftung hinzukommt. Bei der flachen Atmung im Ruhezustand strömt die geringe Menge der zur Aufrechterhaltung des Ruhestoffwechsels benötigten Luft nur im oberen, bzw. vorderen Teil der Lunge ein und aus. Im größten, übrigen Lungenbereich aber, vor allem in den Lungenspitzen, bleibt ein und dieselbe Luft in stagnierender Weise stunden-, tage- oder gar wochenlang liegen. Bei allzu langer Verweildauer entwickelt sich an diesen Stellen ein idealer Nährboden für die Vermehrung von Krankheitskeimen, allgemein bekannt in Form des Lungenspitzenkatarrhs. Das kann zwar lange Zeit gut gehen. Im Fall eines infektiösen Kontaktes aber ist das Tier der Ansteckung wehrlos ausgeliefert. Besonders gravierend kann sich ungenügende Bewegung für das Neugeborene auswirken. Ohne eine forcierte Bewegung, wie sie beim Fohlen nur durch lebhaftes Umherspringen ausgelöst wird, kommt es zu keiner Beatmung der peripheren Lungenpartien. So können bei einem Fohlen, das nicht aus seiner engen Box herausgekommen ist, noch wochenlang nach der Geburt die Lungenspitzen bei einer Obduktion die typische, speckige Beschaffenheit zeigen, wie sie für totgeborene Früchte mit nicht beatmeten Lungen charakteristisch ist. Hier, wie bei vielen anderen Gelegenheiten, kann die Vermenschlichung des Tieres großen Schaden anrichten. Der Mensch ist ein extremer Nesthocker, das Pferd ein Nestflüchter. Das erste, was der nahezu unbewegliche menschliche Neugeborene unternimmt, besteht darin, kräftig zu schreien, vornehmlich mit dem Ziel, den Kreislauf, die Durchblutung des Gehirns und die Belüftung der Lunge in kräftige Aktion zu versetzen. Dieses Mittel des Schreiens fehlt dem Fohlen völlig. Es bedarf dessen nicht, weil es schon kurze Zeit, nachdem es das Licht der Welt erblickt hat, umherspringt und auf diese Weise Blutumlauf und Luftversorgung aktiviert. Dazu muß dem Fohlen schon vom ersten Tage an Gelegenheit gegeben werden. In vielen Unterkünften oder aus unberechtigter Ängstlichkeit wird ihm jedoch diese Möglichkeit und Notwendigkeit vorenthalten.

Je größer die Lunge eines Pferdes, um so geringer ist der zur Atmung im ruhenden Zustand benötigte Anteil ihrer Kapazität. Deshalb sind Hochleistungstiere durch Untätigkeit stärker gefährdet als geringwertige. Dasselbe gilt für den *Kreislauf.* Das mächtige Herz des Leistungspferdes bedarf in der Ruhe eines geringeren Anteils seiner Leistungskraft als das kleinere Organ. Es schlägt deshalb langsamer und bringt infolgedessen den Blutdruck nur in geringere Höhe als das schwächere.

Eine andere, nicht zu unterschätzende Bedeutung der Bewegung besteht in ihrem unentbehrlichen Anreiz für *Wachstum* und Regeneration der Gewebe. Nur durch den Reiz der Beanspruchung kann jedes Gewebe, gleich welcher Art, gesund bleiben. Das Gegenteil von Wachstum und Regeneration ist die sogenannte Inaktivitätsatrophie, am bekanntesten in Form der Muskelatrophie, des Muskelschwundes bei Untätigkeit bestimmter Muskelgruppen. Dieses Gesetz des lebensnotwendigen Bewegungsreizes zur Gesunderhaltung und zur Regeneration gilt ganz besonders für den Bewegungsapparat, und hier wiederum vorzugsweise für seine empfindlichsten Teile, die *Gelenkknorpel.* Man hat nämlich die eigenartige Feststellung gemacht, daß der Gelenkknorpel nicht, wie man annehmen möchte, vom Knochen aus, mit dem er verwachsen ist, sondern von der Gelenkflüssigkeit ernährt wird. Diese Gelenkflüssigkeit aber wird, wie ebenfalls festgestellt wurde, nur durch den Reiz der Bewegung gebildet. Daher die Steifheit und das manchmal knackende Geräusch nach längerer Ruhepause, das bei manchen Pferden deutlich wahrzunehmen ist. So auch ist es zu erklären, daß Pferde, die regelmäßig arbeiten und viel leisten mußten, im allgemeinen gesündere Gelenke behielten und ein höheres Alter erreichten als wenig arbeitende. Unzählige Arbeitspferde in früherer Zeit, die tagein, tagaus von früh bis spät schwere Arbeit verrichteten, aber auch weltberühmte Springpferde, die tausende schwerer Sprünge hinter sich hatten, haben oft mit gesunden Beinen ein hohes Alter erreicht. Beispiele dafür sind Tora, Meteor, Halla, Posilippo, Merano, Flanagan, Simona und viele andere. Dagegen findet man auffallend häufig Gelenkerkrankungen, besonders solche der Hufrolle, bei Pferden, die viel untätig herumstehen oder die unregelmäßig gearbeitet werden. Andererseits geht daraus hervor, daß man nach dem Aufsitzen auf ein Pferd, das vorher viele Stunden lang mehr oder weniger bewegungslos im Stall stand, zuerst einige Minuten im Schritt reiten soll, bis sich die steifen Gelenke gelockert und mit genügend Gelenkschmiere versorgt haben, bevor man auf schnellere Gangarten übergeht.

Eine weitere lebensnotwendige Bedeutung hat die regelmäßige und ausreichende Bewegung für die Durchblutung der *Haut*. Das Pferd verfügt über eine ungewöhnliche Hautaktivität, die innerhalb der Säuger nur von der menschlichen übertroffen wird und vor allem in der Fähigkeit großer Schweißbildung sichtbar zum Ausdruck kommt. Dieser Veranlagung vor allem ist es zu danken, daß sich dieses schnelle Lauftier in nahezu sämtlichen Klimazonen der Erde, auch in den heißesten behaupten kann.[1]

Für die körperliche Gesundheit ist die regelmäßige Flüssigkeitsausscheidung durch die Haut auch wegen der damit verbundenen Entlastung der Nierentätigkeit von Bedeutung. Der merkwürdig dickflüssige Harn des Pferdes wird bekanntlich bei gesunden und regelmäßig arbeitenden Pferden in so geringer Menge abgesondert, daß er bei nur einigermaßen genügender Einstreu von der Unterlage völlig aufgesogen wird. Daraus läßt sich erkennen, wie groß der Anteil der Haut am Flüssigkeitshaushalt des Körpers sein muß. Dazu ist es keineswegs notwendig, Pferde täglich so anzustrengen, daß sie sichtbar naß werden. Wir erkennen ja die Schweißbildung mit dem Auge erst dann, wenn sie die Verdunstung übertrifft. Diese Verdunstung ist infolge der durch die feuchten Haare geschaffenen Oberfläche außerordentlich groß. Oft kann man erst nach Abnahme der Satteldecke erkennen, daß das Pferd geschwitzt hat. Dies hängt weniger damit zusammen, daß die Haut unter dem Sattel stärker erwärmt wurde, sondern weil die Verdunstung hier unterdrückt worden ist. Frühzeitiger als mit dem Auge läßt sich die Feuchtigkeit der Haut durch Befühlen mit der Hand bemerken.

Wie alle Folgen mangelhafter Umweltbedingungen, so ist auch der Bewegungsmangel um so gravierender, je jünger die Pferde sind. Hier aber taucht das schwierigste Problem auf, wie die ausreichende Bewegung *einzelner Fohlen* zu gewährleisten ist. Das Pferd ist ein geselliges Lebewesen, das nur in Gesellschaft den für die Bewegung unentbehrlichen Spieltrieb entfaltet. Einzelne Fohlen aber stehen, allein gelassen, die meiste Zeit des Tages, auch in der Koppel, gelangweilt herum. Dies genügt nicht, um die natürlichen Wachstumsreize auszulösen. Fohlen sollten also baldmöglichst Gesellschaft bekommen, um ihren Bewegungsdrang im Spiel zu befriedigen. Wo das nicht möglich ist, sollte der Züchter nach Mitteln und Wegen suchen, Ersatz zu schaffen, vielleicht das Fohlen beim Ausreiten mitzunehmen oder es baldmöglichst an die Longe zu gewöhnen.

Zuletzt sei noch darauf hingewiesen, daß viele *Neurosen* und andere psychischen Störungen und Untugenden, wie Koppen, Weben, Kopfschlagen, Widersetzlichkeit, Steigen, Durchgehen, meist mit Mangel an Bewegung zusammenhängen.

Wenn die regelmäßige und ausreichende Bewegung, insbesondere für Fohlen und Jungpferde, eindringlich gefordert wird, so scheint sich daraus ein Widerspruch gegen die ebenso dringende Mahnung zu ergeben, junge Pferde nicht zu frühzeitig zur Arbeit heranzuziehen, sondern möglichst lange Zeit zu schonen.

[1] Siehe Blendinger, W. 1980: Psychologie und Verhaltensweisen des Pferdes. 4. Auflage. Verlag Paul Parey, Berlin und Hamburg

Hier besteht wirklich ein echter Konflikt. Die tiefere Ursache liegt darin, daß die aktiven Bewegungsorgane, unter denen im weitesten Sinn nicht nur die Skelettmuskulatur, sondern auch Herz, Lunge, Drüsen und vieles andere zu verstehen sind, bei den meisten jungen Pferden zu wenig, die passiven Organe, das sind Knochen, Sehnen, Bänder und Gelenke, zu viel beansprucht werden. Der schwerwiegende Unterschied zwischen beiden Organgruppen besteht darin, daß sich die aktiven Teile durch eine intensive Durchblutung, die passiven durch geringe Blutversorgung auszeichnen. Deshalb kommt eine bewegungsbedingte Durchblutungssteigerung zwar den aktiven, aber nur wenig den passiven Teilen zugute. So ist es zu erklären, daß die durch zu frühzeitigen Arbeitsgebrauch verursachten Schäden so gut wie ausnahmslos auf die passiven Bewegungsorgane beschränkt sind. Wenn junge Pferde geschont werden sollen, so heißt das kurz gesagt und mit anderen Worten: Schonung der Beine! Da sich aber ein Pferd bekanntlich im Gegensatz zum Menschen nicht ohne Beinarbeit bewegen oder körperlich betätigen kann, führt eine zu weitgehende Schonung umgekehrt zu einer Schädigung des aktiven Bewegungsapparates in Form unzureichender Durchblutung, mangelnder Wachstumsreize sowohl der Muskulatur als auch der anderen, oben aufgeführten Organe, oft auch zu übermäßigem Fettansatz. Tatsächlich liegen kaum Beweise dafür vor, daß Herz, Lunge oder Muskulatur bei jungen Pferden infolge von zuviel Bewegung geschädigt worden wären. Dagegen sind Schäden in Form von Überbeinen, Gelenkauftreibungen oder -entzündungen, Sehnen- und Knorpeldefekten durch zu frühzeitigen Arbeitsgebrauch zu Tausenden bekannt. Dieser Konflikt, eine Polarität, die zu lösen der Quadratur des Kreises nahekommt, erfordert die Kunst, junge Pferde möglichst viel zu bewegen, und doch ihre Beine, ihren Bewegungsapparat so weit als möglich zu schonen.

Neben der aktiven Körperpflege der Bewegung ist aber auch die *passive* in Form des Putzens mit Striegel und Bürste von nicht zu unterschätzender Bedeutung. Das Wort »gut geputzt ist halb gefüttert« übertreibt zwar den Sachverhalt, kennzeichnet aber doch den engen Zusammenhang zwischen Hautaktivität und Stoffwechsel. Viel zu wenig wird von dem so wichtigen Baden, Waschen oder Abspritzen Gebrauch gemacht. Hier steht vielfach eine übertriebene Sorge, das Pferd könnte sich erkälten, im Wege. Tatsächlich aber kann man ein erhitztes und schwitzendes Pferd bei jedem Wetter unbedenklich mit kaltem Wasser abspritzen. Es gibt auch auf diesem Wege beim Pferd keine Erkältung.

Hufpflege und Hufbeschlag

Die wichtigste passive Körperpflege am Pferd aber betrifft die *Hufbehandlung*. Wildlebende Pferde nützen das Horn des Hufes in dem Maße ab, wie es dem Wachstum entspricht, das umgekehrt wiederum durch den Reiz des Abriebs angeregt wird. Gleichzeitig wird dabei der Huf der physiologischen Stellung entsprechend richtig geformt. Das bedeutet, daß entweder die Zehe oder die Trachten mehr oder weniger belastet, damit abgenützt und in der dem Pferd angenehmsten Stellung gestaltet werden. Gleichzeitig wird in dem rauhen, harten, oft steinigen Gelände der Steppe das weichere Horn der Sohle und der sogenannten weißen Linie stärker abgenützt als das harte Wandhorn. Dadurch bildet sich eine scharfe, nur wenige Millimeter breite Kante als Schlagwaffe und gleichzeitig als hervorragender Gleitschutz vor allem in Kurven und in scharfen Wendungen.

Diese natürlichen Vorgänge fallen im Stall, auf der weichen Weidekoppel und auf der harten Kunststraße fort. Deshalb muß der Mensch die fehlende Abnützung auf der Weide durch künstliche Entfernung des nachwachsenden Horns, die zu starke Abnützung auf der Straße durch den Beschlag und die mangelhafte Griffigkeit durch entsprechende Formgebung des Eisens oder durch Stollen ersetzen. Dazu kommt, daß die Qualität des Hufhorns bei den domestizierten Pferden wohl nie der des Wildpferdes an Härte und Festigkeit gleichkommt. Zudem spielt die relative Größe des Hufes im Vergleich zum Körpergewicht eine Rolle. Ein 600 kg schweres Reitpferd hat nicht die dreifache Sohlenfläche eines 200 kg schweren Wildpferdes oder Ponys. Je schwerer ein Pferd, um so ungünstiger wird dieses Verhältnis zwischen Tragrand in cm^2 und Körpergewicht. Schließlich müssen bei der Abnützung auch noch das Gewicht von Reiter und Sattel oder die Zuglast in Betracht gezogen werden. Dennoch gibt es mehr Pferde als man glaubt, deren Hufhorn den Beanspruchungen des Gebrauchs auch unter dem Reiter ohne Beschlag voll gewachsen ist. Jeder Pferdebesitzer sollte ausprobieren, inwieweit sein Pferd ohne Beschlag auszukommen vermag. Aber auch dort, wo dies nicht dauernd möglich ist, kann nur dringend geraten werden, wenigstens zu gewissen Perioden im Jahr, beispielsweise bei verschneiten Wegen, bei ausschließlicher Arbeit in der Reitbahn oder bei geeigneten Geländeverhältnissen die Pferde barfuß laufen zu lassen. Wie unterschiedlich die Hornqualität sein kann, konnte ich an einem Gespann von Arbeitspferden beobachten. Das eine der beiden Pferde vermochte während seines ganzen Lebens ohne Beschlag tägliche Arbeit zu verrichten, während das daneben gehende, äußerlich ähnliche Pferd bei völlig gleichartiger Beanspruchung ständig beschlagen sein mußte.

Erst der *Hufbeschlag* hat die wirtschaftliche Verwendung des Pferdes, insbesondere die Entwicklung des mehr oder weniger schweren Zugpferdes und seinen Einsatz auf der Straße, möglich gemacht. Aber nicht die Erfindung des Hufeisens ist als genial zu bezeichnen, sondern die des Hufnagels. Den Gedanken, Metall unter dem Huf zum Schutz gegen den Abrieb anzubringen, hatten schon die Griechen und Römer vor 2500 Jahren, als sie die sogenannten Hipposandalen mit Riemen am Huf befestigten. Das entscheidende Merkmal am Huf-

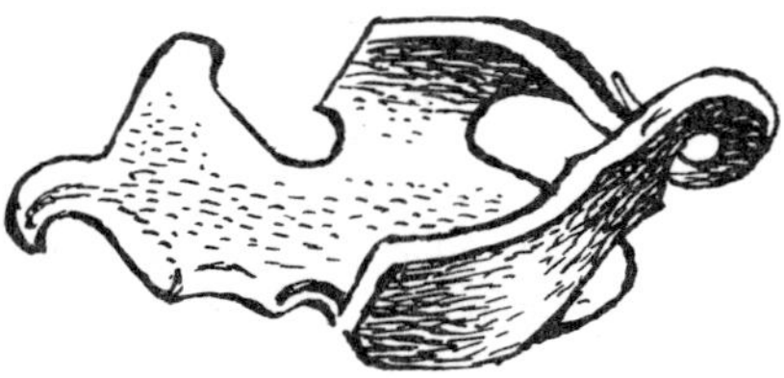

Abb. 10: Römische Hipposandale

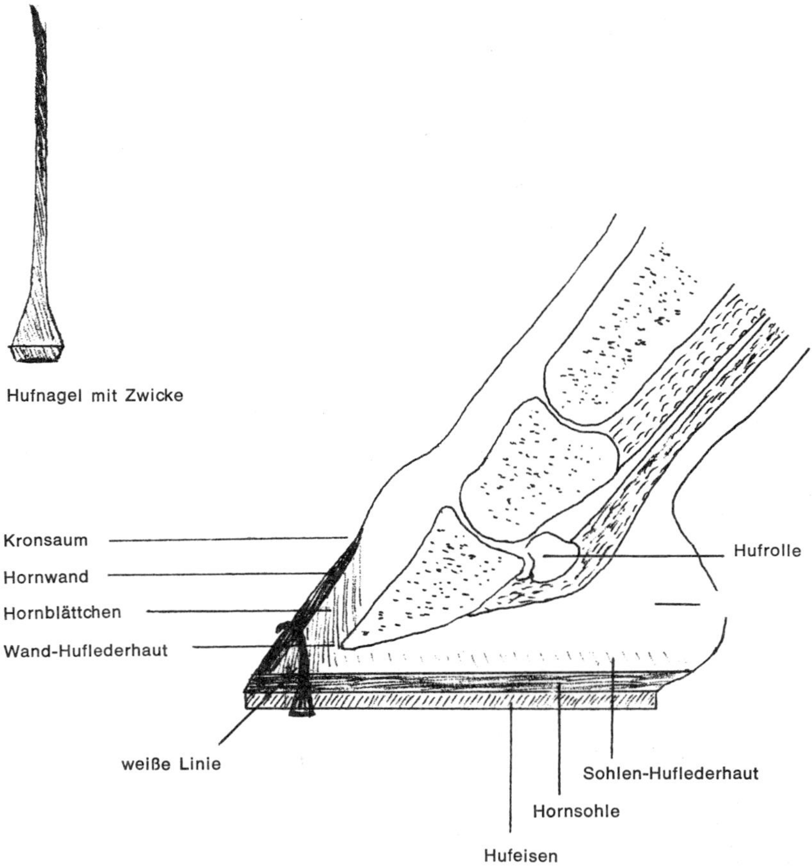

Abb. 11: Der Hufnagel nimmt infolge der Zwicke einen bogenförmigen Verlauf nach außen und wird vernietet

nagel wiederum ist die sogenannte Zwicke, eine seitliche Abschrägung der Spitze, die bewirkt, daß der Nagel während des Einschlagens in die Hornwand einen Bogen nach außen beschreibt, so daß er an der Hufwand austritt und hier umgenietet werden kann. Denn der Nagel hält im Horn nicht durch Einklemmung fest, wie der Kistennagel im Holz, sondern auf Grund des von der Niete gebildeten Widerhakens. Mit größter Wahrscheinlichkeit ist diese Erfindung den Kelten um das 3. bis 4. Jahrhundert zuzuschreiben.

Trotz aller Fortschritte blieb aber auch diese Form des Hufbeschlagens eine bis heute mit zahlreichen Mängeln behaftete Notlösung. Der erste Nachteil besteht in dem nicht zu unterschätzenden Gewicht des Metalls, das nicht etwa gleichmäßig wie der Rumpf fortbewegt wird, sondern bei jedem Schritt, Tritt oder Sprung aufgesetzt, zur Ruhe gebracht und dann wieder von neuem hochgehoben und durch die Luft gewirbelt werden muß. Je schneller die Fortbewegung erfolgt, um so gravierendere Folgen hat dieses Gewicht. Darum werden für schnelle Rennen häufig Beschläge aus Leichtmetall verwendet, die aber den Nachteil der geringeren Festigkeit mit sich bringen. Dem technisch Versierten wird der Vergleich mit der Autofelge einleuchten, deren Gewicht ebenfalls gravierender ist, als dasselbe Gewicht an der Karosserie. Deshalb die Verwendung von Leichtmetallfelgen bei schnellen Wagen.

Der zweite Nachteil ist die Prellwirkung des Metalls auf hartem Untergrund mit schädlichen Erschütterungen der Organe im Bereich der Zehen, am bekanntesten in Form der Verknöcherung des Hufknorpels.

Der schwerwiegendste Mangel aber des metallischen Beschlags, gleichgültig ob aus Leichtmetall oder aus Stahl, ist die fehlende seitliche Elastizität. Die Hornkapsel des Hufes, der eine große Anzahl der kompliziertesten Organe, wie Knochen, Gelenke, Bänder, Sehnen, Schleimbeutel, Gelenks- und andere Knorpel sowie ein umfangreiches Nerven- und Gefäßsystem, enthält, ist nicht ein starrer Klotz, sondern ein hochelastischer Körper. Bei jeder mit dem Auftreten verbundenen Belastung weitet er sich in der hinteren Hälfte um mehrere Millimeter aus, um sich beim Abheben wieder entsprechend zusammenzuziehen. Man kann diese seitliche Beweglichkeit am aufgehobenen, unbeschlagenen Huf

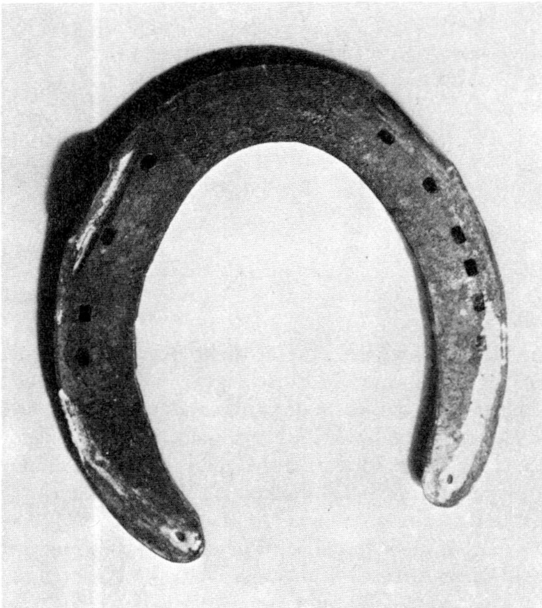

Abb. 12: Scheuerrinnen auf den Schenkeln eines Hufeisens

sogar durch den viel geringeren Druck der menschlichen Hand sichtbar machen, indem man mit beiden Handballen den Fersenteil des Hufes umfaßt und die Trachten zusammenpreßt. Das ist der Grund, weshalb von vorn an der Zehe beginnend nur bis zur weitesten Stelle des Hufes, also etwa bis zur Mitte, genagelt werden darf.

Bei jedem Auftreten dehnt sich also die hintere Hälfte des Hufes aus, zieht sich beim Abheben des Fußes wieder zusammen und reibt infolgedessen bei jedem Fußen und Abheben, das heißt im Laufe eines einzigen Tages tausendemale auf dem Eisen hin und her. Diese fortwährende Hin- und Herbewegung, verstärkt durch die schmirgelnde Wirkung eindringenden Sandes, bedingt ein Abscheuern des Horns auf dem Metall in der hinteren Hälfte. Nach dem Abnehmen des Hufeisens kann man das deutlich an den auf den Schenkelenden des Eisens sich befindenden sogenannten Scheuerrinnen erkennen. Wenn aber auf dem Stahl 1 Millimeter abgerieben ist, entspricht das am weicheren Horn einer wesentlich größeren Masse. Infolge dieser Vorgänge wird jeder mit Eisen beschlagene Huf im Laufe der Zeit zwangsläufig vorn länger, hinten kürzer und damit spitzer gewinkelt.

Die Nachteile des Metalles können nur durch Plastikbeschlag vermieden werden. Dieses Material ist federleicht, hat infolgedessen auch keine prellende Wirkung und kann wegen seiner seitlichen Elastizität im gesamten Bereich, von der Zehe bis zu den Trachten am Horn befestigt werden. Infolgedessen kommt keine gegenseitige Abreibung zustande, das Längenwachstum des Horns im Zehen- und Fersenteil des Hufes bleibt sich gleich und damit in harmonischen Proportionen.

Leider ist eine allen Anforderungen genügende Entwicklung des Hufbeschlags mit plastischem Kunststoff bis heute noch nicht gelungen.

An jedem mit Metall beschlagenen Huf muß deshalb das Horn, unabhängig von der Abnützung des »Eisens«, in etwa ein- bis zweimonatigen Abständen zubereitet werden. Dabei ist es aus den angeführten Gründen die wichtigste Aufgabe, den Zehenbereich so stark als möglich zu kürzen, die Trachten so viel als möglich zu schonen. Die Stärke der Sohle braucht an der Zehe nicht mehr als 4 bis 5 mm zu betragen. Weil dies schwer durch Augenmaß oder durch Daumendruck zu beurteilen ist, empfiehlt es sich, eine Proberinne so tief anzulegen, bis das durchblutetete Gewebe der sogenannten Huflederhaut hindurchschimmert. Auch wenn ein Tropfen Blut austreten sollte, kann dadurch kein Schaden entstehen, wenn man danach einen kleinen, mit Jodtinktur oder mit einem anderen konzentrierten Desinfektionsmittel getränkten Wattebausch in die Rinne eindrückt. Nun mißt man die Zehenlänge mit dem Metermaß und notiert sie für spätere Gelegenheiten. Das Schneiden der Proberinne ist deshalb im allgemeinen nur ein einzigesmal notwendig.

Bei großen Pferden, die merkwürdigerweise im allgemeinen ein weicheres Hufhorn besitzen als die kleineren Pferdetypen, ist vielfach der Abrieb auf dem Eisen der hinteren Hufhälfte sogar größer als der Nachwuchs. Um den Abrieb zu vermindern und um gleichzeitig den Huf steiler zu stellen, werden deshalb häufig Keile aus Leder, Gummi oder Plastik zwischen Huf und Eisenschenkel

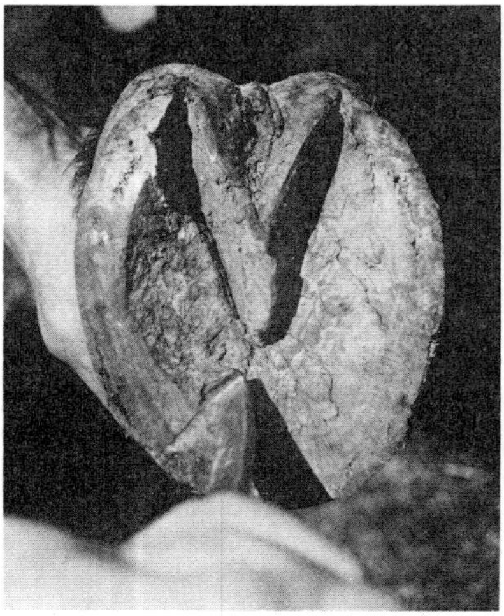

Abb. 13: Schneiden einer Proberinne zum Messen der Sohlenstärke

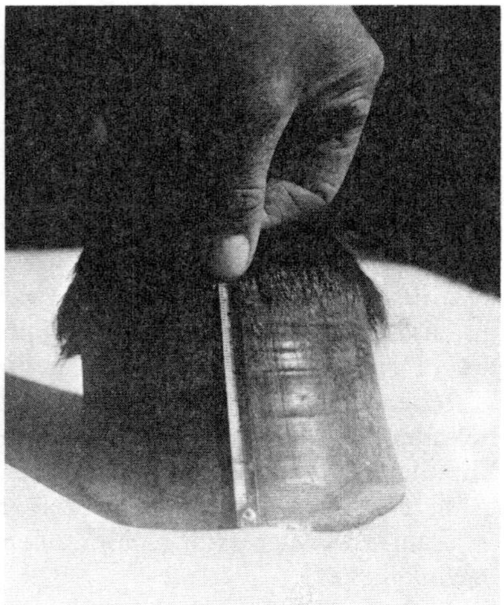

Abb. 14: Messen der Zehenlänge

angebracht. Doch ist der Erfolg meistens unbefriedigend, weil eindringender Sand seine schmirgelnde Wirkung auch hier entfaltet.

Der große Nachteil des infolge der geschilderten Vorgänge spitzgewinkelten Hufes ist eine Überdehnung der Sehnen und Gelenke im gesamten Zehenbereich, am häufigsten und am stärksten in der Hufrolle mit den bekannten krankhaften Folgen. Man kann ohne Übertreibung behaupten, daß 90% der mit Hufeisen beschlagenen Pferde an einer zu spitzen Hufstellung leiden. Alle wildlebenden Pferde haben relativ steile Hufe.

Bei der Hufzubereitung ist deshalb folgendermaßen zu verfahren: Von vorn gesehen soll der Huf symmetrisch-parallel geformt sein, d. h. beide Seiten sollen gleich hoch sein. Grundsätzlich ist stets dort mehr mit der Raspel oder mit Klinge und Messer abzunehmen, wohin der Huf zeigt. Schwieriger ist die Bestimmung des Längenverhältnisses zwischen Zehen- und Fersenteil des Hufes von der Seite gesehen. Zur Beurteilung werden in der Beschlagskunde zwei Gesichtspunkte herangezogen. Der eine richtet sich nach der Frage, »paßt der Huf zum Fesselstand?« Der andere lautet, »wie fußt das Pferd?« Beide Theorien sind nur bedingt brauchbar. Die erste geht davon aus, daß die Zehenachse vom Fesselgelenk bis zur Hufspitze eine gerade Linie bilden soll. Abgesehen von dem subjektiven Augenmaß erhebt sich die Frage, ob denn von Natur aus eine geometrische Gerade unbedingt das richtige sein muß. Es gibt Pferde sogenannter bärentatziger Stellung, bei denen die Zehenachse extrem stark nach vorn gebrochen ist. Ohne Zweifel gibt es aber auch zahlreiche Zwischenstufen. Richtiger scheint deshalb das andere Verfahren zu sein, das Fußen des Pferdes beim Vorführen auf ebener Fläche zugrundezulegen und zu prüfen, ob es den Huf plan

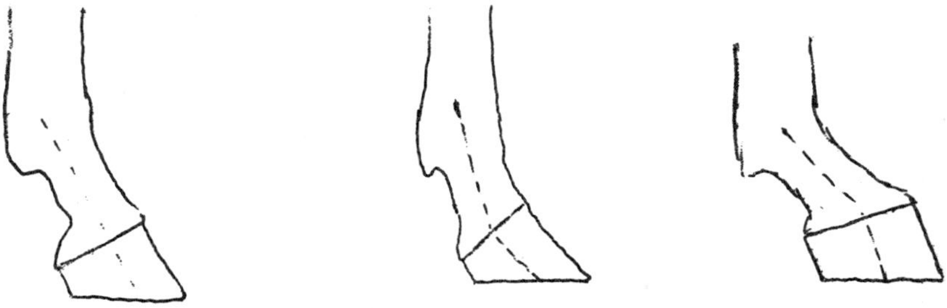

Abb. 15: *Links:* Zehenachse gerade. *Mitte:* Zehenachse nach rückwärts gebrochen. *Rechts:* Zehenachse nach vorn gebrochen (bärentatzig)

oder zuerst mit der Zehe oder zuerst mit den Trachten aufsetzt. Doch ist auch diese Methode nur bedingt zu gebrauchen, weil sich die Pferde bemühen, möglichst gerade, der Hufform entsprechend aufzutreten. Dieses Bemühen des Pferdes, die Hufsohle gleichmäßig aufzusetzen, zeigt sich auch darin, daß es auf abfallendem oder ansteigendem Weg ebenfalls plan auftritt. Das Fußen des Pferdes geht also in ganz anderer Weise vor sich als das Gehen des Menschen. Wir pflegen bekanntlich zuerst die Ferse auf den Boden aufzusetzen und dann den Fuß über Ballen und Zehen nach vorn abzurollen. Die Gehweise des Pferdes dagegen ist eher mit der einer Ballett-Tänzerin zu vergleichen, die flach oder zuerst mit dem Ballen, wenn nicht gar mit der Zehenspitze auf dem Parkett auftritt.

Beim unbeschlagenen Huf kann man dem Pferd die Formgebung selbst überlassen oder, wenn der Abrieb zu gering sein sollte, die Sohle gleichmäßig abraspeln. Beim beschlagenen Huf ist stets die Hufzehe zu kürzen und der Trachtenbereich zu schonen, solange die Abnützung des Eisens an der Zehe stärker ist als an den Schenkeln. Denn unbeschlagen würde sich das Pferd infolge des an der Zehe stärker abgeriebenen Horns von selbst eine steilere Stellung anlaufen.

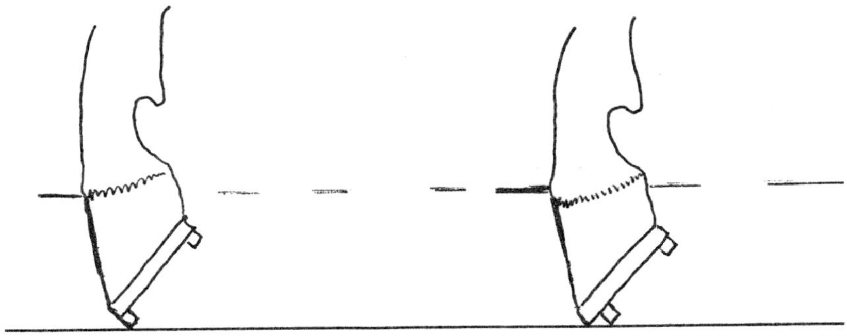

Abb. 16: *Links:* Die an der Zehenspitze angebrachten Stollen verlängern den zu überwindenden Hebelarm. *Rechts:* Die seitlich der Zehenspitze angebrachten Stollen vermitteln einen Gleitschutz auch in Wendungen, ohne den Hebelarm zu verlängern

Vielfach sucht man eine zu spitze Hufform durch verstärkte Schenkelenden auszugleichen. Doch ist auch das nur eine Notlösung, immerhin aber besser als Trachtenstollen. Diese nämlich haben den Nachteil, ein federndes und damit stoßdämpfendes Vorgleiten des Hufes auf dem Untergrund zu verhindern. Das führt dann zu einer stauchenden und damit schädigenden Einwirkung auf Knochen und Gelenke. Man sollte Stollen nur vorübergehend bei besonders rutschgefährdeten Geländeverhältnissen anbringen und sie außerhalb solcher Bedingungen, vor allem im Stall, herausnehmen. Deshalb sollten, wenn überhaupt, nur Schraubstollen verwendet werden. Um das Gewinde beim Reiten ohne Stollen zu schonen, kann man Madenschrauben eindrehen. Je weiter vorn an der Zehe Stollen angebracht sind, um so mehr verlängern sie die Zehenachse und damit den zu überwindenden Hebelarm mit den beschriebenen Überlastungen der kraftübertragenden Organe. Diese Folgen werden gemildert, wenn die Stollenlöcher weiter seitlich angebracht werden. Die seitlichen Stollen haben zudem noch den Vorteil, in Wendungen vermehrten Gleitschutz zu bieten.

Mit Recht ist es allgemein üblich, Hufsohle und Strahlfurchen vor dem Ausreiten zu reinigen. Noch wichtiger aber ist diese Maßnahme nach der Rückkehr vom Ausritt. Denn jetzt ist die Wahrscheinlichkeit, daß sich unterwegs ein Eisen gelockert hat, ein Nagel fehlt, ein Stein eingeklemmt oder gar ein spitzer Fremdkörper eingedrungen ist, größer als beim Aufenthalt im Stall. Bei der Vorliebe

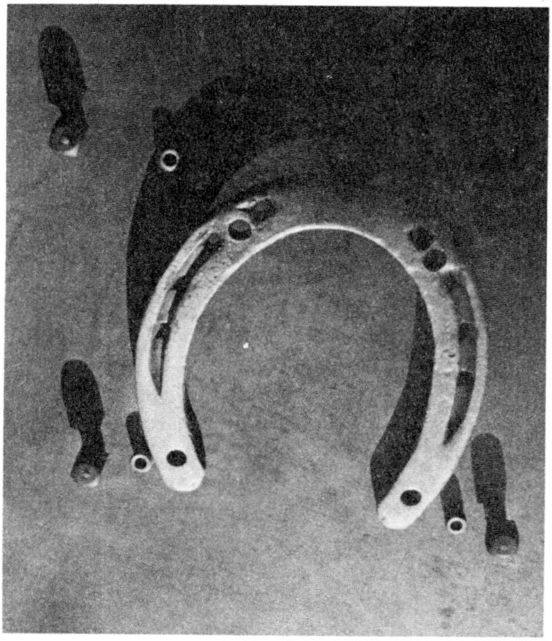

Abb. 17: Hufeisen mit seitlich angebrachten Bohrungen für Zehenstollen, daneben Madenschrauben als Gewindeschoner

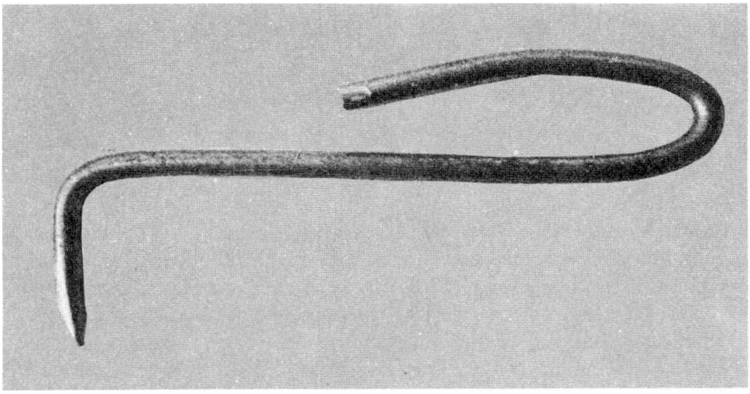

Abb. 18. Selbstgefertigter Hufreiniger

der Hufkratzer, spurlos zu verschwinden, lohnt es sich, selbst einen Vorrat anzufertigen. Man benötigt dazu je ein 25 cm langes, etwa 6 mm starkes Rundeisen, ferner einen Schraubstock, Hammer und Schleifmaschine, d. h. Werkzeuge, die heute in vielen Familien als Heimwerkgeräte vorhanden sind. Man schleift zuerst eine entsprechende Spitze an und bringt das Material in kaltem Zustand durch Biegen in die entsprechende Form. Die Spitze soll nicht zu scharf geschliffen werden, damit sie nicht in einer seitlichen Strahlfurche hängen bleibt und dann womöglich eine Verletzung hervorruft.

Kennzeichen des Befindens

Gesundheit ist mehr als ein Nichtkranksein. Sie bedeutet vielmehr körperliches und seelisches Wohlbefinden und optimale Leistungsfähigkeit. Da uns das Pferd nichts mit Worten über seine Gefühle aussagen kann, ist es um so wichtiger, aus seinem Verhalten, seiner Erscheinung, seinen Lebensäußerungen und Reaktionen, kurz durch unaufhörliche Beobachtung Schlüsse auf seinen gesundheitlichen Zustand zu ziehen. Im einzelnen stehen uns folgende Hilfsmittel zur Verfügung:

Das erste, bei der Betrachtung eines Pferdes ins Auge fallende ist sein *Ernährungszustand*. Trotz dieser scheinbar selbstverständlichen Tatsache ist es keineswegs immer leicht, den Ernährungszustand richtig zu beurteilen. Das mehr oder weniger deutliche Hervortreten der Rippen ist ein auffallendes Kennzeichen. Doch wird es auch durch die Dichte und Länge des Haarkleides beeinflußt. Ein anderes Merkmal ist die Beschaffenheit des oberen Halsteiles im Mähnenbereich. Die Fleischigkeit dieser Körperpartie, in der sich das sogenannte Kammfett bildet, ist mehr durch Befühlen als mit dem Auge zu beurteilen. Ein relativ deutliches Anzeichen ist die Ausprägung einzelner Muskelspalten. Besonders die seitlich vom Sitzbeinhöcker befindliche Muskelspalte gibt einen gut bemerkbaren und zuverlässigen Aufschluß. Ist der Muskelspalt nicht erkennbar, befindet sich das Pferd in einem guten, je nach Deutlichkeit der Ausprägung in einem weniger guten Futterzustand. Man pflegt zwischen mager und abgemagert zu unterscheiden. Magerkeit kann die Folge von Arbeit und Training, Abmagerung die von Krankheit oder von unzureichender Ernährung sein. Empfehlenswert ist es, die Pferde von Zeit zu Zeit zu wiegen. Ein neu zugekauftes Pferd sollte stets unverzüglich gewogen werden. Man hat dann einen zuverlässigen Maßstab für spätere Kontrollen. Auch für viele medikamentöse Behandlungen, vor allem für eine vielleicht notwendige Narkose ist es wertvoll, das Gewicht möglichst genau angeben zu können. Es ist schwieriger, das Gewicht als den Ernährungszustand eines Pferdes zu schätzen, eine Begabung, zu der viel Erfahrung gehört.

Das *Haarkleid* des gesunden Pferdes ist glatt und glänzend. Besonders bei Fohlen deutet stumpfes, glanzloses Haar, oft verbunden mit aufgetriebenem Leib auf gesundheitliche Mängel hin, die meistens mit Parasitenbefall oder mit Vitaminmangel zusammenhängen.

Die *Futteraufnahme*, mit anderen Worten der Appetit, reagiert so empfindlich auf Störungen vielerlei Art, daß man ihn geradezu als Gesundheitsbarometer bezeichnen kann. Die meisten inneren, aber auch viele äußere Krankheiten sowie seelische Störungen sind mit herabgesetzter Futteraufnahme verbunden. Deshalb gehört der erste Blick, nachdem man morgens den Stall betreten und die Pferde

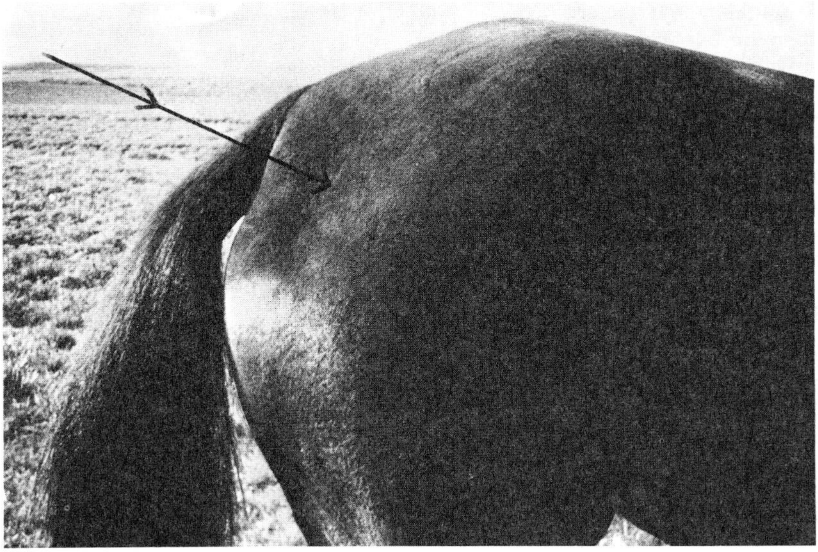

Abb. 19: Muskelspalt (Pfeil) eines Vollblüters im Training

besehen hat, in die Futterkrippe. Sollten sich entgegen der Gewohnheit noch Reste darin befinden, so ist mit der Möglichkeit einer beginnenden gesundheitlichen Störung zu rechnen.

Die *Schleimhäute*, am besten erkennbar an der Bindehaut des Auges, sollen rosafarbig und glänzend sein. Starke Rötung tritt nach Anstrengungen, bei psychischer Erregung und bei entzündlichen Zuständen auf. Gelbliche Verfärbung ist ein Symptom vor allem bei Veränderungen des Blutes oder der Leber. Man kann diesen sogenannten Ikterus nur bei Tageslicht, nicht bei künstlicher Beleuchtung wahrnehmen.

Der *Nasenausfluß* soll glasig, klar, nach anstrengender Bewegung auch schaumig, nicht aber eitrig sein. Gelblich-eitriger Ausfluß, wenn gar mit Husten verbunden, deutet auf eine Erkrankung im Atembereich hin. Ein gewisses Nasensekret ist naturgemäß und deshalb nicht zu beanstanden.

Die *Darmausscheidungen* lassen auf Zustände im Verdauungsapparat schließen. Die Kotballen sollen fest geformt, glänzend und von nicht unangenehmem Geruch sein. Stinkender Kot ist stets ein Zeichen von Fäulnisvorgängen und damit von krankhaften Zuständen. Gehäuftes Vorkommen unverdauter Körner deutet auf Störungen in der Mundhöhle hin.

Der *Harn* wird in dickflüssiger Form, in verhältnismäßig großen zeitlichen Zwischenräumen und in einer im Vergleich zur Größe dieser Tierart geringen Menge ausgeschieden. Auffallend häufiger und reichlicher Harnabsatz läßt an

Erkrankungen in diesem Bereich denken. Im Zweifelsfall ist eine Harnuntersuchung in Betracht zu ziehen.

Die *Körpertemperatur.* Bei den meisten wirklichen oder vermeintlichen Gesundheitsstörungen sollte umgehend die Temperatur gemessen werden. Deshalb gehört in jeden Stall ein Fieberthermometer. Die innere Körperwärme schwankt bei erwachsenen, gesunden Pferden zwischen 37,5–38,5 Grad C. Nach schwerer Arbeit und bei hoher Außentemperatur kann sie höher ansteigen. Auch bei Fohlen und bei Jungpferden werden einige Zehntel mehr gemessen. Die Regulierung der inneren Körperwärme im physiologischen Bereich ist bei den Haustieren größeren Schwankungen ausgesetzt als beim Menschen. Das Thermometer wird nach dem Herunterschlagen der Quecksilbersäule bis zur Hälfte in den Darm eingeführt und dort etwa 2 Minuten belassen. Dabei ist es festzuhalten, damit es nicht herausfallen oder nach innen gleiten kann.

Der *Puls* ist auf der Innenseite des Unterkieferastes zu fühlen und schlägt im gesunden Zustand beim erwachsenen Pferd in der Ruhe ca. 30–40 mal in der

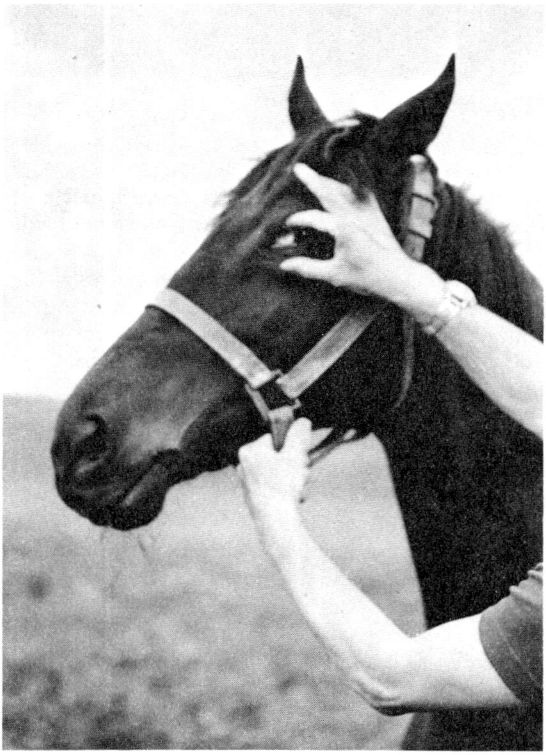

Abb. 20: Untersuchung der Augenbindehaut

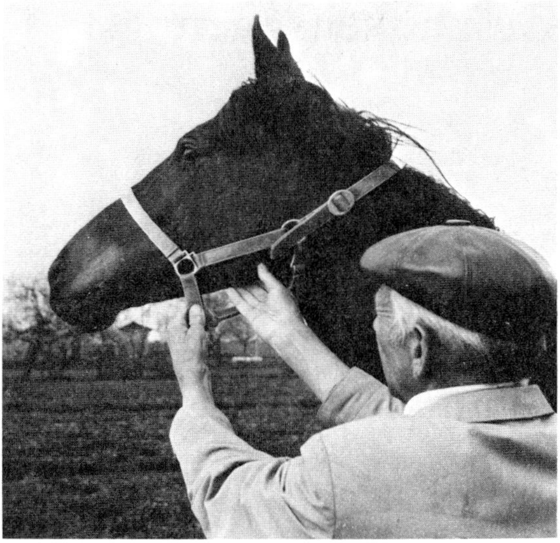

Abb. 21: Fühlen des Pulses

Minute. Da er durch die geringste Erregung, wie etwa bei der Berührung der Haut durch den Menschen, beschleunigt wird, muß man vor dem Beginn des Zählens die völlige Beruhigung abwarten. Man zählt von Viertel- zu Viertelminute. Die langsamste Folge ist maßgebend. Auch die Qualität des Pulses ist aufschlußreich. Sie zu beurteilen erfordert jedoch viel Erfahrung und Vergleichsmöglichkeiten.

Die *Atmung*. Das gesunde Pferd hat bei völliger Ruhe eine Frequenz von ca. 8–12 Atemzügen in der Minute. Die Atemtätigkeit geht flach und ohne sichtbare Anstrengung vor sich. Wesentlich ist eine schnelle Beruhigung nach anstrengender Tätigkeit.

Gesundheitsstörungen

Allgemeines

Die Zahl der möglichen Krankheiten und Erkrankungsformen beim Pferd geht in die Tausende. Deshalb ist es unmöglich, in diesem Rahmen eine umfassende Darstellung zu bringen. Es sollen nur einige, für den Pferdehalter besonders interessierende Erscheinungen herausgestellt werden.

Man teilt die Medizin nach verschiedenen Gesichtspunkten in einzelne Gebiete ein. Zunächst spricht man von inneren und äußeren Krankheiten, die im klinischen Bereich der inneren Medizin und der Chirurgie zugeteilt werden. Beide Gebiete überschneiden sich häufig. Viele innere Krankheiten müssen dem Chirurgen, manche äußeren dem Internisten überwiesen werden. So betrifft der umfangreiche, unter Kolik zusammengefaßte Komplex zunächst den Internisten, der aber oft zu chirurgischen Mitteln greifen muß.

Eine andere Systematik richtet sich nach den Organsystemen. Da gibt es die Augenheilkunde, die Zahnheilkunde, die Orthopädie einschließlich der Krankheiten der Bewegungsorgane, d. h. der Lahmheiten, die beim Lauftier Pferd eine überragende Rolle spielen. Ein besonderes, hierzu gehöriges Gebiet ist die Huf- und Beschlagskunde. Weitere Spezialbereiche betreffen Fortpflanzungsstörungen, Geburtshilfe, Aufzuchtkrankheiten, Störungen im Kreislauf-, Atmungs-, Verdauungsapparat, in den Nieren und Harnwegen, im Blut, in der Haut usf.

Noch eine andere Einteilung ist die nach übertragbaren und nicht übertragbaren Krankheiten, die ihrerseits wiederum nach den verschiedenen Organsystemen unterteilt werden. Unter übertragbaren Krankheiten versteht man diejenigen Veränderungen, die durch krankmachende Kleinlebewesen verursacht werden. Diese teilt man ein in tierische Parasiten, in Pilze, Bakterien und Viren. Dabei gibt es Übergangsformen, über deren Zugehörigkeit nicht immer Einigkeit besteht.

Bei den Parasiten unterscheidet man die Endo- und die Ektoparasiten, d. h. solche, die im Innern des Körpers, und andere, die auf der Körperoberfläche schmarotzen. Die größeren unter ihnen werden vornehmlich von Insekten und Würmern repräsentiert. Aber auch einzellige tierische Lebewesen werden ihnen zugeordnet. Die Schimmelpilze geraten zunehmend in den Mittelpunkt wissenschaftlichen Interesses, da sie aus verschiedenen Gründen mit zunehmender Häufigkeit an der Entstehung von Krankheiten beteiligt sind. Geradezu unübersehbar ist das Reich der Bakterien. Allein die Zahl ihrer Untergruppen ist kaum zu überblicken. Die Entdeckung der zu ihrer Bekämpfung dienenden Antibiotika gehört zu den herausragenden Erfolgen der modernen Medizin. Nicht weniger groß ist das Reich der Viren, der kleinsten aller Schmarotzer, die innerhalb der Zellen lebender Organismen leben. Sie sind weniger faßbar und angreifbar als die Bakterien und durch chemische oder antibiotische Medikamente zum größten Teil nicht zu beeinflussen. Nur durch vorbeugende Schutzimpfungen oder durch Übertragung von Antikörpern aus dem Serum geheilter Tiere ist eine medizinische Behandlung möglich. Im übrigen muß man hier alles der Hygiene und der Widerstandskraft des einzelnen Körpers überlassen.

Da jede Tierart in allen aufgeführten Gebieten ihre Besonderheiten aufweist, türmen sich die Schwierigkeiten in der Wissenschaft und Praxis der Tiermedizin zu für den einzelnen unüberschaubaren Bergen auf.

Die in den gemäßigten, westlichen Zonen beim Pferd vorherrschenden Krankheiten haben sich in den letzten Jahrzehnten auffallend gewandelt. Dies hängt mit verschiedenen Ursachen, in der Hauptsache mit den allgemeinen Veränderungen der westlichen Zivilisation und der Domestikation zusammen. Niemals in vergangenen Zeiten sind so viele Pferde untätig herumgestanden wie in der Gegenwart. Damit sind Bewegungsmangelkrankheiten vorherrschend geworden, die man früher kaum gekannt hat. Einen weiteren Anteil hat die veränderte Fütterungstechnik, die im allgemeinen Teil bei der Behandlung der Ernährung schon besprochen wurde. Wieder andere neuartige Bedingungen kommen durch den lebhaften Verkehr zustande. Es ist keine Seltenheit, daß ein Pferd gelegentlich sportlicher Wettkämpfe im Laufe von 6 Monaten vielleicht zwanzigmal und öfters mit neuen Schauplätzen und dabei jedesmal mit hunderten immer wieder anderer Pferde in Berührung kommt. Man findet es heute als nichts Besonderes, wenn Pferde innerhalb weniger Tage von einem Kontinent zum anderen geflogen werden. Damit sind verständlicherweise der Übertragung ansteckender Krankheiten Tür und Tor geöffnet. Auch der Rückgang in der Schmiede- und Beschlagskunst im Laufe der zurückliegenden, pferdearmen Jahrzehnte hat schädliche Spuren hinterlassen.

Fortpflanzung

Es ist grundsätzlich ein Risiko, ohne gründliche Erfahrung Pferdezucht zu betreiben. Denn es gehören mehr Kenntnisse dazu als bei anderen Tierarten. Deshalb sollte man niemals Pferde züchten, lediglich um sie zu vermehren, sondern nur, wenn man hoffen darf, beste Qualität zu erzeugen. Wer dazu nicht die Voraussetzungen, insbesondere geeignete Stall- und Weideverhältnisse hat, tut besser daran, andern die Mühe, Sorge und das Risiko der Zucht zu überlassen und sich lieber einen Jährling oder ein Jungpferd zu kaufen. Dazu eine rechnerische Betrachtung:

Die Stute fällt gegen Ende der Trächtigkeit und während der Säugezeit als Nutztier weitgehend aus. Von den bedeckten Stuten nimmt in der Landespferdezucht im Durchschnitt nur etwa die Hälfte auf. Die Kosten für Deckgeld, Transport, Schutzimpfungen etc. sind aber für die güste Stute dieselben wie für die tragende. Die Aufregungen vor und während der Geburt seien nicht zu vergessen. Von den geborenen Fohlen geht im ersten Lebensjahr ein nicht geringer Teil zugrunde. Schließlich entspricht der durchschnittliche Erlös für die Absatzfohlen nicht immer den Erwartungen. Somit ist vom rein merkantilen Standpunkt aus Pferdezucht nicht ohne weiteres zu empfehlen, wenn man sich nicht durch einzelne spektakuläre Spitzenpreise täuschen lassen will.

Etwas anderes ist es, wenn man den Stamm einer liebgewordenen Stute für sich selbst erhalten möchte oder wenn man im Besitz eines überragenden Pferdes ist, dessen Blut nicht verloren gehen soll. Die rein merkantile Pferdezucht sollte jedoch Sache der beruflichen und erfahrenen Zuchtstätten bleiben.

Einige züchterische Fragen wurden im allgemeinen Teil bereits besprochen. Die Zuchtstute muß frei von Darmparasiten sein, eine ausgeglichene Ernährung, nicht erst während der Trächtigkeit, sondern schon in den der Bedeckung vorausgehenden Monaten erhalten, eine ausreichend große, helle und luftige Laufbox haben und täglich bewegt werden. Der Hengst sollte nicht wesentlich größer als die Stute sein. Große Stuten mit kleineren Hengsten bringen größere Fohlen als kleine Stuten mit großen Hengsten, bei denen auch mit Geburtsschwierigkeiten gerechnet werden muß.

Die im Vergleich zu anderen Tierarten relativ ungünstigen Befruchtungsergebnisse von ca. 50 % der gedeckten Stuten im Landesdurchschnitt hängen in der Hauptsache mit folgenden Gründen zusammen:

1. Die Stute ist nur an einem der mehrere Tage dauernden Rosse empfänglich, den zu erraten mehr oder weniger ein Glücksspiel ist. In Anbetracht der Schwierigkeit, bei vielen Stuten den Anfang und das Ende der Rosseperiode sicher zu erkennen, ist es zweckmäßig, darüber Kalendernotizen zu führen. Zunehmende Bedeutung gewinnt aus diesen Gründen auch die *Follikelkontrolle*. Zu ihrem Verständnis eine kurze Darstellung der zugrundeliegenden Vorgänge:

Während der in etwa dreiwöchigem Abstand auftretenden Rossigkeit bildet sich am Eierstock eine haselnuß- bis kastaniengroße, mit Flüssigkeit gefüllte Blase, in der eine Eizelle schwimmt. Am empfängnisbereiten Tag platzt dieser sogenannte Follikel, das Ei wird herausgeschwemmt, gelangt in den Eileiter und wird hier von einem der etwa 20 Milliarden Samenfäden, die beim Deckakt in die Gebärmutter ejakuliert wurden, befruchtet. Dieser Vorgang ist bei eintägig brünstigen Tierarten wie beispielsweise beim Rind, relativ übersichtlich. Anders aber beim Pferd. Hier beträgt die Brunstperiode nicht nur einen sondern mehrere, durchschnittlich fünf Tage. Aber nur an einem dieser Tage, der von außen nicht zu erkennen ist, findet der mit einer Empfängnisbereitschaft verbundene Follikelsprung statt. Die Spermien des Hengstes sind jedoch nur ca. 36 Stunden lang lebens- und damit befruchtungsfähig, das Ei sogar nur wenige Stunden. Deckakt und Follikelsprung müssen also sehr genau zusammentreffen. In der freien Natur bringt das keine Schwierigkeiten mit sich, weil hier die Stute während der Brunst täglich besprungen wird.

Die Kunst der Follikelkontrolle besteht nun darin, durch Palpation (Befühlung) des Eierstocks und des Follikels auf Grund seiner Dünnwandigkeit (Fluktuation) zu beurteilen, ob der Bläschensprung unmittelbar bevorsteht. Es versteht sich von selbst, daß dazu außerordentlich viel Übung, Erfahrung und »Fingerspitzengefühl« erforderlich sind. Immer handelt es sich um eine subjektive, nicht meßbare Feststellung. Kein Untersucher wird eine absolute Garantie sondern nur eine gewisse Wahrscheinlichkeit aussprechen können. Deshalb besteht die andere Maßnahme darin, zwei Tage nach dem Deckakt eine erneute Untersuchung vorzunehmen, um festzustellen, ob der Follikel noch oder nicht mehr vorhanden ist. Sollte er nicht mehr zu fühlen sein, so ist mit einer Befruchtung zu rechnen. Ist er aber noch vorhanden, so kann von der vorausgegangenen Bedekkung eine Empfängnis nicht stattgefunden haben und auch nicht mehr stattfinden, weil der Samen jetzt nicht mehr lebensfähig ist. Deshalb muß eine erneute Bedeckung vorgenommen werden. Die Follikelkontrolle hat also eine zweifache Bedeutung. Einmal wird der Hengst geschont, weil unzeitgerechte, d. h. zu frühzeitige Beanspruchungen unterbleiben. Zum anderen wird der Prozentsatz der erfolgreichen Befruchtungen gefördert, weil erfolglose Bedeckungen ermittelt und durch Nachbedeckungen korrigiert werden können.

2. Krankhafte, meist hormonelle Störungen des Eierstocks können ebenfalls gelegentlich der Follikelkontrolle ermittelt werden. Nicht selten kommt der Follikelsprung überhaupt nicht zustande. Es bildet sich ein sogenannter persistierender Follikel oder eine Zyste. Dann kann in vielen Fällen mit Hilfe von Hormonpräparaten der Follikelsprung künstlich herbeigeführt werden. Ebenso lassen sich verzögerte Follikelsprünge hormonell beeinflussen. Falls aber die Zyste dauernd bestehen bleibt, kann sie Ursache für Dauer- oder Wildrossigkeit werden, die eine Stute für den Gebrauch ganz oder weitgehend unbrauchbar macht. Derartige Störungen der Eierstockfunktion beruhen vorwiegend auf Ernährungsfehlern (Vitamin-A-Mangel), auf Lichtmangel oder auf züchterischer Überbeanspruchung (zu kurze Zwischengeburtszeiten).

3. Krankheiten der Gebärmutter können auf Infektionen beruhen, daher die Tupferprobe.

4. Abortus kann als Fruchtresorption auf natürlicher Abwehr eines nicht zum Austragen eines Fohlens befähigten Körpers beruhen, in den späteren Monaten auch durch Viren oder bakterielle Infektionen hervorgerufen werden. Geschlechtshygiene, Schutzimpfungen und Konstitutionspflege sind vorbeugende Maßnahmen. Während der Trächtigkeit ist regelmäßige Bewegung unbedingt notwendig für die ausreichende Durchblutung der Gebärmutter und damit für die optimale Versorgung der Frucht. Nur durch Bewegung kommt der Blutkreislauf in Wallung, der Blutdruck auf genügende Höhe, um die herzfernen Organe, zu denen die Gebärmutter gehört, ausreichend mit Nährstoffen und mit Sauerstoff zu versorgen. Vielleicht ist auch manche Fruchtresorption durch Mangelversorgung infolge ungenügender Bewegung zu erklären. In früheren Zeiten herrschte die verbreitete Ansicht, daß Bewegung vor dem Decken, etwa eine Stunde dauerndes Führen, für die Empfängnis günstig sei. Oder sollte es sich nur um einen Aberglauben gehandelt haben? Immerhin haben schon vor 2000 Jahren Naturforscher und -beobachter vom Rang eines Aristoteles dasselbe behauptet.

Erstmals im Jahre 1976 trat in Irland und Frankreich, 1978 auch in England und in den USA eine bis dahin unbekannte Geschlechtskrankheit der Stuten auf, die als Contagious Metritis (CEM), als ansteckende Gebärmutterentzündung der Stuten, bezeichnet wird. Die durch einen bakteriellen Krankheitserreger verursachte Krankheit wird durch den Geschlechtsakt gegenseitig übertragen. Der infizierte Hengst zeigt keinerlei Krankheitserscheinungen. Auch bei der Stute beschränken sich die sichtbaren Symptome allein auf eitrigen Ausfluß ohne Störung des Allgemeinbefindens. Die Erkennung der Krankheit wird infolgedessen erschwert. Dazu kommt, daß der Erreger nur auf speziellen Nährböden durch komplizierte Züchtung im Brutschrank nachzuweisen ist.

Die schwerwiegende Folge der Infektion ist die Unfruchtbarkeit der Stute. Aus diesen Gründen, der schwierigen Erkennung und Diagnostizierung und wegen der schwerwiegenden Folgen für die Pferdezucht werden strenge polizeiliche Maßnahmen angeordnet, für die man Verständnis aufbringen sollte. Manche Länder untersagen sogar jede Einfuhr von Pferden aus Staaten, in denen die CEM festgestellt wurde in der Hoffnung, sie auf diese Weise fernzuhalten. Auch in der Bundesrepublik Deutschland ist die Krankheit inzwischen aufgetreten.

Geburt

Vorbereitungen

Spätestens vierzehn Tage vor dem zu erwartenden Geburtstermin sind die Hufeisen abzunehmen. Die Abfohlbox sollte möglichst groß gewählt werden, je größer, um so besser. Falls die Stute zur Geburt in eine andere Box gebracht werden soll, muß die Umstellung ebenfalls mindestens vierzehn Tage vorher geschehen. Auch sollten innerhalb dieser Frist möglichst wenig Veränderungen im Stall vorgenommen werden. Kurzfristige Umstellungen der Nachbarpferde, neues Personal, bauliche Maßnahmen können Geburtshemmungen, mit anderen Worten Verzögerungen mit schädlichen Folgen für das Fohlen mit sich bringen.

An Gerätschaften ist folgendes in erreichbarer Nähe bereitzuhalten: Ein kleiner Tisch oder eine Bank, die man notfalls in der Box aufstellen kann, 2 Waschschüsseln für Wasser und für Desinfektionslösung, Seife, Desinfektionsmittel, mehrere Handtücher, zwei Hanfstricke, zwei Mullbinden, eine Schere. Die Stricke sind auszukochen, zu trocknen und nebst den übrigen Artikeln in ein Tuch eingehüllt, vor Schmutz und Staub geschützt in greifbarer Nähe aufzubewahren.

Eine wichtige Maßnahme bei beginnender Geburt, die jeder Züchter beherrschen sollte, ist die Feststellung: Kommt das Fohlen in Vorder- oder in Hinterendlage? Wenn beim Erscheinen von zwei Beinen der Kopf zu erkennen oder zu fühlen ist, macht das begreiflicherweise keine Schwierigkeiten. Wenn aber nur zwei Beine zu sehen sind, sollte umgehend festgestellt werden, ob es sich um Vorder- oder um Hinterbeine handelt. Zu den häufigsten und unangenehmsten Lageveränderungen gehört es nämlich, wenn der Kopf des Fohlens zurückgeschlagen ist. Die sichere Entscheidung darüber, ob Vorderbeine bei zurückge-

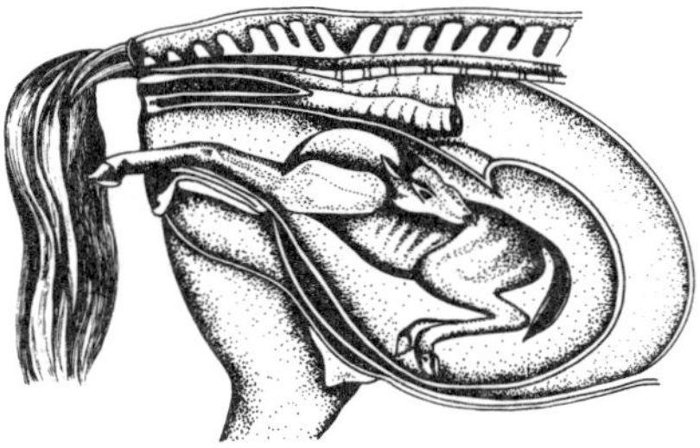

Abb. 22. Vorderendlage mit Rückenkopfhaltung

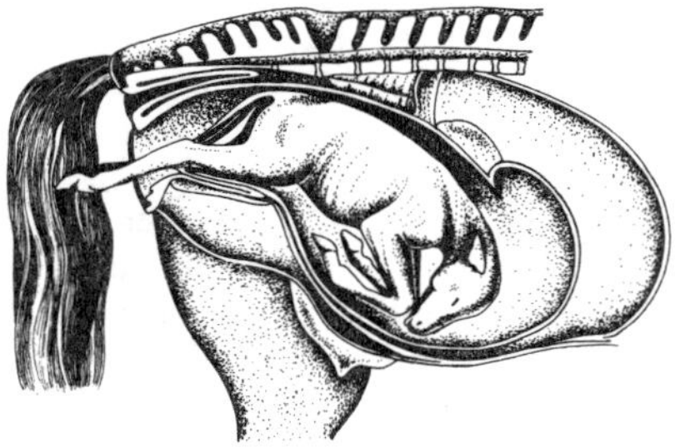

Abb. 23. Hinterendlage

schlagenem Kopf oder ob Hinterbeine vorliegen, kann nur durch die Feststellung getroffen werden, ob ein Vorderfußwurzel-(Karpal-)Gelenk fühlbar ist oder nicht. Dagegen kann man durch Befühlen mit der Hand ein Sprunggelenk von einem Ellbogengelenk nicht unterscheiden, weil beide die gleiche winkelförmige Kontur aufweisen. Bei regelrechter Lage des Fohlens zeigt die Sohlenfläche der Vorderhufe nach unten, die der Hinterhufe nach oben. Dieses Kriterium ist jedoch für sich allein nicht zuverlässig, weil in Rückenlage die umgekehrten Verhältnisse gegeben sind.

Bei regelrechter Vorderendlage, d. h. beim Erscheinen der Vorderbeine und des Kopfes, sollte man dem Geburtsvorgang möglichst viel Zeit lassen und solange als möglich keine unterstützende Hilfe anwenden. Dagegen ist bei Hinterendlage einige Eile geboten, weil der Nabel relativ frühzeitig vom unteren Beckenrand abgeklemmt wird, so daß das Fohlen bei allzulanger Dauer der Geburt ersticken kann. Wenn deshalb die Hinterbeine bis zum Sprunggelenk ausgetreten sind, nicht aber früher, sollte man nicht zögern oberhalb der Fesselgelenke zwei Stricke anzulegen und die Geburt durch Zug zu beschleunigen.

Vor allen Eingriffen innerhalb der Geburtswege ist größtmögliche Reinlichkeit zu beachten. Zweckmäßigerweise wird vorher der Schweifansatz mit einer Binde umwickelt, die Schamgegend mit warmem Wasser und Seife, anschließend mit einer Desinfektionslösung abgewaschen. Ähnliches gilt für Hände und Arme des Untersuchers. Falls die Beine beim Austreten aus den Geburtswegen noch von der Eihaut (Nachgeburt) umhüllt sind, müssen sie notfalls mit Hilfe einer Schere über dem Hufhorn freigelegt werden. Dies ist ganz besonders dann geboten, wenn Stricke zum Zweck der Unterstützung angelegt werden sollen. Wenn sich die Stute im Liegen befindet, ist sie nach Möglichkeit in dieser naturgemäßen Lage zu erhalten. Deshalb sollte man sich möglichst ruhig, ohne lautes Sprechen und mit langsamen Bewegungen um sie bemühen. Es ist vorteilhaft, wenn sich eine vertraute Person mit ihr am Kopf durch Sprechen und beruhigendes Beklopfen des Halses beschäftigt, um sie von den Eingriffen abzulenken.

Die erste, dem Neugeborenen drohende Gefahr besteht darin, in den Eihäuten zu ersticken. Dies kann entweder mit einer gewissen Schwäche des Fohlens zusammenhängen, sich aus der Geburtshülle zu befreien, oder mit einer unglücklichen Lage in der Box. Deshalb ist die Gefahr für das Junge, behindert zu werden, um so geringer, je größer die Box ist. Natürlicherweise fohlen die Stuten im Liegen ab. Wenn man zugegen sein kann, soll als erstes die Eihaut über dem Kopf geöffnet und die Nase frei gemacht werden. Anschließend soll das Fohlen noch solange als möglich über den Nabel mit der Stute verbunden bleiben. Während des Atmens nämlich saugt sich das in den Eihäuten kreisende Blut des Fohlens in seinen Körper ein. Bei vorzeitigem Abnabeln aber geht auf Kosten des Fohlens unter Umständen viel Blut verloren.

Eine psychische Eigentümlichkeit des Pferdes muß beim Geburtsgeschehen besonders beachtet werden, nämlich die Geburtsverzögerung durch *Reflexhemmung*. Viele Pferdezüchter haben die Erfahrung gemacht, daß der Beginn der Geburt hinausgeschoben wird, wenn sich die Stute gestört fühlt. Sogar die Nähe eines vertrauten Menschen kann störend wirken. So jedenfalls ist es zu erklären, daß zwar tagelang im Stall Wache gehalten wird, daß aber die Geburt ausgerechnet dann stattfindet, wenn sich die wachhabende Person ausnahmsweise für kurze Zeit entfernt hat. Es ist nicht mit Sicherheit bekannt, bis zu welcher Zeitdauer die Geburtsverzögerung ausgedehnt werden kann. Wahrscheinlich kann sie mehrere Tage, vielleicht sogar mehr als eine Woche betragen. Die erwähnte Tatsache ist keineswegs belanglos. Von Merckt wurde statistisch nachgewiesen, daß übertragene Fohlen eine geringere Lebenserwartung haben als regulär ausgetragene. Deshalb stellt die Beobachtung der Stute große Anforderungen an die Rücksicht, Vorsicht und nicht zuletzt an die Nerven der Betreuer. Womöglich sollte die Stute nicht wissen, daß sie beobachtet wird. Am günstigsten ist ein kleines Guckloch von einem Nebenraum aus oder gar eine Fernsehanlage. Kleine, die Bewegungsmöglichkeit der Stute behindernde Boxen scheinen ebenfalls reflexhemmend und damit geburtsverzögernd zu wirken.

Abnabeln

Das Abnabeln erfolgt bei der im Liegen fohlenden Stute in der Weise, daß man mit der einen Hand den Nabelstrang erfaßt und einen gleichmäßigen, kräftigen Zug ausübt, während die andere die Bauchdecke des Fohlens zurückhält. Eine ringförmige Abgrenzung, an der der Nabel abzureißen pflegt, ist deutlich erkennbar. Durch das Abreißen schließen sich die Blutgefäße, so daß kein wesentlicher Blutverlust eintreten kann. Es ist erwünscht, daß die geringe, im Nabelstumpf noch vorhandene Menge Blut abtropft. Auf diese Weise trocknet der Nabel am schnellsten ein, ohne einen Nährboden für Infektionen zu hinterlassen. Man kann das Ende des Stumpfes mit Jodtinktur oder mit einem anderen, konzentrierten Desinfektionsmittel betupfen. Zu vermeiden ist jedoch, die Grenze zwischen Nabel und Haut damit zu verätzen. Dies führt nämlich häufig zu einem zu frühzeitigen Abstoßen des Nabelstumpfes, bevor die Nabelpforte vollständig von der Bauchhaut überdeckt wurde. Die nun zutagetretende Wundfläche gibt erneute Möglichkeiten für Infektionen. Anders ist der Sachverhalt, wenn die Stute im Stehen abfohlen sollte. Dies ist besonders dann zu befürchten, wenn eine Hilfeleistung notwendig wurde, die die Stute zum Aufstehen veranlaßt. Beim zu Boden Fallen des Fohlens reißt nämlich der Nabelstrang ab, bevor das Junge genügend atmen konnte. Dadurch ist der sogenannte fetale Kreislauf noch nicht abgeschaltet, das Blut spritzt in hohem Bogen aus dem Körper, womit sein Schicksal im allgemeinen besiegelt ist. Wenn deshalb die Stute im Stehen fohlt, muß der Nabelstrang noch bevor der Körper den Boden berührt hat, sofort mit der Hand dicht am Bauch des Fohlens erfaßt und solange komprimiert werden, bis ihn eine zweite Person abgebunden hat. Sollte es gelingen, daß ein kräftiger Mann das Fohlen vor dem Herabgleiten mit beiden Armen auffängt und festhält oder nur langsam ohne Abriß des Nabels zu Boden legt, so wäre das die beste Lösung.

Bezüglich des Abnabelns ist auch noch folgende Möglichkeit ins Auge zu fassen. Viele, die in der beneidenswerten Lage waren, eine Stute innerhalb einer Herde in freier Wildbahn abfohlen zu sehen, berichten, daß die Stute während des Geschehens von andern umringt und beschützt werde. Es liegt nahe, anzunehmen, daß diese Umstehenden bei der allen Pferden eigenen Neugierde, das geborene, noch in den Eihäuten steckende Fohlen beschnuppern, belecken und gleichzeitig aus der gefährlichen Hülle befreien. Vielleicht ist dabei sogar eine Instinkthandlung mit im Spiele. Wenn man bedenkt, welch unglaublich komplizierte Vorgänge in der Natur vielfach mit der Brutpflege verbunden sind, braucht man eine solche Theorie nicht für unmöglich zu halten.

Authentische Geschehnisse werden bei den Elefanten verbürgt, die ja in psychischer Hinsicht manche Ähnlichkeiten mit dem Pferd erkennen lassen. »Zufällig beobachtete ich einmal (in Indien), wie die Geburt eines Elefantenkalbes an einer kleinen offenen Stelle des Dschungels stattfand. Dort bildeten die meisten der halbwüchsigen und erwachsenen Gruppenmitglieder einen dichten Ring. In dessen Mittelpunkt halfen zwei Kühe der werdenden Mutter bei der Niederkunft, *lösten das Neugeborene sorgfältig aus den Embryonalhüllen* und halfen ihm auf die Beine« (Altevogt). »Auch bei den Afrikanischen Elefanten wird die Mutter häufig von anderen Kühen umgeben und sozusagen beschützt. *Die ›Hebammen‹ helfen auch beim Entfernen der Eihäute*« (Grzimek).

Die Mithilfe des Menschen bei der Geburt des Fohlens muß demnach nicht unbedingt als etwas künstliches oder gar unnatürliches angesehen werden. Übrigens haben die Eihäute bei den Pferden eine unterschiedliche Beschaffenheit. Es kommt nicht selten vor, daß der Tierarzt bei der Geburtshilfe, um das Fohlen erfassen zu können, die umhüllende Eihaut mit Messer oder Schere durchtrennen muß, weil sie infolge besonderer Festigkeit nicht mit dem Finger eröffnet werden kann.

Nachgeburt

Die Nachgeburt soll von der Stute etwa innerhalb einer Stunde nach der Geburt abgehen. Sollte sie auch nach zwei Stunden noch nicht vollständig ausgestoßen sein, so muß sie auf jeden Fall künstlich entfernt werden. Wenn das nicht geschieht, können sich giftige Eiweiß-Zersetzungsprodukte bilden, die über die Blutbahn in den übrigen Körper übergehen und gefährliche Erkrankungen, insbesondere die sogenannte Geburtsrehe hervorrufen. Auch nach spontanem Abgang der Eihäute kann sich diese Erkrankung aus geringen Resten zurückgebliebener Geburtsflüssigkeit entwickeln. Sollte also eine Stute einige Tage nach der Geburt einen klammen Gang zeigen, mit den Vorderhufen »wie auf Eiern gehen« und die Hinterbeine zur Entlastung der Vorhand extrem unter den Leib schieben, so ist an diese Erkrankung zu denken, die bei sofortiger Behandlung, insbesondere durch eine Gebärmutterspülung rasch behoben werden kann.

Zur Vorbeugung der Geburtsrehe ist regelmäßige Bewegung der tragenden Stute und Führen nach Abgang der Nachgeburt zu empfehlen, da die tiefere Ursache in mangelhafter Kontraktionsbereitschaft der Gebärmutter, d. h. in einem konstitutionellen Mangel zu suchen ist.

Nervöse Stuten können durch die um die Hinterbeine herumbaumelnde Nachgeburt so erschreckt werden, daß sie vor Aufregung das Fohlen gefährden. Um dem zuvorzukommen, wird sie zweckmäßigerweise durch Verknoten verkürzt oder am Schweif festgebunden. Allerdings darf nicht übersehen werden, sie sogleich nach dem restlichen Ausstoßen zu entfernen, weil die am Schweif nachgeschleppten Teile eine erneute Aufregung verursachen würden.

Gelegentlich kommt es vor, daß die Stute ihre eigenen Eihäute verzehrt. Nachteile sind aus diesem Verhalten noch nicht bekannt geworden. Nicht selten wird der Tierarzt beigezogen, um die anscheinend noch nicht abgegangene Nachgeburt abzunehmen, deren Fehlen dann großes Erstaunen wachruft. Manche haben auch schon vermutet, daß es sich dabei um einen natürlichen Vorgang handle, ja daß die Milchproduktion auf diese Weise gesteigert werde. Doch liegen darüber keine zuverlässigen Untersuchungen vor.

Aufzuchtkrankheiten

Darmpechverhaltung

Die Darmpechverhaltung ist die nächste dem abgenabelten Fohlen drohende Gefahr. Man versteht darunter das Zurückbleiben des schon vor der Geburt angesammelten Darminhaltes (Mekonium). Im Gegensatz zu anderen Tierarten entwickelt diese Substanz bei längerem Verweilen im Darm Giftstoffe, an denen das Fohlen nach 1–2 Tagen unter kolikartigen Erscheinungen zugrundegeht. Nicht selten wird dieses Mißgeschick aus Unkenntnis in den Sammelbegriff »Fohlenlähme« eingeordnet, obwohl es mit einer Infektion nicht das geringste zu tun hat. Je länger die Zurückhaltung bestehen bleibt, um so mehr verhärten sich die Kotmassen, um nun noch schwieriger abzugehen. Die Ursachen sind im allgemeinen in Lebensschwäche des Fohlens oder in zu großer Stallwärme zu suchen. Der nach der Geburt auf das Fohlen einwirkende Kältereiz hat eine heftige Anregung der Darmtätigkeit zur Folge, die in warmen Ställen nicht oder nur ungenügend zum Ausdruck kommt. Ein namhafter osteuropäischer Pferdezüchter erzählte mir, daß es bei ihnen üblich gewesen sei, die Fohlen sogleich nach der Geburt aus dem Stall ins Freie zu tragen und auf den kalten Erdboden zu legen, um dadurch den Abgang des Darmpechs zu fördern. Eine vermenschlichende Betrachtung könnte dieses Vorgehen vielleicht als roh empfinden. Doch ist zu berücksichtigen, daß dieser Vorgang einem natürlichen Geschehen in der freien Wildbahn entspricht. Anders sind die Verhältnisse bei Höhlenbewohnern, wie bei Hunden, Schweinen oder auch beim Menschen, die ihre Jungen in warmen Räumen oder in Nestern zur Welt bringen. Es ist wohl kein Zufall, daß bei diesen Gattungen die Darmpechverhaltung erfahrungsgemäß keine große Rolle spielt.

Wenn Lebensschwäche die Ursache ist, kann sich sogar ein circulus vitiosus entwickeln. Schwächliche Fohlen sind nämlich häufig nicht in der Lage, an der Stute zu saugen, weil die dabei einzunehmende Haltung im Gegensatz zu anderen Tierarten wegen des kleinen, hoch oben geradezu versteckt liegenden Euters eine große körperliche Anstrengung, verbunden mit einer schwierigen Verdrehung von Kopf und Hals verlangt. Nun hat aber die sogenannte Kolostralmilch neben dem unersetzlichen Gehalt an wertvollen Ergänzungs- und Schutzstoffen auch eine abführende Wirkung. So kommt zur angeborenen Lebensschwäche noch dieses weitere Moment der fehlenden Abführung hinzu. Es ist deshalb notwendig, ein Fohlen, das nicht spätestens eine Stunde nach der Geburt saugen kann, mit vorher von der Stute abgenommener Milch zu ernähren. Dies ist solange stündlich fortzusetzen, bis sich das Fohlen soweit gekräftigt hat, um allein saugen zu können. Im allgemeinen geht das im Laufe weniger Stunden vor sich, ein Zeichen für die Hochwertigkeit der in der Kolostralmilch enthaltenen Substanzen. Das Melken geschieht durch Herunterstreifen an den Zitzen mit Zeigefinger und Daumen in eine Schale, aus der man die Milch in eine vorgewärmte Säuglingsflasche mit auf etwa 3 mm erweiterter Schlauchöffnung umfüllt.

Sollte das Darmpech nicht abgehen, so sind bald Klistiere mit warmer Seifenlösung, oder mit künstlichem Schleim (Gleitkrem) vorzunehmen, auch das erreichbare Material mit dem Finger herauszuholen. Ferner kann mit Rizinusöl und mit Injektionen nachgeholfen werden. Mit Sicherheit ist das dunkelbraune Darmpech vollständig abgegangen, wenn hellgelber Milchkot zum Vorschein kommt.

Eine andere Ursache für die Unfähigkeit zu saugen, ist die Abwehr des Fohlens durch die Stute. Dies ist besonders bei kitzligen Erstgebärenden keine Seltenheit. Trotz aller Liebe zum Kind läßt sie die ungewohnte Berührung des Euters durch das Neugeborene nicht zu. Sie weicht aus oder wehrt das Fohlen ab. Dieses aber wird nach einigen vergeblichen Versuchen bald mutlos und resigniert in teilnahmsloser Apathie. Um derartige kitzlige Stuten an das Saugen des Fohlens zu gewöhnen, sind sie rückwärts in eine Ecke der Box zu stellen und mit dem Hinterteil gegen die Wand zu drücken.

Diese vor 50 Jahren von dem damals prominenten ostpreußischen »Pferdebändiger« Frank, dessen Beruf es war, schwierige oder stätige Pferde zu korrigieren, entwickelte Methode hat sich gut bewährt. Er hielt einen gewissen Druck der Schenkel gegen das Euter für besonders wichtig. Am günstigsten ist dies zu

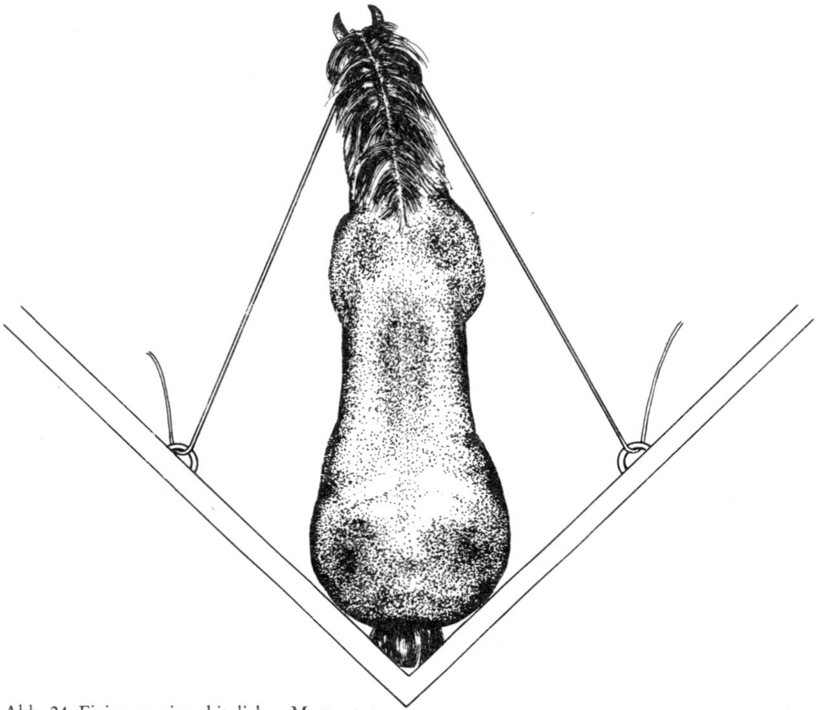

Abb. 24. Fixierung einer kitzlichen Mutterstute

bewerkstelligen, wenn man zwei Stricke nach rückwärts von einem Kappzaum oder Stallhalfter aus durch in der Wand angebrachte Ringe oder zwischen den Stäben des Boxgitters ziehen kann. Andernfalls wird die Stute aufgetrenst und von zwei Personen an den auseinandergeschnallten Trensenzügeln rückwärts in die Ecke gedrängt. Jetzt erst wird das Fohlen an das Euter herangeführt. Eine Person versucht dem Fohlen die Zitze in den Mund zu schieben und gleichzeitig Milch hineinzumelken. Eine zweite Person muß das Fohlen von rückwärts nachschieben. In der Regel aber muß erst gemolken werden, um die schmerzhafte Spannung des gefüllten Euters zu mildern. In diesem Fall wird das Fohlen zuerst mit der Flasche getränkt, bis es sich gekräftigt hat. Wenn dabei das Junge nicht sogleich begreift und mutlos den Kopf hängen läßt, darf man nicht die Geduld verlieren. Doch sollte man nach einigen Versuchen immer wieder eine Pause in den Bemühungen einlegen und Stute und Fohlen sich einige Minuten frei bewegen lassen.

Je länger man mit diesen Maßnahmen wartet, um so praller wird das Euter, um so empfindlicher infolgedessen die Stute. Nach alledem ist es nicht angebracht, Stute und Fohlen allzulange sich selbst zu überlassen, in der Hoffnung, das

Saugen werde schon in Gang kommen, wenn das Fohlen hungrig wird. Vielmehr kann sich ein unheilvoller Wechselkreis entwickeln, wenn das Fohlen zunehmend schwächer, die Stute infolge der Milchstauung empfindlicher und der Abgang des Mekoniums schwieriger wird.

Neben dem Gehalt an wichtigen Nährstoffen und der Bedeutung für den Abgang des Darmpechs hat die erste, sogenannte Biest- oder Colostralmilch, das Colostrum, noch die Aufgabe, Schutzstoffe gegen Krankheitserreger von der Mutter auf das Kind zu übertragen. Eigenartigerweise kommt nämlich das Fohlen ohne Abwehrstoffe auf die Welt, obwohl diese im mütterlichen Blut enthalten sind. Erst durch die Milch werden sie von der Mutter auf das Kind übertragen. Aber nur in den ersten 24 Stunden enthält die Milch diese wertvollen Substanzen. Noch gravierender ist der Umstand, daß auch die Darmschleimhaut des Fohlens nur während der ersten 24 Stunden in der Lage ist, die Antikörper gegen Krankheiten aufzunehmen und in das Blut zu übertragen. Nach dieser kurzen Zeit wird der Darm dafür undurchlässig. Die Stoffe werden zu indifferenten Eiweißstoffen und wie alle anderen verdaut und damit denaturiert. Es ist also auch aus diesem Grund ungemein wichtig, daß das Fohlen so schnell wie möglich die erste Milch aus der Mutterstute erhält. Die während der ersten Stunden aus der Muttermilch in das Fohlenblut übergegangenen Antikörper bleiben dort bis zu etwa 4–5 Monaten wirksam. Vom 4. Lebensmonat an beginnt der Fohlenkörper selbst, von sich aus Antikörper zu bilden. Vorher aber ist er dazu nicht in der Lage und ohne die mütterlichen Antikörper der Milch schutzlos allen Infektionen ausgeliefert.

Besondere Probleme entstehen beim Tod des Fohlens vor oder nach der Geburt oder umgekehrt beim Tod der Mutter mit Überleben des Jungen. Wenn das Fohlen verloren gegangen ist, lohnt es sich, entweder ein anderes, mutterloses Fohlen anzulegen oder die Stute auszumelken und die Milch zu konservieren. Dies kann in einfacher Weise durch Tiefgefrieren in Plastikflaschen oder -beuteln geschehen. Es ist aber auch möglich, die so gewonnene Milch zusätzlich an andere, besonders wertvolle oder stärkungsbedürftige Fohlen zu verabreichen, deren Entwicklung dadurch gefördert wird. Noch ein anderer Weg ist der, ein älteres Fohlen, dessen Mutter in der Milchleistung nachzulassen beginnt, bei der fohlenlosen Ammenstute, wie man sagt, unterzustoßen. Die natürliche Mutter, besonders wenn sie hohen Zuchtwert besitzt, kann dann frühzeitiger abgestillt werden und sich infolgedessen rascher erholen, ohne das Fohlen zu benachteiligen.

Sollten derartige Notwendigkeiten nicht vorliegen, so ist auch in Betracht zu ziehen, die Stutenmilch als Muttermilchersatz für menschliche Säuglinge oder als Stärkungsmittel für Rekonvaleszenten zu verwenden, wovon in manchen Sanatorien mit gutem Erfolg Gebrauch gemacht wird. Stutenmilch ist nämlich der beste Ersatz für Frauenmilch, den es gibt. Das hängt zunächst mit der ähnlichen Zusammensetzung zusammen, insbesondere mit dem vergleichbaren Gehalt an Eiweiß und Milchzucker, der in beiden Milcharten nahezu identisch ist, wie die nachstehende Tabelle anzeigt.

100 ml Milch enthalten	Frauenmilch	Stutenmilch	Kuhmilch	Ziegenmilch
Eiweiß	1,3	1,9	3,3	3,8
Fett	3,5	1,3	4	4
Milchzucker	7,0	7,3	4,00	4,5
Calcium mg	30	102	120	
Phosphor	15	63	94	
Kalium	49	64	150	

Wichtiger jedoch als die proportionale Zusammensetzung, die man notfalls durch Verdünnung und künstliche Zusätze erreichen könnte, ist die Gerinnungsform des Eiweißes. Stutenmilch gerinnt nämlich ebenso wie Frauenmilch in feinflockiger Art im Gegensatz zur großklumpig gerinnenden Kuhmilch. Saure Stutenmilch ist ebenso dünnflüssig wie ungesäuerte, so daß man beide mit dem bloßen Auge kaum unterscheiden kann. Da süße Milch, in den Magen gelangt, infolge des Kontaktes mit den sauren Magensäften sofort gerinnt, ist verständlich, daß die dem Menschen artgemäße Feinflockigkeit eine leichtere Verdaulichkeit bedingt als die großklumpig gerinnende Kuhmilch. Notfalls kann man übrigens die geringe, für ein einzelnes menschliches Baby benötigte Milchmenge auch von einer säugenden Stute mit Fohlen bei Fuß abnehmen, ohne diesem merklich zu schaden.

Aus diesen Gründen gilt Stutenmilch, der man sogar besondere Heilwirkungen nachsagt, als besonders wertvoll. Vor allem wird Stutenmilch für Tbc-Patienten empfohlen. Dabei handelt es sich möglicherweise nicht nur um eine allgemeine Resistenzstärkung, sondern sogar um eine spezifische antibakterielle Wirksamkeit. Das Pferd scheint nämlich eine gewisse natürliche Immunität gegen Tuberkulose zu besitzen. Einen typus equinus des Tbc-Bacillus jedenfalls gibt es nicht. Nur bei extrem starker und langdauernder Exposition in engem Kontakt mit an offener Tuberkulose leidenden Rindern ist in seltenen Fällen Tuberkulosinfektion bei Pferden zustande gekommen. Der Gedanke ist nicht ohne weiteres von der Hand zu weisen, daß das Pferd vielleicht über irgendwelche Abwehrstoffe verfügen könnte, die auch in der Milch enthalten sein mögen. Experimentelle und praktische Ergebnisse in Lungensanatorien sprechen jedenfalls für diese Annahme.

Künstliche Ernährung des Fohlens

Schwieriger ist das Problem, ein mutterloses Fohlen künstlich aufzuziehen. Notfalls kann man Kuhmilch nach Verdünnung mit Wasser und Anreicherung mit Milch- oder Rohrzucker verwenden. Der Zusatz von 1 rohem Eigelb – ohne das Eiweiß – pro 1 l Milch ist zu empfehlen. Die klumpige Gerinnung kann man durch vorherige Ansäuerung der Milch verringern. Geeignete Zusatzmittel, die für die künstliche Aufzucht von Ferkeln weit verbreitet sind, stehen überall zur Verfügung.

Gut bewährt zur mutterlosen Fohlenaufzucht hat sich Ziegenmilch, die ebenfalls eine feinflockigere Gerinnung aufweist als Kuhmilch. Man stellt die Ziege auf eine Kiste und läßt das Fohlen unmittelbar an ihr saugen. Die Amme lernt es bald zu erkennen, wenn das Fohlen nach Milch verlangt, und springt dann von selbst auf die Kiste. Da die Milchproduktion einer Ziege im allgemeinen nicht genügen dürfte, wird man zusätzlich Kuhmilch in der vorher beschriebenen Weise mit der Flasche, später aus dem Eimer verabreichen. Bei dem gegenwärtigen Rückgang der Ziegenhaltung wird man allerdings nur selten von dieser altbewährten Methode Gebrauch machen können.

Eine große Schwierigkeit bei der künstlichen Aufzucht bringt die Notwendigkeit mit sich, das Fohlen häufig genug zu tränken. An der Stute saugt es bekanntlich in äußerst kurzen, oft weniger als einer halben Stunde dauernden Abständen. Dies kann und muß man zwar nicht exakt nachahmen. Je weiter man sich jedoch von diesem natürlichen Verhalten entfernt, um so größer wird die Belastung des Fohlens, das dann bald mit Durchfall auf vielleicht zu große und hastig aufgenommene Mengen reagiert. 6 bis 8 Mahlzeiten auf 24 Stunden verteilt, sollten in den ersten Wochen die Mindestzahl sein.

Durchfall

Durchfall bei Fohlen gehört mit Recht zu den gefürchtetsten Erkrankungen. Dagegen ist der mit der Fohlenrosse etwa am 9. Tag nach der Geburt häufig verbundene sogenannte Rossedurchfall nicht besorgniserregend. Er dürfte mit einer in die Milch übergehenden Hormonausschüttung zusammenhängen. Ob die Fohlenrosse auch bei wildlebenden Pferden auftritt, scheint nicht bekannt zu sein. Sicher aber ist sie dort nicht mit einer Begattungsbereitschaft verbunden. Dies ergibt sich schon daraus, daß sich bei erfolgreicher jährlicher Bedeckung der Geburtstermin von Jahr zu Jahr um einen Monat vorverschieben würde. Eine Stute, die erstmals im April fohlt, würde bei ununterbrochener Folge das fünfte Fohlen im November bringen. Das aber widerspräche allen natürlichen Regeln. Denn bei sämtlichen Wildtieren können wir beobachten, daß die jahreszeitlichen Brunst- und Geburtstermine streng eingehalten werden. Sollte nun beim Wildpferd keine Fohlenrosse üblich sein, so dürfte, strenggenommen, auch dieser Rossedurchfall nicht als etwas natürliches betrachtet werden.

In jedem Fall besorgniserregend aber sind alle anderen Formen von Darmstörungen aus zweifacher Hinsicht. Zunächst kann sich aus einer Darminfektion sehr leicht eine lebensgefährliche Allgemeininfektion entwickeln. Immer aber führt die Krankheit, je länger um so mehr, zu einer Entwicklungsstörung, die unter Umständen nicht mehr oder nur schwer wieder gutzumachen ist. Deshalb sollte bei auftretendem Durchfall nicht erst einige Tage abgewartet werden, ob das Leiden vielleicht von selbst verschwindet oder ob man es mit einigen Hausmitteln beheben kann. Vielmehr ist unverzüglich eine parasitologische und bakteriologische Untersuchung der Darmausscheidung vorzunehmen. Doch sollte man das parasitologische Ergebnis gar nicht erst abwarten, sondern sofort eine Wurmbekämpfung mit einem zuverlässigen Mittel vornehmen, da erfahrungsgemäß Durchfall bei Saug- und auch bei älteren Fohlen fast stets direkt oder indirekt auf Darmparasiten zurückzuführen ist. Auch eine nachgewiesene bakterielle Ursache ist meistens erst durch Schädigung der Darmschleimhaut infolge von Wurmparasiten möglich geworden. Immer zu empfehlen ist bei Fohlendurchfall, täglich ein bis drei rohe Eigelbe zu geben. Dagegen soll das Eiweiß nicht verabreicht werden, da es eine abführende Wirkung hat. Auch zur Rekonvaleszenz ist rohes Eigelb bewährt.

Sollte die parasitologische Untersuchung positiv ausfallen, so ist die entsprechende Behandlung nach vier Wochen zu wiederholen und in weiteren vierwöchigen Abständen je eine wiederholte Untersuchung mit den entsprechenden Folgerungen vorzunehmen. Gleichzeitig ist die Stute zu behandeln, die ja allein der Ausgangspunkt der Infektion gewesen sein kann.

Fohlenlähme

In den ersten Wochen nach der Geburt bedrohen mehrere Arten von Infektionen, die unter dem Sammelbegriff Fohlenlähme zusammengefaßt werden, das junge Leben. Man unterscheidet die innerhalb der ersten 14 Tage oft besonders bösartig und schnell verlaufende Früh- und die danach auftretenden Formen der Spätlähme. Der Wert einer Schutzimpfung ist umstritten. Lebenskräftige Veranlagung, ein heller, geräumiger, trockener, kühler und luftiger Stall mit reichlichem, sauberem Stroh sind die beste Gewähr für eine gesunde Entwicklung des Saugfohlens. Sollte jedoch in einem Betrieb schon einmal Fohlenlähme aufgetreten sein, so ist eine Schutzimpfung der Stute in der zweiten Hälfte der Trächtigkeit immerhin zu empfehlen. Wertvoll kann eine in den ersten Lebenstagen vorgenommene Vitamininjektion, insbesondere mit hohem Vitamin-A-Gehalt, eventuell gemischt mit einem Sulfonamid, sein. Dagegen sollten prophylaktische Anwendungen penizillinhaltiger Antibiotika unterbleiben, um eine unnötige Sensibilisierung des Fohlens und Resistenzbildung von Erregern zu vermeiden.

Die *Druse* ist eine bei Fohlen, etwa vom 6. Lebensmonat ab, und bei Jungpferden häufig auftretende, durch einen spezifischen Eitererreger hervorgerufene Entzündung der Schleimhäute und Lymphknoten des Atemapparates. Typisch ist die Schwellung der zwischen den Unterkieferästen liegenden Kehlgangslymphknoten, meist mit Abszedierung und eitrigem Nasenausfluß verbunden. Gelegentlich verläuft sie als harmlose Kinderkrankheit lediglich mit etwas Unpäßlichkeit und Nasenausfluß, ohne als klassische Infektionskrankheit erkannt zu werden. Bei schnell aufeinanderfolgenden Wirtswechseln (Passagen) nimmt die Bösartigkeit (Virulenz) des Erregers zu. Deshalb ist die Krankheit bei Massierungen von Pferden besonders zu fürchten. Am gefährlichsten ist die vor allem bei Fohlen und Jungpferden vorkommende Verschleppung der Eitererreger auf dem Blutwege vom Atemapparat in andere Organe, wie Gelenke, Sehnenscheiden oder Darmlymphknoten, mit oft tödlichen Folgen. Sollte in einem reichlich besetzten Stall bei einem einzelnen Pferd die Krankheit ausbrechen, so ist bei allen übrigen Tieren täglich die Körpertemperatur zu messen. Wenn dann beim ersten Anzeichen der Infektion, erkennbar an der Temperatursteigerung, eine antibiotische Behandlung eingeleitet wird, läßt sich der vollständige Ausbruch der Krankheit im allgemeinen leicht kupieren. Zuverlässige Schutzimpfung gibt es bei dieser Krankheit nicht, eine Eigentümlichkeit, die sie mit anderen Eitererregern gemeinsam hat. Wichtig ist es, wie übrigens bei allen infektiösen Erkrankungen der Atmungsorgane, den Patienten täglich, womöglich mehrmals, in der frischen Luft zu bewegen, jedoch bis mindestens vier Wochen nach Abklingen der letzten Krankheitscherscheinungen nicht anzustrengen.

Petechialfieber (Blufleckenkrankheit, hämorrhagische Diathese) ist eine gefürchtete Nachkrankheit der Druse und anderer Streptokokkeninfektionen. Sie ist unter anderem durch Blutflecken an den Schleimhäuten, besonders an der Nasenscheidewand, gekennzeichnet. Typisch sind ferner Schwellungen der Unterhaut infolge des Austritts von Flüssigkeit aus den Blutgefäßen. Die Durchlässigkeit der Gefäßwände ist also das typische Merkmal. Schädigungen durch von den Bakterien abgesonderte Giftstoffe (Toxine) werden als Ursachen der äußerst gefürchteten Erkrankung angesehen. Eine sofortige medizinische Behandlung ist unbedingt erforderlich. Wenn Pferde, die an Druse erkrankt waren, scheinbar schon geheilt, von neuem fieberhaft erkranken, ist also an diese Möglichkeit zu denken.

Organe und Organsysteme

Augen

Augenerkrankungen entzündlicher Art kommen durch Verletzungen oder durch Infektionen zustande. Alle akuten Formen äußern sich darin, daß das betroffene Auge nicht voll geöffnet wird, berührungs- und lichtempfindlich ist, meistens auch Tränenfluß aufweist.

Bei unvermitteltem Auftreten wird man versuchen, die Augenlider zu öffnen und das Auge mit einer Taschenlampe abzuleuchten, um zu erkennen, ob vielleicht ein Fremdkörper eingedrungen oder eine Verletzung zustandegekommen ist. Die Untersuchung wird erleichtert, wenn man sie in einem dunklen Raum oder gegen dunklen Hintergrund vornimmt. Auch geringfügige Verletzungen sind ernst zu nehmen, weil sich bei unsachgemäßer Behandlung Trübungen auf der Hornhaut bilden und damit die Sehfähigkeit beeinträchtigen können. Gefährlich sind insbesondere zusätzliche Infektionen derartiger Verletzungen, die nicht selten zu Geschwürsbildungen führen.

Wenn keine äußerlichen Verletzungen vorliegen, muß mit der Möglichkeit einer inneren Entzündung gerechnet werden. Allgemein bekannt ist die bei Pferden häufige, sogenannte *periodische Augenentzündung*. Sie pflegt in wiederholten Anfällen mit oft mehrwöchigen Pausen einzutreten. Im Laufe der Zeit führt sie zu Trübungen der lichtbrechenden Medien sowie zu Verwachsungen der Iris mit der Umgebung. Die Folgen sind mehr oder weniger erhebliche Schädigungen der Sehkraft bis zur vollständigen Erblindung. Die häufigste Ursache dieser Infektionskrankheit ist in einem Befall mit Leptospiren, einzelligen beweglichen Mikroben, zu suchen. Man hat die Beobachtung gemacht, daß die Krankheit vorzugsweise in Gegenden mit sumpfigem Gelände und bei Rattenbefall auftritt, wo sie geradezu endemische Grade erreichen kann. Systematische Ratten- und Mäusebekämpfung dürfte die wichtigste Vorbeugung sein.

Die periodische Augenentzündung gehört zu den 6 klassischen sogenannten Hauptmängeln. Der Verkäufer eines Pferdes muß auch ohne besondere Vereinbarung in jedem Fall für diesen Mangel haften, wenn dieser innerhalb 14 Tagen nach der Übernahme durch den Käufer festgestellt wird. Zu dieser Feststellung gehört nicht nur der akute Anfall, sondern auch jede Veränderung im Innern des Auges, die auf eine vorausgegangene Entzündung zurückzuführen ist. Bei jeder Gewährschaftsuntersuchung ist demnach die sorgfältige Untersuchung der Augen, im Zweifelsfall mit dem Augenspiegel, vorzunehmen.

Übermäßiger Tränenfluß kann auch dadurch zustandekommen, daß der Augapfel von der äußeren Lidhaut berührt und dadurch gereizt wird. Der Grund ist in einem die Augenhöhle nur unvollständig ausfüllenden, relativ kleinen Augapfel zu suchen. Dieser bedingt die Einrollung oder geringgradige Einstülpung des Augenlides nach innen (Entropium). Man kann nicht selten bei Pferden ungleich große Augäpfel feststellen, die auf der kleineren Seite diesen Tränenfluß bedingen. Eine Beseitigung ist nur operativ zu bewerkstelligen.

Eine weitere Ursache ist die Verstopfung des Tränenkanals durch Fremdkörper oder durch katarrhalische Veränderungen der Schleimhaut. Manchmal geht eine allgemeine Erkrankung der Kopfhöhlen, z. B. durch Druse, voraus. Fremdkörper lassen sich vielfach durch Spülungen beseitigen. Hier liegt also nicht eine Überproduktion der Tränenflüssigkeit, sondern ein Überlaufen der physiologischen Menge aus dem Lidsack zugrunde.

Die *Sehfähigkeit* der Pferde ist zweifellos unterschiedlich. Dies zeigt schon die tägliche Beobachtung ihres Verhaltens. Auf welchen Ursachen die unterschiedliche Sehkraft beruht, ist schwer festzustellen. Wegen der fehlenden Wortsprache ist die Ermittlung von Kurz- oder Weitsichtigkeit nur mit indirekten, komplizierten Methoden und nur unvollkommen möglich. Sogar die Ansichten über die naturgemäße Sehweise des Pferdes gehen selbst unter Experten weit auseinander. Sicherlich stimmt die Ansicht nicht, daß die Pferde von Natur aus kurzsichtig seien. Eher ist das Gegenteil anzunehmen. In der freien Natur jedenfalls blickt das Pferd viel mehr in die Ferne als in die Nähe. Seine Unfähigkeit, dicht vor ihm befindliche Objekte zu erkennen, ist bekannt. Die Fernsicht bzw. Weitsicht ist demnach für dieses Steppentier naturgemäß. Pferde dicht vor einer Wand anzubinden, ist aus diesem und auch aus psychologischen Gründen unnatürlich. Es kann zweifellos zu Schädigungen der Sehkraft führen. Vielmehr sollte man, auch im Interesse der Augen, im Stall ein Fenster in Kopfhöhe anbringen, damit die Pferde ihren Drang, in die Ferne zu blicken, befriedigen können.

Ernährungsapparat

Gebiß

Das Pferd verfügt über ein ungemein hochentwickeltes Zahnsystem. Die im Laufe der Entwicklungsgeschichte erfolgte Veränderung der Zähne zu immer großartigeren und komplizierteren Organen wird von den Paläontologen neben der Spezialisierung der Zehen sogar als wichtigstes Kriterium für die Aufwärtsentwicklung der Equiden angesehen (Abb. 25).

In der Geschichte der Wirbeltiere hat schon viel früher die Entstehung der Zähne eine der größten Umwälzungen mit sich gebracht, nämlich den Übergang von den wechselwarmen (poikilothermen) zu den gleichwarmen (homoiothermen) Tieren. Vorher konnten Wirbeltiere wie die Saurier nur dadurch existieren, daß sie entweder in gleichmäßig warmen tropischen oder subtropischen Zonen lebten oder indem sie sich dadurch der Kälte anpaßten, daß sie ihren Stoffwechsel herabsetzten und, wie heute noch beispielsweise die Eidechsen, in Kältestarre verfielen. Erst die Entwicklung der Zähne ermöglichte es, die Nahrung so schnell

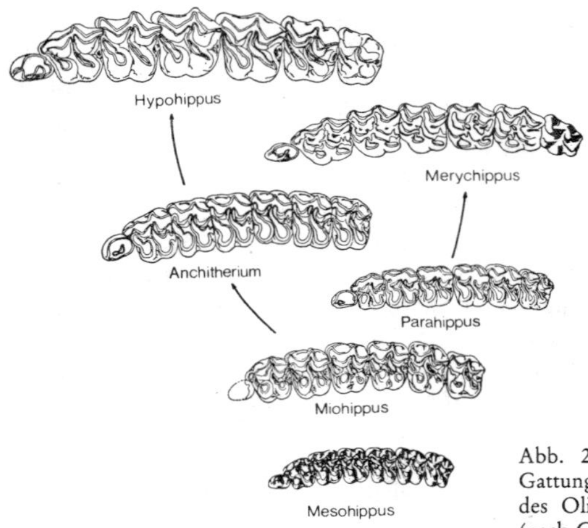

Abb. 25. Linke obere Backenzähne einiger Gattungen nordamerikanischer Fossilpferde des Oligozäns und Miozäns. Maßstabgetreu (nach G. G. Simpson)

aufzubereiten, daß der durch die Kälte bedingte, erhöhte Energiebedarf durch eine schnelle Verdauung gedeckt wurde. Daß die in der Kälte beweglichen, die Zähne besitzenden Tierarten, den erstarrenden oder nur wenig beweglichen überlegen sind, bedaf keiner weiteen Erörterung. Daraus ergibt sich die Bedeutung der Fortentwicklung des Zahnsystems für die Höherentwicklung einer Art von selbst.

Gänzlich unterschiedlich sind die Schneide- und die Backenzähne. Beim Pferd dienen jene zum Abbeißen der Gräser oder auch der Zweige und zum Beknabbern von Holz, die Backen- oder Mahlzähne aber zum feinen Zermahlen der aufgenommenen Nahrung. Beide Zahnarten haben also gänzlich verschiedenartige Aufgaben zu erfüllen. Die Mahlzähne sind unvergleichlich komplizierter aufgebaut als die menschlichen Backenzähne. Besonders die sie durchziehenden, dem Menschen fehlenden Schmelzfalten haben eine Mahlwirkung, die wir uns kaum vorstellen können. An Tausenden von fossilen Funden läßt sich beobachten, wie im Laufe von Jahrmillionen die strengen Gesetzen unterworfenen Schmelzfalten, deren Form und Verlauf in jedem Millimeter charakteristisch sind, entstanden waren. Sie werden in zahlreichen zoologisch-anatomischen Fachausdrücken erfaßt (Abb. 26, 27 nach G. G. Simpson).

Streng genommen ist der Ausdruck „Schneidezähne“ irreführend. Denn sie besitzen beim Pferd im Gegensatz zum Menschen keine scharfe Schneide sondern eine gewisse Fläche. Diese übt nicht wie bei uns eine scherenartig schneidende sondern eine abklemmende Wirkung aus. Das Pferd schneidet die Grashalme nicht ab. Vielmehr klemmt es sie zwischen die Zähne und reißt das Gras, im allgemeinen mit einer seitlichen Bewegung des Kopfes, an der eingeklemmten Stelle weg. Anders auch haben die am Unterkiefer des Rindes befindlichen Schneidezähne eine scharfe Kante und infolgedessen eine schneidende Wirkungsweise, wenn sie gegen den oberen, zahnlosen Kiefer gedrückt werden.

Für das Pferd hat jene Art des abreißenden Grasens nicht selten schwerwiegende Folgen. Locker sitzende Grasbüschel werden nämlich mitsamt der Wurzel und dem daran haftenden Sand herausgezogen und abgeschluckt. Auf diese Weise können die gefürchteten Sandkoliken zustandekommen. Nicht selten kann man beobachten, wie Pferde vergeblich, fast verzweifelt versuchen durch Schütteln des Kopfes die Halme von der daran baumelnen Wurzel zu befreien.

Auch im Gebrauch der Zähne als Waffe kommt die besondere Beschaffenheit der Pferde-Schneidezähne zum Vorschein. Der Pferdebiß hat eine quetschende, nicht schneidende oder stichartige Wirkung wie etwa der Biß des Hundes. Allerdings kann die Quetschung so stark sein, daß ein Stück Haut oder Fleisch bei einem anderen Pferd oder bei einem Menschen herausgerissen wird. Als ausschließliche Waffe jedoch sind die Haken- oder Hengstzähne zu betrachten, die für die Ernährung völlig bedeutungslos sind. Darüber wurde an anderer Stelle (Ps. d. Pf.) berichtet.

Die Kautätigkeit ist von der menschlichen sehr verschieden. Wir pflegen bekanntlich einen Bissen in den Mund zu nehmen, ihn zu kauen, dann abzuschlukken und daraufhin den nächsten zum Munde zu führen. Beim Pferd dagegen

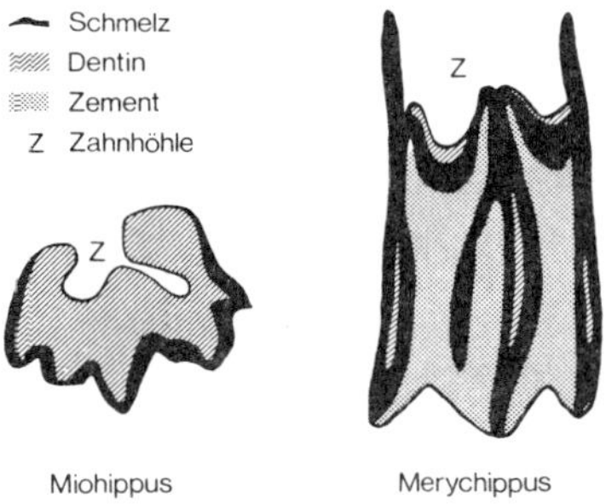

Abb. 26 (oben). Längsschnitte von Molaren des *Oberkiefers*. Links: frühes laubfressendes Pferd (*Miohippus*) mit niedrigkronigen Zähnen. Rechts: einer seiner Nachkommen, ein frühes grasäsendes Pferd (*Merychippus*) mit hochkronigen Zähnen

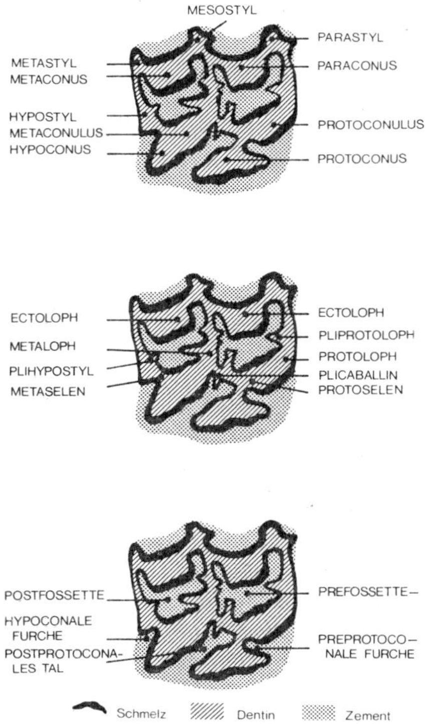

Abb. 27 (rechts). Mahlfläche des oberen letzten Prämolaren eines heutigen Pferdes mit Benennung der Teile. Die Zeichnung oben gibt die Haupthöcker und Konusse an, die Zeichnung in der Mitte die wesentlichen Joche und Falten, die untere einige Einstülpungen, Täler und Furchen

verläuft das Abbeißen und das anschließende Abschlucken in fließender Weise. Das Aufnehmen und das Zermahlen, deutlich beim Grasen zu beobachten, erfolgt gleichzeitig und ohne Absetzen. Dabei wandert das Gras allmählich von den Schneidezähnen, die währenddessen neue Halme abreißen, nach rückwärts durch die Reihen der Backenzähne. Die aufgenommenen Bissen werden etwa zwanzigmal gemahlen, bis sie in winzigen Schlucken durch den Schlund in den Magen gelangen. Man kann bekanntlich die Schluckbewegungen kaum bemerken im Gegensatz zur Aufnahme von Wasser, das in größeren Portionen, an der Schlundrinne deutlich sichtbar, abgeschluckt wird. Sowohl die von den Schneidezähnen ergriffenen als auch die geschluckten Bissen sind, wenn man sie mit der menschlichen Körpergröße vergleicht, geradezu winzig. Obwohl sich etwa 20 Bissen gleichzeitig in der Mundhöhle befinden, wird man nie ein Pferd mit »vollen Backen« beobachten können. Während der Mensch jeweils mit nur einer Seite der Backenzähne, einmal mit der rechten oder mit der linken zu kauen pflegt, scheint das Pferd mit beiden Seiten gleichzeitig die Nahrung zu zermahlen. Das bedeutet eine erhebliche Steigerung der Mahlfähigkeit.

Das Gebiß des Pferdes unterscheidet sich ferner dadurch vom menschlichen, daß die Zähne zeitlebens nachwachsen und dadurch den bei ihrer mahlenden Funktion erfolgenden Abrieb ergänzen. Damit hängt es auch zusammen, daß man aus Formveränderungen der Zähne das Alter des Pferdes relativ genau bestimmen kann.

Die Kompliziertheit des Gebisses bringt es mit sich, daß nicht selten Zahnerkrankungen bei Pferden auftreten. Sie sind jedoch anderer Art als beim Menschen. Karies, Paradontose, Wurzel- und Zahnfachentzündungen gehören zu den Seltenheiten. Dagegen kommt es häufig infolge des Nachwachsens und des Abriebs zu Formveränderungen, die eine ungehinderte Kautätigkeit beeinträchtigen können. Eine wesentliche Rolle dürfte dabei die Eigenart des Pferdes spielen, den Unterkiefer stets nur in einer Richtung, entweder von rechts nach links oder von links nach rechts zu bewegen. Dieses Verhalten läßt sich deutlich beim Grasen oder auch an der Futterkrippe beobachten. Wir Menschen dagegen pflegen bekanntlich in wechselnder Richtung zu kauen. Möglicherweise hängt jene Eigenart des Pferdes auch mit der Rechts- und Linkshändigkeit zusammen, die bei ihm stark ausgeprägt ist. Die erwähnte Einseitigkeit der Kaubewegung nun führt dazu, daß bei Zahnveränderungen, die durch Abnützung bedingt sind, häufig eine Seite stärker betroffen ist als die andere.

Bei kleinen Kiefern, das heißt bei kleineren Pferden, sind Veränderungen seltener als bei großen. Dies rührt vermutlich davon her, daß bei den kleineren Formen die gesamte Oberfläche der Mahlzähne gegeneinander bewegt wird. Bei langen Kiefern dagegen wird infolge des spitzeren Winkels im Kiefergelenk und der dadurch bedingten geringeren relativen seitwärtigen Bewegung der Kiefer, häufig nur ein Teil der Reibefläche abgenützt. So kommt es, daß sich bei manchen Pferden wegen ungenügender Abnützung an den Mahlzähnen scharfe Kanten bilden. Sie haben stets dachförmige Gestalt. Das heißt, bei den Backenzähnen des Unterkiefers befinden sich die scharfen Kanten an der Zungenseite, bei denen des Oberkiefers an der Wangenseite (Abb. 28). Diese oft messerscharfen Kanten

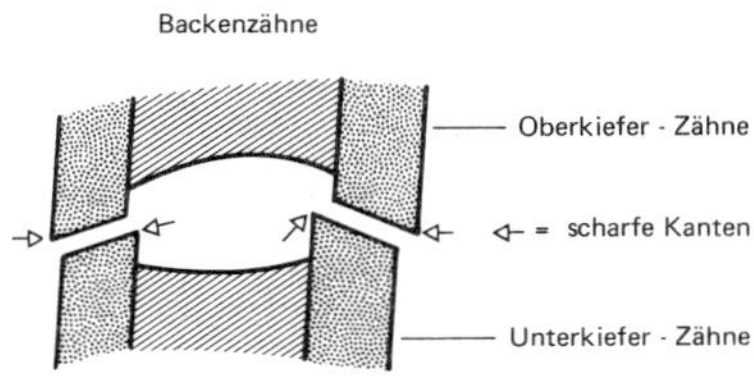

Abb. 28. Wenn sich scharfe Kanten bilden, dann am Oberkiefer an der Außen-, am Unterkiefer an der Innenseite der Mahlzähne

können schmerzhafte Verletzungen der Schleimhaut an der Zunge oder an der Wange bedingen und zu Störungen in der Futteraufnahme führen. Mit einer scharfen Raspel läßt sich hierbei häufig ein guter Heilungserfolg erzielen.

Dagegen können größere Substanzen an den Zähnen im allgemeinen nicht mit der Raspel beseitigt werden. Dazu ist der glasharte Schmelz zu widerstandsfähig. Der häufigste Grund, der Überbeißer, beruhend auf einer degenerativen Unterentwicklung des Unterkiefers, wurde bereits erwähnt (s. S. 41). Eine andere Ursache kann darin liegen, daß ein Zahn aus irgendeinem Grund verloren gegangen ist. Der gegenüberliegende Zahn, der Antagonist, wächst infolgedessen, da er nicht mehr abgerieben wird, ungehindert in die offene Zahnlücke hinein und kann zur Behinderung der Kautätigkeit, ja sogar zum Hungertod führen. Derartige größere zu entfernende Substanzen lassen sich nur mit maschinell betriebenen Zahnschleifgeräten oder mit großen Zahnscheren beseitigen.

Eine andere Störung der Kautätigkeit wird nicht selten dadurch hervorgerufen, daß der Rest eines Milchbackenzahns nicht abgestoßen wird, sondern auf der Krone des nachwachsenden, bleibenden Zahns sitzen bleibt. Dieser Zahnrest läßt sich im allgemeinen relativ leicht bei angelegtem Sperrinstrument mit einer Zange beseitigen. Dabei kommen nur die ersten drei Backenzähne in Frage, weil die hinteren drei Mahlzähne nicht wechseln sondern sogleich als erste, bleibende Zähne hervortreten. Daher die Unterscheidung in Molaren, das sind die drei

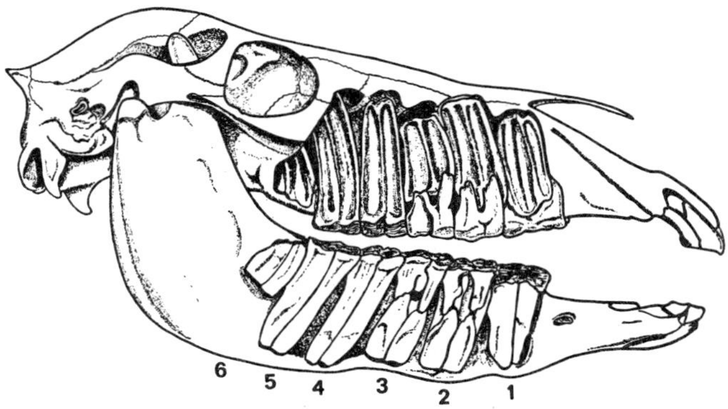

Abb. 29. Längsschnitt durch den Kiefer eines 2½jährigen Pferdes. Auf den Prämolaren 1, 2, 3 sitzen noch die Milchbackenzähne. Der letzte Molar ist noch nicht aus dem Kiefer hervorgetreten

hinteren, von vornherein bleibenden und in die Prämolaren, das sind die drei vorderen Milch-Mahlzähne, die später abgeworfen und durch bleibende ersetzt werden. Der letzte Molar erscheint erst im Alter von 3 bis 5 Jahren. Sein Durchbruch kann ebenfalls eine vorübergehende Störung der Futteraufnahme bedingen. Der Wechsel der Prämolaren erfolgt im Alter zwischen 2½ und 6 Jahren. Solange also muß mit der Bildung eines auf dem Nachfolger reitenden Milchzahnrestes gerechnet werden. Es besteht demnach ein großer Unterschied zwischen dem Wechsel der Schneide- und dem der Backenzähne. Während bei jenen im Unterkiefer Zangen-, Mittel- und die Eckzähne mit 2½, 3½ bzw. 4½ Jahren so exakt wechseln, daß man daraus eine genaue Altersbestimmung entnehmen kann, ist der Wechsel der Molaren für diesen Zweck nicht verwendbar.

Störungen im Bereich der Mundhöhle, auch anderer Art, äußern sich in mangelhafter Futteraufnahme, in abnormen Kaubewegungen oder im sogenannten Wickelkauen. Das vollständige Zermahlen des Futters ist infolge der Störung behindert, so daß es in Form filziger Wickel in die Futterkrippe zurückfällt. Man kann einen vorläufigen Einblick in die Mundhöhle vornehmen, indem man die Zunge des Pferdes erfaßt und senkrecht hochstellt. Danach kann man mit einer Taschenlampe die eine Seite der Mundhöhle ableuchten. Anschließend wechselt man die Hand und untersucht in derselben Weise die andere Seite. Eine genaue Untersuchung läßt sich jedoch nur mit einem Sperrinstrument ermöglichen (siehe auch Überbeißer, S. 41).

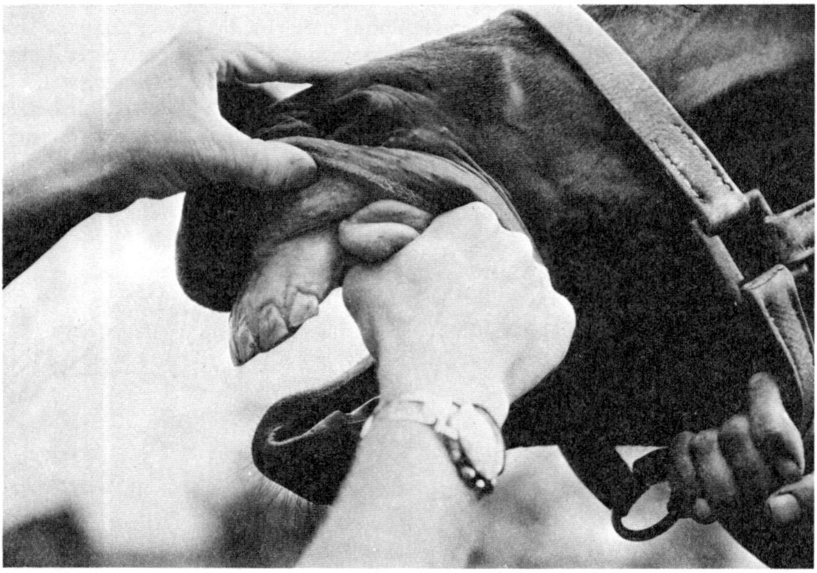

Abb. 30: Zahnuntersuchung ohne Instrument. Die Zunge ist mit der rechten Hand hochgestellt

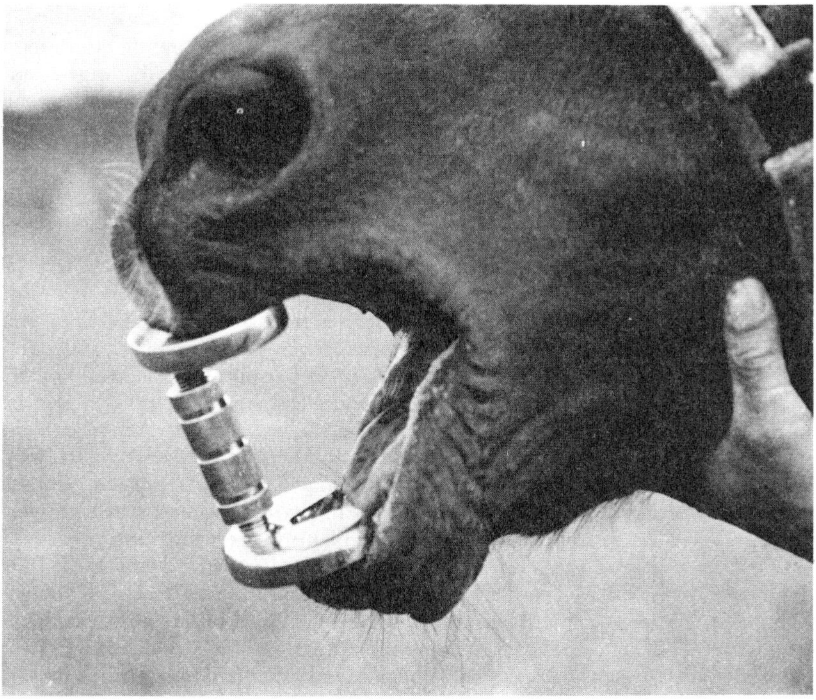

Abb. 31: Zahnuntersuchung mit Hilfe eines Sperrinstrumentes

Schlundverstopfung

Schlundverstopfung tritt gelegentlich auf bei Pferden, die trockene, krümelige Futtermittel, beispielsweise Rübenschnitzel oder Pellets, allzugierig hinunterschlingen. Die in der Speiseröhre angesammelten Fremdkörper beginnen, falls sie nicht bald abgeschluckt oder nach oben herausgespült werden, zu quellen, so daß sie schließlich wie einzementiert festsitzen. Typische Symptome sind würgende Bewegungen und Husten, der davon herrührt, daß Speichel in die Luftröhre gelangt. Manchmal fehlen jedoch diese Anzeichen. Es bestehen lediglich Nahrungsverweigerung und Unruhe, die schon zu Verwechslungen mit Kolik geführt haben.

Wenn der Zustand rechtzeitig bemerkt wird, sollte als erste Maßnahme sofort alles Futter weggenommen werden. Eigenartigerweise füllen nämlich manche Pferde den Schlund weiterhin auf, wenn bereits eine Verstopfung in der Nähe des Mageneingangs begonnen hat, so daß er in seiner gesamten Länge angefüllt werden kann. Manchmal löst sich die Anschoppung infolge der Schluckbewegung und des abgeschluckten Speichels von selbst. Sollte jedoch die Störung länger als eine Stunde anhalten, so darf mit einer Schlundspülung nicht gezögert werden. Fehlerhaft wäre es, irgendein Mittel einzuflößen, das in die Lunge gelangen und dort eine gefährliche Entzündung hervorrufen würde. Vorbeugend sollte man Pferde, mit kleinen Mengen beginnend, an derartige noch unbekannte Futtermittel, und zwar in angefeuchtetem Zustand, gewöhnen.

Kolik

Man versteht darunter das Auftreten wehenartiger Leibschmerzen, ein Krankheitssymptom, das durch die verschiedenartigsten Störungen in der Bauchhöhle ausgelöst werden kann. Beim Pferd bezeichnet man herkömmlicherweise mit Kolik ausschließlich Störungen im Bereich des Magen-Darmkanals, da anderweitige Ursachen, etwa von Blase, Nieren oder Gebärmutter ausgehend, relativ selten sind. Aus dem Grad der Schmerzäußerung läßt sich nicht auf die Ursache und auch nicht auf den Grad der Erkrankung schließen, da der Schmerz mehr von der örtlichen Lage als von der Art des Krankheitsherdes abhängig ist. Man unterscheidet drei voneinander völlig unabhängige Krankheitsgruppen, nämlich die Magenüberladung, die katarrhalische Darmentzündung und den Darmverschluß (Ileus). Bei jeder Kolik liegt absolute Nahrungsverweigerung vor.

Die *Magenüberladung* kann auf verschiedene Weise zustandekommen. Eine häufige Form ist die Magenüberfüllung durch gierig und übermäßig viel aufgenommenes Futter, beispielsweise dann, wenn ein Pferd nachts aus dem Stand herauskam und an die Haferkiste gelangte. Eine andere Möglichkeit besteht darin, daß der Mageninhalt zu quellen beginnt, falls die Verdauungsarbeit gestört wurde. Jedes Pferd soll nach dem Füttern noch wenigstens eine halbe Stunde Ruhe bekommen. In dieser Zeit erfolgt die den Kreislauf beanspruchende Produktion der Magensäfte, die dann die weitere Verdauungstätigkeit mehr oder weniger automatisch und ohne große Belastung des übrigen Körpers übernehmen. Wenn aber allzu unvermittelt nach der Fütterung schwere Arbeit verlangt wird, kann die Erzeugung des Magensaftes so gestört werden, daß gefährliche Gärungsvorgänge mit einer Magenerweiterung eintreten, die sogar zum Bersten des Magens zu führen vermögen. Denn die Magenüberladung des Pferdes ist deshalb eine lebensbedrohliche Erkrankung, weil sich das Pferd infolge besonderer Mechanismen am Mageneingang nicht erbrechen kann. Eher platzt der Magen, als daß der ventilartige Verschluß den Inhalt herausgibt. Die Kolikschmerzen beginnen bei dieser Art von Krankheitsursache erfahrungsgemäß etwa 4 bis 5 Stunden nach dem vorausgegangenen Füttern.

Die dritte Form von Magenüberladung kommt dann zustande, wenn im Dünndarm ein Verschluß eingetreten ist, der die Weiterführung des Mageninhaltes verhindert. Man spricht dann von der sekundären Magenüberladung, einer Komplikation oder Folgeerscheinung im Verlauf eines bereits vorausgegangenen Ileus.

Bei Magenüberladung ist mit ein paar »Koliktropfen« auf die Zunge natürlich nichts getan. Hier können allenfalls größere, unmittelbar in den Magen eingegebene Mengen gärungswidriger Mittel einen Sinn haben. Vielmehr besteht die wichtigste Maßnahme bei jeder der drei Formen darin, zu versuchen, mit Hilfe einer weitlumigen Sonde bis in den Magen vorzudringen, um den Inhalt, insbesondere auch die bei der Gärung sich bildenden Gase abzuhebern. Man wird unter Umständen auch aus diagnostischen Gründen davon Gebrauch machen, denn es ist keineswegs immer einfach, die Magenüberladung als Krankheitsursache auf Anhieb zu diagnostizieren.

Die *katarrhalische Darmkolik* wird verursacht durch bakterielle Infektionen, durch Giftstoffe (Toxine) aus dem Futter, z. B. Schimmelpilze, oder durch Wurmparasiten. Sie ist durch typische Darmgeräusche gekennzeichnet. Meistens ist der Dünndarm betroffen. Nach einigen Stunden oder auch erst am folgenden Tag kommt es zu einem mehr oder weniger starken Durchfall. Obgleich damit die im allgemeinen relativ harmlose Erkrankung behoben ist, kann sie auch den Anfang einer gefährlichen Darmentzündung bedeuten, dies besonders dann, wenn der Verlauf mit Fieber verbunden ist.

Ein weit über den Umfang dieser Abhandlung hinausgehender Komplex ist der *Ileus*, der in einer Unzahl von Erscheinungsformen auftreten kann. Die vielerlei pathologischen Veränderungen werden in drei Hauptgruppen eingeteilt. Die erste besteht darin, daß die Darmwand selbst infolge einer Lähmung (Paralyse) oder eines Krampfzustandes (Spasmus) den Weitertransport des Darminhaltes verhindert. Die zweite wird durch die Verlegung des Darmrohrs infolge von Verstopfung mit Kotmassen, Wurmknäueln oder Fremdkörpern hervorgerufen. Die dritte Gruppe wird gebildet, indem eine Abschnürung des Darmes zustandekommt, die in der verschiedenartigsten Weise, z. B. als Verdrehung (Torsion), als Darmeinschiebung (Invagination), als Verknotung (Volvulus) oder als Abschnürung (Strangulation), gebildet wird.

Jede dieser aufgezählten Ileusursachen kann wiederum an den verschiedensten Darmabschnitten auftreten, so daß die Zahl der möglichen Krankheitsformen nahezu unüberschaubar wird. Man kann sich vorstellen, vor welch schwieriger Aufgabe der Tierarzt steht, wenn er den in dem riesigen Bereich der Bauchhöhle verantwortlichen Herd ermitteln soll. Häufig kann nur eine Wahrscheinlichkeitsdiagnose gestellt werden. Die Situation ist insofern noch erschwert, weil der Darmverschluß beim Pferd im Gegensatz zu anderen Tieren und auch im Gegensatz zum Menschen innerhalb weniger Stunden zum Tode führt. Für diagnostische Untersuchungen steht also nur wenig Zeit zur Verfügung. Dies hängt damit zusammen, daß sich bei Behinderung der Darmpassage innerhalb kurzer Zeit hochgradig giftige Stoffe bilden, die einen Herztod verursachen. Deshalb ist beim Ileus die Körpertemperatur relativ belanglos, während der Puls, wie bei allen Vergiftungen, ein genaues Bild von der Erkrankung abgibt.

Man ist versucht zu glauben, daß diese zudem beim Pferd so häufige Erkrankung mit einer mangelhaften Veranlagung des Darmtraktes zusammenhängt. Tatsächlich ist der Darm des Pferdes von einer ungewöhnlichen Kompliziertheit. Doch ist er zweifellos zweckmäßig und sinnvoll gebaut. Schließlich gibt es Tausende von Pferden, die lebenslang niemals mit Kolik zu tun hatten. Die tieferen Ursachen müssen also an anderer Stelle gesucht werden. Der häufigste primäre

Anlaß ist zweifellos in Darmparasiten zu finden. Viele von ihnen bewohnen nicht nur die Schleimhaut des Darmes, sondern auch das Innere der den Darm versorgenden Blutgefäße. Diese werden dadurch verstopft oder sogar zerstört (Aneurysma s. S. 112). Dadurch kommt es zu einer mangelhaften Blutversorgung des Darmes, in deren Folge sich viele der aufgezählten Erkrankungsformen entwickeln können. Andere Ursachen sind verdorbene Futtermittel und nicht zuletzt unregelmäßige Bewegung. Aus diesen indirekten Ursachen ergeben sich vorbeugende Maßnahmen von selbst.

Zu den gefährlichsten Formen des Darmverschlusses gehört die Anschoppung im Dickdarm durch Sand. Sie kommt vor allem dann zustande, wenn grashungrige Pferde auf eine sandige Koppel mit schlechtem Bewuchs gebracht werden. Die Tiere reißen die lockeren Grasbüschel heraus und verschlingen sie mitsamt dem daranhängenden Sand. Dieser sammelt sich dann in den sogenannten Poschen (Auswölbungen) des Dickdarms an, aus denen er auch mit Abführ- und Gleitmitteln oft nicht mehr herauszubekommen ist. Wer beabsichtigt, mit Pferden aus dem Binnenland an die See zu reisen, muß mit der Gefahr rechnen, daß die Tiere oft wegen bestehenden Salzhungers am Strand den salzigen Seesand in großen Mengen auflecken, um dann womöglich in lebensgefährlicher Weise daran zu erkranken, eine Gefahr, die keine Gefahr ist, wenn man sie kennt.

Viele Verschlingungen des Darmes nehmen in Darmspasmen (Krampfzuständen) ihren Anfang. Aus diesen erst entwickeln sich infolge unkoordinierter Bewegungen der vorausgehenden oder nachfolgenden Darmabschnitte die vielerlei Verdrehungen, Verknotungen oder Einschiebungen. Deshalb sind die seit einigen Jahren neuentwickelten spasmolytischen (krampflösenden) Medikamente ein großer Fortschritt. Um so wichtiger ist ihre frühzeitige Anwendung, damit es nicht erst zu den gefürchteten sekundären Komplikationen kommt, die allenfalls nur auf operativem Wege behoben werden können. Niemals sollte man einen Koliker daran hindern, sich zu wälzen. Denn die Verlagerung des Darmes kommt nicht durch Wälzen zustande, vielmehr kann die eine oder andere Verlagerung durch Wälzen sogar behoben werden.

Bei der Vielfalt der geschilderten Krankheitsformen ist es verständlicherweise unmöglich, irgendwelche ins einzelne gehende Selbsthilfen zu empfehlen. Wichtig ist es, während der Erkrankung ständig den Puls zu überprüfen. Ansteigen der Pulsfrequenz ist stets ein Zeichen der Verschlechterung, Rückgang ein Anzeichen für Besserung des Zustandes. Die einzige in allen Fällen angebrachte und sofort vorzunehmende erste Hilfe besteht darin, einen warmen Wickel von unten nach oben um den Bauch zu bringen. Man legt zu diesem Zweck eine möglichst warme wollene oder wollartige, trockene Decke der Länge nach zusammen und befestigt an jedem der vier nun gebildeten Enden einen Bindfaden, z. B. Bindegarn von Strohballen. Nun reicht man das eine Ende der Decke einer gegenüberstehenden Person unter dem Bauch des Pferdes hindurch und bindet die vier Fäden über dem Rücken fest zusammen. Zum Schutz der Haut legt man noch Strohwische unter. Darnach oder auch schon zuvor kann man über dem Rücken eine zweite Decke anbringen. Nicht bewährt hat sich zu diesem Zweck die Verwendung eines Deckengurts, weil sich die Decke erfahrungsgemäß unter ihm nach unten zusammenschiebt. Doch kann man ihn zusätzlich zu den Bindfäden anlegen. Kräftiges Abreiben des Unterbauches mit Stroh vor dem Anlegen der Decke ist ebenfalls immer zu empfehlen.

In früheren Zeiten war es vielfach üblich, kolikkranke Pferde im Galopp zu jagen. Tatsächlich sind auf Grund der damit verbundenen Blutdrucksteigerung und der aktiven Schaukelmassage des Darmes mitunter Heilungserfolge erzielt worden. Bei manchen Kolikformen kann jedoch diese Methode lebensgefährlich sein, insbesondere bei Magenüberladung und bei Darmstrangulationen. Eine wahllose Anwendung dieser Bewegungstherapie ist daher abzulehnen.

Parasiten

Der Befall mit *Magen-Darmparasiten*, die man geradezu als die Geißel des Pferdegeschlechts bezeichnen kann, ist der wohl häufigste, schwerwiegendste und umfangreichste Krankheitskomplex im Bereich des Ernährungsapparates. Auch hier liegen Domestikationsbedingungen zugrunde, beruhend auf der räumlichen Enge in Ställen und auf Weideflächen. Das Wildpferd lebte ursprünglich in Familiengruppen, die sich zu nur relativ kleinen Verbänden zusammenschlossen. Sie bewegten sich in riesigen Landgebieten, die sie zudem jahreszeitlich wechselten. Nur während der periodischen Wanderungen dürften sie sich vorübergehend, ähnlich wie die Zugvögel, zu großen Herden zusammengeschlossen haben. Diese Vermutungen können wir auf Grund der Forschungen Hancars und der von Klingel an den Steppenzebras gemachten Beobachtungen annehmen.

Solche Lebensbedingungen brachten es mit sich, daß die Gefahr der Aufnahme von Parasiteneiern auf der Weide, wie umgekehrt die Verseuchung der Weideflächen aus den Darmausscheidungen infolge der Verteilung auf großem Raum nur gering war. In unseren engen, insofern unnatürlichen Lebensräumen aber kommt allzuleicht ein verhängnisvoller circulus vitiosus in Gang. Die kleinen Flächen werden intensiv mit Erregern besiedelt, durch die sich wiederum die Pferde um so mehr infizieren. Dies steigert sich im Laufe der Jahre so sehr, daß manche Pferdeweiden völlig unbrauchbar, wie man sagte, »pferdemüde« wurden. Dieser treffende Ausdruck wurde schon in Zeiten geprägt, als man die Rolle der Darmparasiten nicht oder nur ungenügend kannte, um einen rätselhaften, geheimnisvollen Faktor damit zu kennzeichnen. Vielleicht hängt auch mancher Leistungsrückgang ehemals berühmter Gestüte damit zusammen. Die von manchen für die Pferdemüdigkeit verantwortlich gemachte Dezimierung einzelner Weidegräser dürfte im Vergleich zur Parasitenverseuchung nur untergeordnete Bedeutung haben.

Bis vor wenigen Jahren stand man diesen Wurminvasionen und Verseuchungen der Weiden mehr oder weniger machtlos gegenüber. Das einzige kausal angreifende Mittel war das regelmäßige Aufsammeln und unschädliche Beseitigen des Dungs, wie es beispielsweise in Trakehnen üblich war, eingeführt von dem namhaften Gestütstierarzt Vet. R. Dr. Meyer, als die Verseuchung des Gestüts mit Blutwürmern (um 1934) existenzbedrohende Formen angenommen hatte. Deshalb wird in Ländern mit genügend großen Flächen und geeigneten

Klimabedingungen ein regelmäßiges Umpflügen aller Weidekoppeln im mehrjährigen Wechsel vorgenommen. »In dem renommierten Gestüt Haras Comalal in Argentinien stehen für 140 Vollblutstuten mit Fohlen 300 ha Weidefläche zur Verfügung. Der Boden enthält viel Calcium und Phosphor und gibt die besten Luzerneweiden, die ich in der Welt gesehen habe ... Für die Weiden wird regelmäßige Wechselwirtschaft betrieben. Jedes Jahr wird ein Teil umgepflügt, erst mit Weizen, dann mit Kartoffeln und anschließend mit Gräsern bebaut. Besonders großen Wert legt man auf die Parasitenbekämpfung. Die Blutwürmer sind fast ausgemerzt« (J. Aiscan).

Erfahrungsgemäß sind nasse Weiden wegen der auf ihnen für die Parasiten günstigen Lebensbedingungen gefährlicher als trockene. Eine gewisse Eindämmung des Parasitenbefalls kann man erzielen, wenn der erste Graswuchs im Frühjahr nicht beweidet, sondern bei etwa 20 cm Höhe, d. h. sobald er mit der Mähmaschine erfaßt werden kann, abgemäht, siliert, getrocknet oder an andere Tierarten verfüttert wird. Wenigstens ein Teil der an den Grashalmen hochkriechenden Wurmlarven wird dadurch beseitigt. Bewährt hat sich auch die Wechselbeweidung mit anderen, für Pferdeparasiten nicht empfänglichen Tierarten, wie Rindern oder Schafen. Auch gleichzeitiger Weideaufenthalt von Wiederkäuern mit Pferden hat gute Wirkungen gezeigt. Rinder sollten in diesem Fall zur Sicherheit enthornt werden.

Wo jene radikale und allein völlig zuverlässige Weidesanierung durch Wechselfutterbau nicht möglich ist, bleibt jedoch nur ein Weg, um den unheilvollen circulus vitiosus gänzlich zu unterbrechen, nämlich die Entwurmung der Pferde in so regelmäßigen und kurzen Abständen, daß die Parasiten im Darm der Wirtstiere vernichtet werden, bevor sie die Geschlechtsreife erlangen und ihrerseits von neuem Eier ablegen, um die Weide fortlaufend zu verseuchen. Dies muß aufgrund des Lebenszyklus der Parasiten in etwa zweimonatigem Abstand über die gesamte Weidezeit hinweg erfolgen. Erst in der jüngeren Vergangenheit ist es der pharmazeutischen Wissenschaft und Industrie gelungen, dafür geeignete Mittel zu entwickeln. Diese Behandlung der Pferde dient also weniger dazu, die Pferde zu sanieren, sondern vor allem der Gesundung der Weiden. Denn die tägliche Aufnahme neuer Parasitenlarven von verseuchten Weideflächen zwischen den zweimonatigen Behandlungen kann auf diese Weise nicht verhindert werden. Wie in einem späteren Abschnitt gezeigt wird, wandern die Larven durch die Darmwand hindurch in den übrigen Körper, wo sie für die Medikamente nicht mehr angreifbar sind. Dennoch kann sich bei konsequenter Anwendung dieser Methode daraus eine neue Ära in der abendländischen Pferdezucht entwickeln. Denn es ist kaum auszudenken, was es bedeuten würde, diesen seit Jahrhunderten grassierenden und die Pferdezucht belastenden Seuchenkomplex völlig zu tilgen. Wenn man berücksichtigt, wie viele andere Seuchen bei Mensch und Tier, die einst die Welt erschütterten, so vollständig getilgt wurden, daß sie den meisten Menschen der zivilisierten Länder kaum noch dem Namen nach bekannt sind, braucht das nicht von vornherein als phantastische Utopie zu gelten.

Nur dort, wo völlig wurmfreie Pferde auf absolut wurmfreien Weiden gehalten werden, ist eine routinemäßige, periodische Parasitenbekämpfung nicht notwendig. Bei reiner Stallhaltung genügt die Behandlung verwurmter Pferde auch in größeren Zeitabständen. Jedes der einzelnen Verfahren sollte freilich mit systematischen Untersuchungen des Befalls gekoppelt werden. Man wird nicht ein Pferd behandeln, bei dem kein Befall nachzuweisen ist. Dagegen soll man sich nicht durch einen angeblich geringen Befund täuschen lassen. Entweder ist ein Pferd wurmfrei oder es ist es nicht. Dazu kommt, daß die Parasiten ihre Eier auch schubweise ausscheiden können, so daß sich aus dem augenblicklichen Befund keine zuverlässigen Schlüsse auf die tatsächliche Invasion ziehen lassen.

Die Unzahl der für das Pferd pathogenen Magen-Darmparasiten kann man in drei Gruppen einteilen, nämlich in die Magenbremsenlarven, in die Rundwürmer und die Bandwürmer.

Die *Magenbremsen* (Pferdefliegen, Pferdedasseln, Magenbiesfliegen) legen im Hochsommer hauptsächlich an den Vorderbeinen des Pferdes Eier ab. Man kann dies gelegentlich auf der Weide beobachten, wenn sie dicht neben dem Bein eines Pferdes frei in der Luft schwebend die Eier wie aus einer Pistole abschießen, die dann an den Haaren kleben bleiben. Aus diesen Eiern entwickeln sich nach einigen Tagen Larven, die einen Juckreiz verursachen, der das Pferd dazu bringt, am Bein zu lecken, um auf diese Weise die Parasiten abzuschlucken. Diese vollziehen nun über mehrere Monate Wanderungen durch den Pferdekörper, die zweifellos nicht ohne schädliche Nebenwirkungen ablaufen. Etwa vom November ab beginnen sie sich an der Magenschleimhaut anzuheften, die sie dicht wie ein Teppich bedecken können. Im Sommer des nächsten Jahres lösen sie sich von der Magenwand ab, gelangen mit dem Kot auf die Weide, wo sie sich verpuppen und nach weiteren 30 bis 40 Tagen als neue Fliegen auschlüpfen, um den Kreislauf von neuem zu beginnen (Abb. 36).

Bei starkem Befall können die Magenlarven schwere Gesundheitsstörungen mit Blutarmut und Verdauungsstörungen hervorrufen. Sogar echtes Magenkarzinom (Magenkrebs) wurde als Folge ihrer chronischen Reizwirkung festgestellt.

Vorbeugend kann nur die regelmäßige Beobachtung der Pferdebeine bei Weidegang in Betracht gezogen werden. Sobald man die Fliegeneier, die Läuseeiern ähnlich sind, bemerkt, sollten sie mit einem Messer abgeschabt werden. Auch das Bestreichen der Vorderbeine mit Motorenöl, dem man Bremsenöl zusetzen kann, hat sich bewährt.

Eine medikamentöse Behandlung ist besonders im November sinnvoll, wenn sich die Larven im Magen festgesetzt haben. Ein Nachweis des Befalls durch Kotuntersuchung ist nicht möglich. Deshalb sollte bei allen Pferden, bei denen eine sommerliche Invasion in Betracht zu ziehen ist, im Winter eine Behandlung vorgenommen werden. Dies gilt vor allem für zugekaufte Pferde unbekannter Herkunft. Ferner ist bei chronischen Verdauungsstörungen, insbesondere bei breiiger Kotbeschaffenheit, stets an Magenlarven zu denken. Da alle gegen Magenlarven wirksamen Präparate auch gegen Rundwürmer wirksam sind, nicht aber immer umgekehrt, ist eine Behandlung in den Wintermonaten stets zu empfehlen.

In einer Unzahl von Formen erscheint beim Pferd die Gruppe der *Rundwür-*

mer, so genannt, weil sie im Querschnitt ein drehrundes Profil zeigen. Man kann die wichtigsten in zwei Klassen einteilen, nämlich in die Spulwürmer (Askariden) und in die Blutwürmer (Strongyliden).

Der hauptsächlich im Dünndarm lebende *Spulwurm* scheidet ohne Unterbrechung Eier zu hunderttausenden aus, die mit dem Kot abgehend Stall und Weide verseuchen. Diese Eier haben eine so große Widerstandskraft, daß sie monatelang entwicklungsfähig bleiben. Werden nun die Eier von Fohlen oder jungen Pferden mit dem Futter aufgenommen, so schlüpfen aus ihnen Larven, die sich durch die Darmwand hindurchbohren und auf dem Blut- und Lymphweg über Leber und Herz in die Lunge gelangen. Von hier aus geraten sie in die Bronchien und in die Luftröhre, von da in den Schlundkopf, aus dem sie erneut abgeschluckt und in den Dünndarm zurückbefördert werden. Erst jetzt entwickeln sie sich zu geschlechtsreifen, großen Parasiten, die nun erneut Eier produzieren und ausscheiden.

Es ist einleuchtend, daß die Larven schon während ihrer Wanderung durch die inneren Organe erhebliche Schädigungen hervorrufen. Vor allem in der Lunge können sie zu entzündlichen Erscheinungen führen, Husten, Bronchitis, ja echte, sogenannte verminöse Pneumonie (Lungenentzündung) erzeugen. Die im Darm lebenden, geschlechtsreifen Formen resorbieren wertvolle Nährstoffe, schädigen die Darmwand und scheiden giftige Stoffwechselprodukte aus. Diese Faktoren erzeugen zusammenwirkend das Bild des traurigen, blutarmen Wurmfohlens. Sie können sich in solchen Massen ansammeln, daß sie als dicke Wurmknäuel sogar zu einem tödlichen Darmverschluß führen (Abb. 32).

Gegen die im Darm schmarotzenden Spulwürmer stehen eine Reihe zuverlässiger Präparate zur Verfügung, nicht aber gegen die im übrigen Körper kreisenden Formen. So kann es geschehen, daß wenige Wochen nach erfolgreicher Behandlung erneut Askariden im Darm auftreten, die sich von den inzwischen aus der Lunge nachgewanderten Larven gebildet haben. Obgleich bei älteren Pferden im allgemeinen nur einzelne Parasiten zu finden sind, muß aus Rücksicht auf andere Tiere auch beim geringsten Nachweis von Wurmeiern eine gewissenhafte Behandlung vorgenommen werden.

Die unter dem Namen *Blutwürmer* zusammengefaßten Strongyliden und strongylidenartigen Rundwürmer treten in einer Unzahl von über 60 Arten auf, die nur für den Fachparasitologen überschaubar sind. Für den Pferdebesitzer genügt es zu wissen, daß man in der Hauptsache große und kleine Strongyliden unterscheidet, die in den einzelnen Zuchtgebieten mit unterschiedlicher Häufigkeit vorkommen. Während man die großen Typen in den Kotballen im allgemeinen ohne Schwierigkeiten erkennt, sind die kleinen nicht mit dem bloßen Auge wahrzunehmen. Diesem Umstand ist es vor allem zuzuschreiben, daß viele Pferdebesitzer die Verwurmung nicht ernst nehmen, weil sie niemals einen Parasiten zu Gesicht bekommen haben. Hier aber kann nur die regelmäßige mikroskopische Untersuchung des Kotes auf Eier und Larven mittels sorgfältiger Aufschwemmungs- und Anreicherungsverfahren Aufschluß geben.

Während ihres Aufenthaltes im Darmrohr scheiden auch diese Rundwürmer Millionen von Eiern aus, die Stall und Weide verseuchen. In die Außenwelt gelangt, durchlaufen sie Entwicklungsstadien als sogenannte Larven, um dann mit dem Futter wieder in einen Pferdekörper zurückzukehren. Nun aber beginnt vor dem geschlechtsreifen Endstadium zunächst wie bei den Spulwürmern ein unheilvoller Kreislauf durch den Körper. Insofern ist er womöglich noch schädlicher als bei jenen, weil sie sich nicht mit der Durchwanderung der Organe begnügen, sondern sich sogar im Innern der Arterien festsetzen, daher der Name Blutwürmer. Dabei schädigen sie ihren Wirt nicht nur durch den Entzug wertvoller Nährstoffe und durch Ausscheidung von Giften, sondern vor allem durch Zerstörung der Blutgefäße. Die glatte Gefäßinnenwand (Intima) erleidet Läsionen, die zur Entstehung von Blutgerinnseln (Thrombosen) mit Verstopfungen der Blutgefäße führen. Es können sogar große Arterien, wie die daumenstarke Oberschenkelarterie (A. femoralis), völlig verstopft werden, so daß bei dem betroffenen Pferd nach einiger, zunächst ungestörter Bewegung infolge mangelhafter Durchblutung der Muskulatur lähmungsartige Erscheinungen (*intermittierendes Hinken*) auftreten. Es kann vorkommen, daß ein derartiges Pferd wie gelähmt zusammenstürzt, bis sich nach einigen Minuten die Durchblutung wieder so weit erholt hat, daß es aufsteht und weiterläuft, bis sich der Vorgang von neuem wiederholt. Diese krasse Form ist allerdings relativ selten. Wohl aber kann ein Befall geringeren Grades eine Leistungsschwäche bedingen.

Eine andere, häufigere Komplikation entsteht dadurch, daß ein abgelöstes Blutgerinnsel in kleinere Arterien fortgeschwemmt wird und diese verstopft. Da die Blutwürmer ihren Lieblingssitz in den Arterien der hinteren Gekröswurzel haben, wird am häufigsten der von hier aus mit Blut versorgte Darm betroffen. Auf diese Weise kann ein Darmabschnitt infolge von Blutleere (Anämie) gelähmt werden und dann eine sogenannte paralytische *Wurmkolik* verursachen. Zwar versucht der Körper durch andere, sogenannte kollaterale Blutgefäße die Durchblutung wieder in Gang zu bringen. Doch ist bei dem, infolge der aus dem stagnierenden Darminhalt sich bildenden hochgiftigen Stoffwechselprodukte, rapiden Verlauf die dazu benötigte Zeit oft nicht ausreichend.

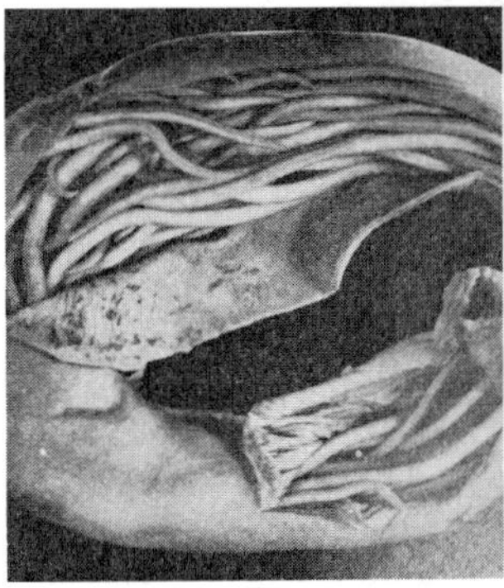
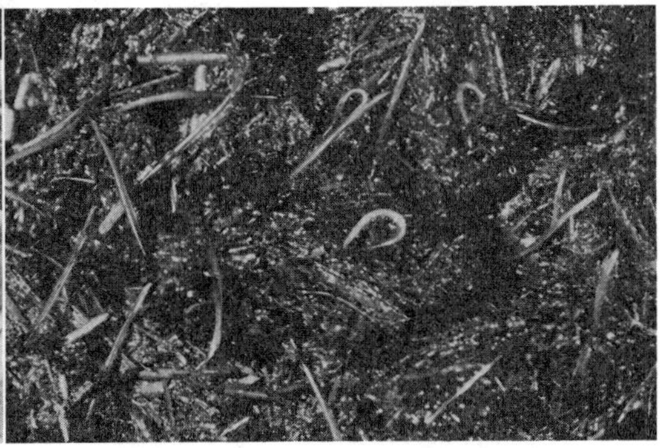

Abb. 32 (links). Spulwürmer (Ascariden) im Dünndarm eines Fohlens. – Abb. 33 (rechts). Blutwürmer (große Strongyliden) im Pferdekot

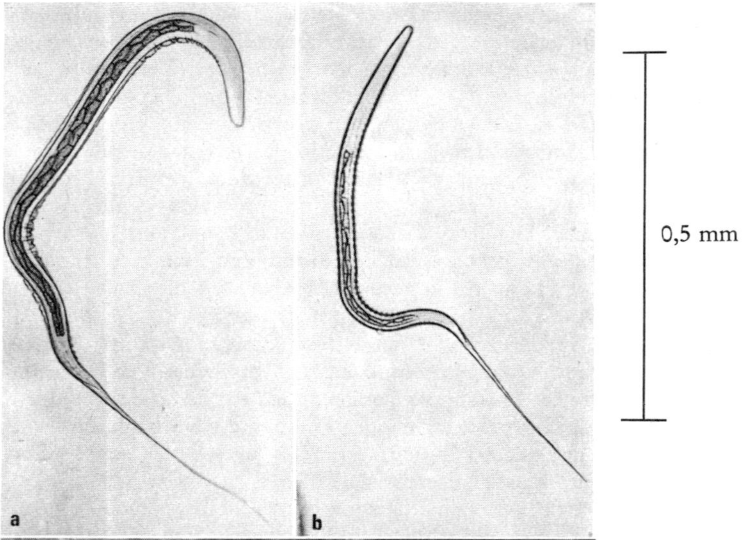

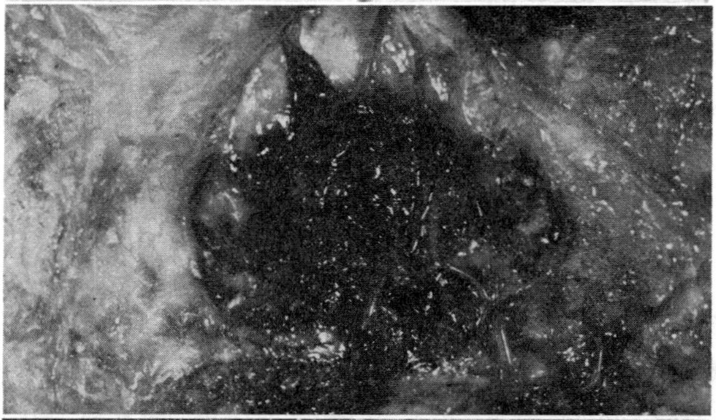

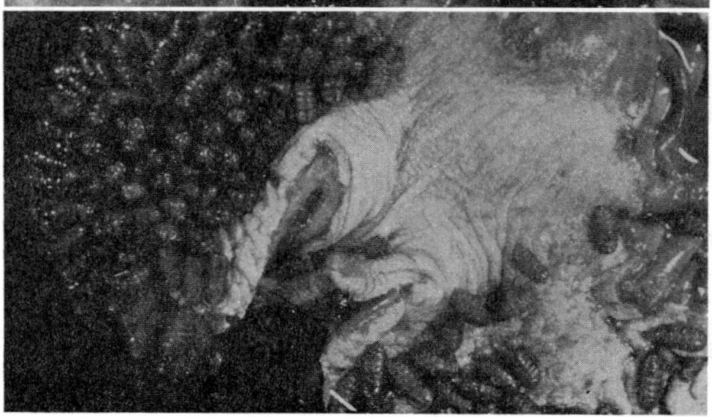

Abb. 34 (*oben*). Drittes Larvenstadium von Pferdestrongyliden. – Abb. 35 (*Mitte*). Erweiterung und Zerstörung einer Darmarterie (Aneurysma) durch – zum Teil sichtbare – Strongyliden. – Abb. 36 (*unten*). Magenbremsen (Gasterophyluslarven) auf der Magenschleimhaut

Wahrscheinlich sind die meisten aller Darmkoliken, wenn nicht krasse Fütterungsfehler zugrundeliegen, indirekt mit mangelhafter Durchblutung infolge Parasitenbefalls der Darmgefäße zu erklären. Denn die vielerlei unter Ileus (S. 105) beschriebenen Verlegungen des Darmes können auf diese Weise zustandekommen.

Vorbeugend sind die bei der Besprechung der Spulwürmer empfohlenen Weidesanierungen zu empfehlen. Zur Bekämfung der geschlechtsreifen Darmstadien stehen zuverlässige Mittel zur Verfügung, die im allgemeinen mit den für Spulwürmer wirksamen übereinstimmen. Dagegen sind keine Mittel bekannt, um gleichzeitig alle, auch die in den Blutgefäßen und anderen inneren Organen kreisenden Larven zu vernichten. Von früheren Versuchen intravenöser Infusionen aus Verbindungen mit Arsenik, Kupfer, Antimon, Brechweinstein ist man wegen unbefriedigender Ergebnisse wieder abgekommen. Die Schwierigkeit der Bekämpfung ist insofern noch größer als bei den Spulwürmern, weil man mit erheblich längerer Verweildauer im gesamten Körper rechnen muß. Manche nehmen an, daß man drei Jahre benötigt, bis ein stark verwurmtes Pferd mittels regelmäßiger, etwa zweimonatiger Behandlungen völlig wurmfrei werden kann. Geradezu teuflisch ist die Fähigkeit dieser Erreger, daß sie auf dem Blutwege schon während der Trächtigkeit in das noch ungeborene Fohlen einwandern. Man hat an acht Tage alten, gestorbenen Fohlen durch Obduktion Verwurmungen in einem Ausmaß und in einem so fortgeschrittenen Zustand beobachtet, wie er durch nach der Geburt erfolgte Aufnahme von Larven nicht zustandekommen könnte. Zweifellos ist manches, was unter dem Sammelbegriff »Fohlenlähme« geführt wird, in Wirklichkeit nichts anderes als eine angeborene Verwurmung. Im Kapitel über Aufzuchtkrankheiten wurde schon darauf hingewiesen, daß bei jedem Durchfall neugeborener Fohlen sofort eine Wurmbehandlung vorzunehmen ist, um nicht bis zum Eintreffen eines Untersuchungsergebnisses wertvolle Zeit zu verlieren. Die ständige Überwachung der Zuchtstuten als oberstes Gebot ergibt sich aus dem Geschilderten von selbst.

Die dritte Gruppe der Magen-Darmparasiten wird durch die *Bandwürmer* repräsentiert, so genannt nach ihrem nicht drehrunden, sondern rechteckigen Querschnitt. Sie sind beim Pferd im Vergleich mit den Rundwürmern relativ selten anzutreffen, jedoch beim Nachweis im Rahmen routinemäßiger Untersuchungen unbedingt mit spezifischen Mitteln zu behandeln, die als zuverlässig wirkend zur Verfügung stehen. Die Bandwürmer schädigen den Körper durch Entzug wertvoller Substanzen. Sie können Schwäche, Blutarmut, Koliken, bei Fohlen sogar Todesfälle hervorrufen. Immerhin ist ihre Bekämpfung insofern weniger problematisch, weil sie sich ausschließlich, ohne durch den übrigen Körper zu kreisen, im Darm aufhalten.

Von den auf dem Markt befindlichen Präparaten wird im allgemeinen nur eine der drei Parasitengruppen, entweder Rundwürmer, Bandwürmer oder Magenbremsen, erfaßt. Es wäre also falsch zu glauben, man habe alles getan, wenn man irgend ein Mittel verabreiche. Vielmehr ist es richtig, nur gezielte Behandlungen durchzuführen.

Neben den aufgezählten pferdespezifischen Parasiten können sich gelegentlich

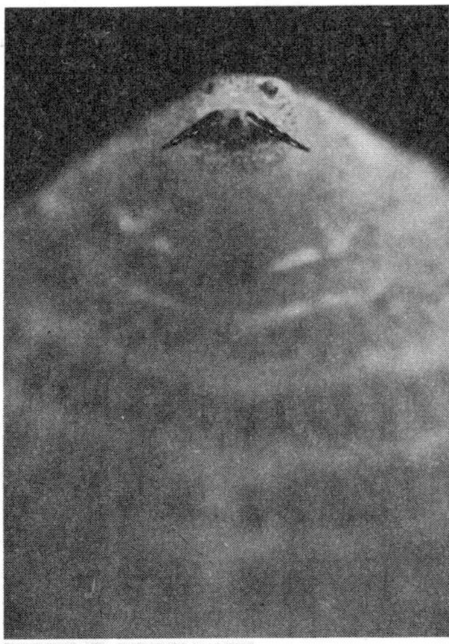

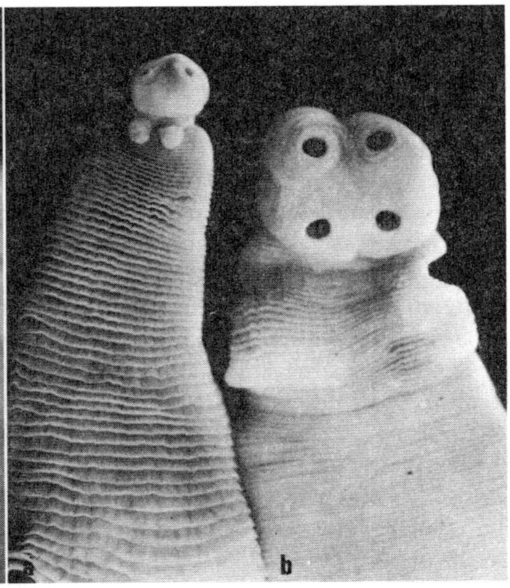

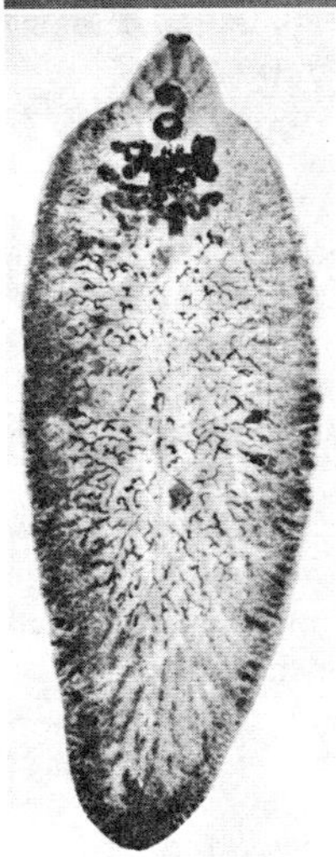

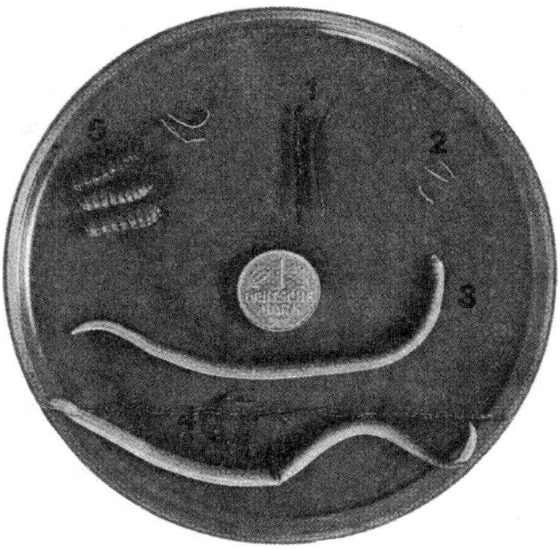

Abb. 37 (*oben links*). Kopf einer Gasterophyluslarve mit Widerhaken. – Abb. 38 (*oben rechts*). Bandwurmköpfe (2 Arten). – Abb. 39 (*unten links*). Leberegel. – Abb. 40 (*unten rechts*). Größenvergleiche von Parasiten im Pferd: 1) Große Palisadenwürmer, grau bis rotbraun, 2,5–4,8 cm lang. 2) Kleine Palisadenwürmer, weiß bis rot, 1,5–2,6 cm. 3) Spulwürmer, ♂ 15–28 cm, ♀ 35–50 cm. 4) Pfriemenschwänze, weißliche Haut, ♂ 0,9–1,2 cm, ♀ 4–10 cm. 5) Gastricole Dassellarven, rötlich-braun, ca. 1–2 cm lang

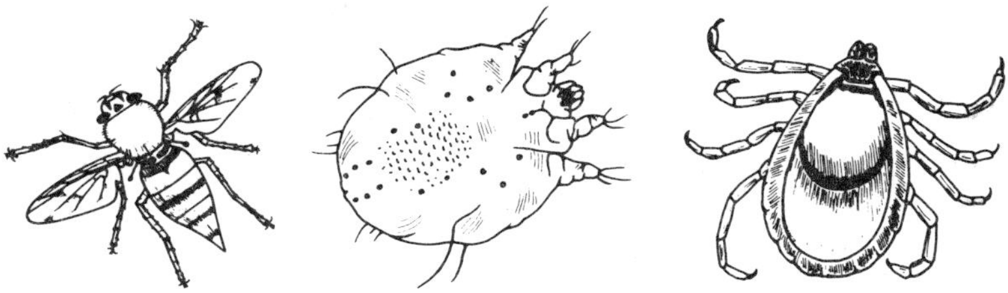

Abb. 41–43. Pferdemagenbremse (Gasterophilus intestinalis). – Grabmilbe (Sarcoptes sp.). – Schildzecke ([IXODIDAE] Rhipicephalus sanguineus)

auch Schädlinge anderer Tierarten in das Pferd verirren. So sind schon Leberschäden durch den *Leberegel* des Rindes bei Pferden beobachtet worden. Man wird deshalb nach Möglichkeit nicht bewußt Pferde auf leberegelverseuchte Rinderweiden verbringen.

Ähnlich verhält es sich mit den *Dassellarven* der Wiederkäuer. Diese Schädlinge, die in manchen Gegenden große Verluste bei Weiderindern und unter dem Schalenwild hervorrufen, treten gelegentlich auch bei Pferden auf. Wenngleich sie bei diesem Fremdwirt nicht zur vollen Entwicklung gelangen, können sie doch unangenehme Folgen mit sich bringen. So werden nicht selten haselnußgroße Geschwülste in der Sattellage, in der Widerrist- oder in der Lendengegend durch Dasseln verursacht. Sie werden mit den gleichen Mitteln behandelt wie beim Rind. Da sich die Auftreibungen durch die Reibung mit dem Sattel entzünden können, sollte man eine möglichst weiche Satteldecke, eventuell aus dichtem, ca. 2–3 cm starkem Schaumstoff verwenden, wenn man nicht allzulange mit dem Reiten pausieren möchte. Aber auch allgemeine Störungen mit Schwächung der Kondition dürften mit diesem Befall verbunden sein. Denn die Schmarotzer vollziehen von der Eiablage bis zur Bildung der Beulen einen monatelangen Kreislauf durch den Körper, teilweise sogar im Rückenmark, der nicht spurlos ablaufen kann. Die einzige, jedoch kaum realisierbare Vorbeugung würde darin bestehen, Pferde in gefährdeten Gebieten nicht tagsüber, sondern nur nachts auf die Weide zu verbringen, wenn die Dasselfliegen nicht in der Luft herumschwirren.

Zusammenfassung: Die Parasiten sind die Ursachen der häufigsten aller übertragbaren Krankheiten des Pferdes. Trotz aller Fortschritte der pharmazeutischen Wissenschaft und Industrie ist die Möglichkeit ihrer Bekämpfung noch immer unbefriedigend. Dies beruht vor allem darauf, daß es bis jetzt keine brauchbare Methode gibt, um die Parasiten, ihre Larven oder Eier aus verseuchten Weiden zu eliminieren. Auch die Bekämpfung im Tierkörper ist beschränkt. Denn es lassen sich lediglich die innerhalb des Darmrohres befindlichen, geschlechtsreifen Formen, nicht aber die durch den übrigen Körper wandernden Larven erfassen.

Atmungsapparat

Der Atmungsapparat hat die Aufgabe, den Körper mit Sauerstoff zu versorgen und das bei der Verbrennung der Nährstoffe sich bildende Kohlendioxyd abzuführen. Dieser Organkomplex ist wegen der Schnelligkeit und körperlichen Leistungskraft sowie wegen des intensiven Wärmehaushaltes des Pferdes ungemein umfangreich, anspruchsvoll an die Qualität der Luft und infolgedessen störungsanfällig beschaffen.

Man unterteilt aus arbeitstechnischen, didaktischen und diagnostischen Gründen den Atmungsapparat in die oberen Luftwege, welche Nasenhöhle, Kopfhöhlen, Kehlkopf und Luftröhre umfassen, in die unteren Luftwege, nämlich Bronchien und Bronchiolen, sowie in das eigentliche Lungengewebe. Jeder einzelne Bereich ist so zahlreichen und detaillierten Erkrankungsmöglichkeiten unterworfen, daß hier nur eine Auswahl der für den Laien interessierenden Formen gegeben werden kann. Die wie bei keinem anderen Haustier häufigen und vielfältigen Schädigungen des Atmungsapparates beruhen vor allem auf unbefriedigenden Luftverhältnissen im Stall und auf dem Mangel an Bewegung, also auf Umweltbedingungen, die im allgemeinen Teil (siehe S. 48) bereits besprochen wurden. Das bedeutet, daß auch hier die Einfügung des Steppentieres in die Umwelt der menschlichen Zivilisation in erster Linie verantwortlich zu machen ist.

Im einzelnen können Erkrankungen durch infektiöse und nichtinfektiöse Agentien verursacht werden. Nicht infektiöser Art sind Reizzustände in den oberen und unteren Luftwegen infolge von Staub oder schädlichen Gasen oder aber Allergien in allen Bereichen, von der Nase bis zu den Lungenspitzen, d. h. eine Überempfindlichkeit gegenüber irgendwelchen Schwebstoffen. Dazu folgendes Beispiel: Ein mir bekannter Landwirt beabsichtigte, seinen Pferdestall zu renovieren, und verbrachte seine beiden Pferde vorübergehend in den Rinderstall. Am nächsten Morgen fand er das eine der Pferde in höchster Atemnot, dem Ersticken nahe, schwitzend und am ganzen Leibe zitternd vor, während das andere einen völlig wohlbefindlichen Eindruck machte. Man brachte nun die beiden Pferde in eine luftige Scheune, ohne irgendwelche medikamentösen Behandlungen vorzunehmen. Innerhalb weniger Stunden verschwanden vollständig und spontan alle Krankheitserscheinungen, um auch niemals wiederzukehren. Hier kann es sich nur um eine Allergie gegenüber irgendwelchen mit Rindern zusammenhängende Substanzen gehandelt haben. Es ist also daran zu denken, daß einzelne Tiere unter Verhältnissen erkranken können, die für andere unschädlich sind. Ein typisches Kennzeichen der Allergie besteht darin, daß sie mit Vorliebe durch kleinste, oft nicht nachweisbare Spuren sogenannter antigener Substanzen (Allergene) hervorgerufen wird. So kann beispielsweise eine Allergie gegenüber Spinnen oder von ihnen ausgeschiedene Stoffe auftreten. Dies kann auch mit klimatischen Veränderungen zusammenhängen. Die verbreitetste klimatische Allergie des Menschen, der sogenannte Heuschnupfen, eine Allergie gegen sommerlichen Blütenstaub, ist allerdings bei Pferden noch nicht beobachtet worden. Dagegen ist bekannt, daß bei Tieren eine Allergie gegen den sogenannten Altweibersommer, eine im Herbst an Fäden durch die Luft schwebende Spinnenart, auftreten kann. Eine regelmäßige Beseitigung der Spinnen im Pferdestall, und zwar nicht durch Abkehren, sondern mit dem Staubsauger, dürfte sich als naheliegend empfehlen. Die allergische Bronchitis infolge von Zersetzungsprodukten aus ungünstiger Einstreu wurde schon erwähnt. Eine andere allergene Substanz ist Federstaub von Geflügel. Hühner oder Tauben sollten nicht in Pferdeställen untergebracht werden.

Infektiöse Störungen der Atmungsorgane können durch unzählige bakterielle, virelle oder mykotische (pilzliche) Erreger hervorgerufen werden. Von ihnen wurde die Druse bereits im Kapitel über Aufzuchtkrankheiten behandelt. Während diese Infektion von Pferd zu Pferd fortzuschreiten pflegt, treten die Virusinfektionen vielfach geradezu explosionsartig auf. Je größere Massierungen von Tieren stattfinden, um so größer ist die Gefahr. Bezeichnenderweise wurde die Influenza vor Jahrzehnten als »Hoppegartener Husten« bezeichnet, so genannt nach der großen Berliner Trainingszentrale, in der tausende von Pferden zusammengefaßt waren.

Manche dieser gefährlichen Erreger können auch andere Organe befallen, am gefürchtetsten in Form des Virusabort, des infektiösen Frühverfohlens. Die seit einigen Jahren entwickelten Schutzimpfstoffe sind eine wertvolle Vorbeugungsmaßnahme, von der man allgemein Gebrauch machen sollte. Die Gefahr besteht jedoch darin, daß man im Glauben, damit sei alles getan, die hygienischen Maßnahmen vernachlässigen könnte. In Wirklichkeit gibt es noch weitere, in den Impfstoffen noch nicht erfaßte Erreger, die nach wie vor nur durch die Hygiene zu bekämpfen sind. Neuerdings wurde nachgewiesen, daß manche Virusinfektionen vom Pferd auch auf den Menschen, und umgekehrt, übertragbar sind. Folgerungen hygienischer Art ergeben sich daraus von selbst. Vor allem sollte man sich nach Möglichkeit nicht von einem kranken Pferd anhusten lassen.

Die schwerwiegendste Folge irgendwelcher infektiöser oder auch nichtinfektiöser Lungenerkrankungen ist die berüchtigte *Dämpfigkeit* (Asthma). Sie ist meistens die Komplikation verschleppter Entzündungen. Aus diesen Gründen ist jede scheinbar harmlose chronische Bronchitis ernst zu nehmen, aus der sich das Leiden zu entwickeln pflegt. Oft ist eine zu kurze Rekonvaleszenz nach fieberhaften Erkrankungen verantwortlich zu machen. Daraus ergibt sich folgender Ablauf: Fieberhafte Lungenerkrankung, z. B. Influenza – ungünstige Stallbzw. Luftverhältnisse – zu frühzeitiger Arbeitsgebrauch – chronische Bronchitis – Lungenasthma. Die beste Nachbehandlung nach fieberhaften Infekten ist ununterbrochener Koppelaufenthalt bei Tag und Nacht oder, im Falle ungünstiger Witterung, Unterbringung in einer luftigen Scheune. Auch bei Bronchitis und bei Verdacht auf beginnende Dämpfigkeit ist das neben allen anderen, medizinischen Behandlungsversuchen, die wichtigste Voraussetzung für eine Heilung.

Die Dämpfigkeit beruht auf einem Verlust der Lungenelastizität. Das kranke Organ zieht sich nicht mehr, einem Gummiball vergleichbar, von selbst zusammen, sondern muß durch die Muskulatur des Rumpfes zusammengepreßt werden. Bei hochgradig erkrankten Pferden erinnert dieses pumpenartige Atmen an die Tätigkeit einer Dampfmaschine. Daher die Bezeichnung »Dämpfigkeit«. Unter anderem bildet sich dabei die typische Dampfrinne, eine sichtbare Muskeleinziehung am seitlichen Hinterbauch. Doch ist diese Rinne für sich allein noch kein Beweis für eine Atembeschwerde, weil sie auch bei vielen muskulösen, durchtrainierten Pferden zu sehen ist.

Das *Kehlkopfpfeifen* ist eine bei Pferden relativ häufig auftretende Behinderung im Atembereich, die durch eine Nervenlähmung am Kehlkopf hervorgerufen wird. Infolge dieser Lähmung wird das Stimmband durch den Luftstrom der Einatmung in das Lumen des Kehlkopfes hereingezogen, das auf diese Weise verengt wird, so daß ein pfeifendes Geräusch entsteht. Im allgemeinen wird das Geräusch, der sogenannte »Ton«, erst bei stärkerer Atemtätigkeit, das heißt bei Anstrengung im Laufe der Bewegung hörbar. In geringgradiger Form ist der Fehler relativ harmlos, in stärkerer Ausprägung eine erhebliche Behinderung der Atmung. Die Ursache ist wahrscheinlich in einer Toxinwirkung von Bakterien im Verlauf der Druse oder anderer Infektionskrankheiten zu suchen.

Das Leiden gehört ebenso wie die schon erwähnte periodische Augenentzündung und die Dämpfigkeit zu den sechs Hauptmängeln. Das bedeutet, daß der Verkäufer das Pferd auf Verlangen des Käufers zurücknehmen muß, wenn der Mangel innerhalb von 14 Tagen nach dem Kauf festgestellt wird. Dabei ist der Grad des Tones unwesentlich. Beim Angebot eines derartigen Pferdes ist deshalb der Käufer sogleich auf den Mangel aufmerksam zu machen, womit verständlicherweise eine Reklamation ausgeschlossen ist. Die leichte Form kann bei geringen Anforderungen eines Freizeitreiters lediglich einen Schönheitsfehler bedeuten. Für große Anforderungen ist jedoch ein damit belastetes Pferd ungeeignet. Es ist auch mit dem Tierschutz nicht zu vereinbaren, von einem »Roarer« (engl.) große Leistungen zu verlangen. Die Behandlung besteht in einem operativen Eingriff mit verhältnismäßig guten Erfolgsaussichten, darin bestehend, daß das gelähmte Stimmband an die Seitenwand des Kehlkopfes angenäht wird. Dagegen ist eine sogenannte Dauerkanüle (Tracheotubus), eine in die Luftröhre eingesetzte Röhre, weniger zu empfehlen.

Blut und Kreislauf

Das Blut wird zwar bei sämtlichen körperlichen Krankheiten in Mitleidenschaft gezogen. Es kann aber auch als selbständiges Organ sowohl durch unspezifische als auch durch übertragbare Faktoren erkranken.

Blutarmut (Anämie) in den verschiedensten Graden und Formen kann als Folge falscher Ernährung, beispielsweise durch Vitamin- oder Eisenmangel, zustandekommen. Es ist nicht unangebracht, an neugeborene Fohlen zugleich mit einer vielfach üblichen Vitamingabe zusätzlich ein Eisenpräparat zu verabreichen.

Mangelnde *Gerinnungsfähigkeit* des Blutes kann sowohl als Konstitutionsmangel angeboren sein als auch infolge von Vitaminmangel in Erscheinung treten. Vergiftungen bei Haustieren durch Rattengift, das durch die Zerstörung der

Gerinnungsfähigkeit zu inneren Blutungen führt, sind keine Seltenheit bei Hunden und Katzen. Sie müssen auch bei Pferden unter Umständen in Betracht gezogen werden, wenngleich die für Großtiere gefährlichen Mengen wohl nur selten zugänglich sein werden. Bei rechtzeitiger Feststellung kann die Gefahr durch eine spezifische Vitamineinspritzung behoben werden.

Die häufigste Ursache für übertragbare Blutarmut ist bei Pferden der *Wurmbefall.* Das Blut wird dabei nicht nur durch den Entzug wichtiger Stoffe, sondern mehr noch durch die von den Würmern ausgeschiedenen Giftstoffe geschädigt. Zahlreiche andere Krankheiten des Blutes, insbesondere in den Tropen und Subtropen, werden durch einzellige Lebewesen hervorgerufen, zu denen auch die Malaria des Menschen gehört. Die meisten werden durch blutsaugende Insekten, besonders häufig durch Zecken übertragen (s. Abb. 43).

Die gefährlichste, in allen, auch in den gemäßigten Zonen verbreitete Blutkrankheit ist die durch ein Virus verursachte *infektiöse Anämie* (ansteckende Blutarmut der Einhufer). Sie ist nicht auf andere Tiergattungen und auch nicht auf den Menschen übertragbar. Mit der perniziösen Anämie des Menschen, einer konstitutionellen oder ernährungsbedingten Krankheit hat sie nichts zu tun.

Die Ansteckung von Pferd zu Pferd geschieht wahrscheinlich am häufigsten durch blutsaugende Insekten. Dafür spricht auch die Beobachtung, daß die Krankheit vorzugsweise in insektenreichen, bewaldeten, in Überschwemmungs- oder Sumpfgebieten und im Sommer auftritt. Aber auch mit Übertragungen auf andere Weise, z. B. durch den Deckakt oder durch das Trinkwasser, muß gerechnet werden. Es ist deshalb nicht angebracht, etwa aus Gefälligkeit den Tränkeimer in Sammelunterkünften auszuleihen oder einen fremden zu benützen. Wenn schon, dann ist das Gefäß vor der Verwendung sorgfältig zu reinigen. Auch durch Instrumente, Nasenbremsen, Zaumzeug kann eine Übertragung stattfinden.

Die Krankheit kommt meist erst Wochen oder gar Monate nach der Ansteckung zum Ausbruch. Sie kann akut (stürmisch), chronisch (schleichend) oder latent (unbemerkt) verlaufen. Fieberanfälle ohne Beteiligung anderer Organe, beispielsweise der Atemwege, sind immer verdächtig. Im akuten Verlauf kommt es zu allgemeiner Hinfälligkeit und Schwäche der Bewegungsorgane und des Kreislaufs. Eine übermäßige Beschleunigung der Pulsfrequenz nach geringer Bewegung ist typisch. Petechiale (punktförmige) Blutungen auf der Unterseite der Zunge, Ödembildung (Schwellungen) am Unterbauch und an den Gliedmaßen, Ikterus (Gelbsucht) und fortschreitende Abmagerung sind weitere Symptome. Aus der akuten Form kann sich die chronische entwickeln, die unter Umständen eine Heilung vortäuscht. In Wirklichkeit ist noch nie ein vollständiges Freiwerden von Krankheitserregern beobachtet worden. Deshalb sind derartige latente Krankheitsherde eine Gefahr für andere Pferde und für ganze Bestände. Irgendeine Heilmethode oder eine Schutzimpfung ist bis jetzt nicht gefunden worden.

Der endgültige Nachweis wird durch Blutuntersuchungen vorgenommen. Dazu gehört das Zählen der roten Blutkörperchen, die Feststellung der Blutsenkungsgeschwindigkeit und vor allem der sogenannte Coggins-Test. Dieser wird am Serum verdächtiger Pferde ausgeführt. Es werden etwa 10 ml unverändertes, sogenanntes Nativblut oder besser durch Zentrifugieren gewonnenes Serum benötigt. Die Untersuchung erfolgt in der Bundesrepublik Deutschland am Virusforschungsinstitut in Tübingen und in Tiergesundheitsämtern.

Die Krankheit ist anzeigepflichtig. Der behandelnde Tierarzt ist also verpflichtet, sie der staatlichen Veterinärbehörde mitzuteilen, von der dann der weitere Verlauf überwacht wird. Unter anderem kann die Tötung der befallenen Tiere bei gleichzeitiger Entschädigung durch den Staat angeordnet werden. Die Krankheit hat vor und nach dem letzten Krieg großen Schaden in den europäischen Pferdebeständen angerichtet. Sie ist dann in der Bundesrepublik Deutschland zeitweise völlig getilgt worden, in den letzten Jahren aber erneut aufgetreten. Die Einfuhr ausländischer Pferde dürfte dabei eine nicht geringe Rolle gespielt haben.

Um sicher zu gehen, ist es aus diesem wie aus anderen Gründen zu empfehlen, neueingestellte Pferde, insbesondere solche unbekannter Herkunft, zunächst abzusondern und im Verdachtsfall den Coggins-Test zu veranlassen. Gegebenenfalls kann man auch die Vorlage der negativen Blutuntersuchung vor der Übernahme vereinbaren. Im Rennsport besteht die bindende Anordnung, daß alle Pferde, die in Rennställe oder in Gestüte eingestellt werden sollen, vorher dem Coggins-Test zu unterziehen sind.

Unter *Kreislauf* versteht man alle Einrichtungen und Kräfte des Körpers, die dazu dienen, das Blut, dessen zentrale Bedeutung im Kapitel über die Konstitution besprochen wurde, in Umlauf zu bringen. Das Blut ist der eigentliche Vermittler zwischen Körper und Umwelt, dazu bestimmt, Sauerstoff aus der Lunge, Nährstoffe aus dem Darm zu den Körperzellen zu bringen und von dort zurück CO2 über die Lunge an die Außenwelt, andere Substanzen in den Darm und in die Drüsen abzuführen. Daneben hat es die wichtige Aufgabe, den Wärmehaushalt zu regulieren, insbesondere die im Innern des Körpers sich entwikkelnde Wärme über die Lunge und über die Körperoberfläche nach außen abzugeben. Der Kreislauf hat also die Aufgabe, das Blut in Bewegung zu bringen, ohne die es seine Aufgaben nicht erfüllen könnte. Maßgebend dafür ist allein die Strömungsgeschwindigkeit, mit der die vorhandene, möglichst große Blutmenge durch den Körper getrieben wird. Die bewegenden Kräfte werden erzeugt durch die Muskulatur des Herzens und der Arterien, deren Druckwellen wir am Puls fühlen können.

Das Herz des Pferdes ist infolge seiner Lage zwischen den Oberarmen und Schultern der Untersuchung nur wenig zugänglich. Man kann zwar die Herztöne durch Anlagen des Ohres an die Schultermuskulatur oder mit Hilfe eines Stethoskopes bei vorgezogenem Vorderbein abhören, jedoch nur relativ wenig aus diesen akustischen Werten entnehmen. Wichtiger ist die Frequenz der Herztöne in der Ruhe, nach kurzer Bewegung, sowie die Dauer, die bis zur völligen Wiederberuhigung benötigt wird. Der größte Nachteil für die Kreislaufdiagnostik besteht darin, daß es aus mehreren Gründen beim Pferd nicht wie beim Menschen möglich ist, den Blutdruck in einfacher Weise exakt zu messen.

Maßgebend für die Leistungsfähigkeit des Kreislaufs ist also allein sein effektives Ergebnis, das sich am deutlichsten an der Atmung erkennen läßt. Zwischen Atmung und Kreislauf besteht ein untrennbarer Zusammenhang. Je mangelhafter der Blutumlauf, um so stärker muß die Lunge durch beschleunigte Atmung sauerstoffreiche Luft zuführen. Je schwächer die Lunge, um so intensiver und schneller muß das Blut vom Herzen bewegt werden. Daraus folgt, daß die Schwäche des einen Teils zu einer Schädigung des andern führen muß. Ähnliche Beziehungen bestehen übrigens auch zwischen Kreislauf und Nierentätigkeit, deren Funktion wir aber nicht durch äußere Beobachtung zu erkennen vermögen. Wenn also die Atmung eines Pferdes ruhig, flach und mühelos verläuft, wenn es auch bei Anstrengung nicht in Atemnot gerät, wenn schließlich nach der Anstrengung rasch wieder Beruhigung eintritt, ist das die beste Gewähr, daß nicht nur die Atmung selbst, sondern daß auch der Kreislauf in Ordnung ist.

Nicht selten findet man bei Pferden einen sogenannten Herzblock, der darin zum Ausdruck kommt, daß das Herz von Zeit zu Zeit, oft nach jedem dritten oder vierten Herzschlag, aussetzt. Dies braucht nicht eine krankhafte Störung des Herzrhythmus zu bedeuten. Vielmehr kann man es als eine Art Schongang eines mächtigen Herzens bezeichnen, einer Pumpkraft, die auch bei langsamster Tourenzahl noch größer ist, als sie der Körper im Ruhezustand erfordert. Nur dann würde es sich um eine krankhafte Veränderung handeln, wenn die Arrhythmie auch nach vorgenommener Bewegung nicht verschwindet.

Aus dem Dargelegten ergibt sich von selbst, daß eine langdauernde Atemstörung zu einer Schädigung des Herzens führen muß. Tatsächlich treten die meisten Kreislaufschäden beim Pferd erst sekundär nach Atmungsinsuffizienz (Atmungsschwäche) auf. Ähnliches kann aus denselben Gründen mangelhafter Sauerstoffgehalt der Luft, mit anderen Worten schlechte Stallbelüftung, die ebenfalls nur durch erhöhte Kreislauftätigkeit kompensiert werden kann, bewirken. Dieselben Folgen hat zu große Wärme, da sich ja die Luft in der Wärme ausdehnt. Jeder Atemzug enthält infolgedessen weniger Sauerstoffmoleküle als bei kühlen Luftverhältnissen. Die Situation ist also ähnlich den Luftbedingungen in großer Höhe. Verstärkte Atmung und beschleunigte Herztätigkeit sind die Folgen, zu denen noch die in warmer Umgebung erschwerte Arbeit der Wärmeabführung hinzukommt. Wir alle kennen das, wenn wir »wie zerschlagen« nach einem Schlaf in zu warmem Raum erwachen. Zu den häufigsten Kreislaufschädigungen gehört auch die Verengung der Nüstern infolge zu tief und eng geschnallten Nasenriemens des Hannoverschen Reithalfters, das, insbesondere bei größeren Anforderungen, einen erheblichen Sauerstoffmangel bedingt. Das Gegenteil, die Schädigung der Lunge durch primäre Kreislaufschwäche als sogenanntes »Herzasthma« ist nach neueren Untersuchungen beim Pferd selten. Dagegen ist das Gegenteil, das Asthmaherz (cor pulmonale) eine häufige Folge langdauernder Atmungsbeschwerden.

Ähnlich wie zu hohe Stalltemperatur vermag auch zu dichtes Haarkleid auf dem Weg über einen angestrengten Wärmehaushalt zu einer schädlichen Kreislaufbelastung zu führen. Deshalb kann das Scheren der Pferde, besonders im Frühjahr, nicht genug empfohlen werden. Auch bei schon vorhandener Bronchitis und bei beginnender Dämpfigkeit hat es oft ausgezeichnete Heilwirkungen. Dazu kommt der damit verbundene, über die gesamte Körperoberfläche sich erstreckende Hautreiz, der eine Mobilisierung auch der zellulären Abwehrkräfte bedingt.

Nervensystem

Der *Wundstarrkrampf* (Tetanus) ist eine Gefahr, die alle Pferde von der Geburt bis zum Lebensende begleitet. Empfänglichkeit und Empfindlichkeit der einzelnen Tierarten sind außerordentlich unterschiedlich. Gerade das Pferd ist einer besonders großen Anfälligkeit ausgesetzt. Die Infektionsmöglichkeit ist jederzeit gegeben, weil der Erreger sowohl außerhalb des Tierkörpers in der Erde, als auch im Darminhalt des Pferdes weit verbreitet ist. Er ist unter anderem dadurch gekennzeichnet, daß er sich nur in sauerstofffreiem Milieu vermehren kann. Dann aber scheidet er ein Nervengift aus (Tetanustoxin), das Krampfzustände hervorruft. Am deutlichsten zeigt sich dieser Krampf an der Kiefermuskulatur in der Form, daß das Pferd die Kiefer nicht mehr aufsperren kann (Trismus, oft auch deshalb Klamm genannt). Der Krampf ist so gewaltig, daß es auch von außen mit der größten Gewalt nicht gelingt, die Kiefer auseinanderzubringen, so daß das Tier ohne künstliche Ernährung verdursten und verhungern muß.

Die Erkrankung kommt wegen der erwähnten Empfindlichkeit gegen Sauerstoff dann zustande, wenn der Erreger in eine Wunde eingedrungen ist, die beispielsweise wegen stichförmiger Art, wegen eines Wundschorfs oder infolge eines zu lange Zeit liegenden Verbandes von der Luft abgeschlossen wurde. Beim Pferd kommt zur allgemeinen Gefährdung noch hinzu, daß man wegen des Haarkleides häufig kleine, scheinbar harmlose Wunden oder Verletzungen nicht bemerkt. Der Aufenthalt des Erregers im Darminhalt bringt es mit sich, daß die Infektion erwiesenermaßen auch von durch Wurmparasiten erzeugten Verletzungen der Darmschleimhaut ausgehen kann.

Die Heilungsaussichten hängen ganz von der Verlaufsform ab. Sehr heftige und bösartige Abläufe sind, ebenso wie auch immer noch beim Menschen, im allgemeinen aussichtslos. Leichtere Formen können zum großen Teil geheilt werden. Sehr wesentlich ist der Kräftezustand des erkrankten Tieres. Pferde mit guter Konstitution und Kondition auf der Höhe ihrer Jahre überstehen die Krankheit leichter als sehr junge, sehr alte oder schwächliche. Die Behandlung ist insofern besonders erschwert, weil das Pferd während der ganzen Dauer der Erkrankung stehend erhalten werden muß, so daß beruhigende und krampflösende Mittel nur beschränkt eingesetzt werden können.

Wenn man durch Feststellung der Kieferklemme, die in jedem Fall vorliegt, die Krankheit erkannt hat, ist als erste Hilfe dafür zu sorgen, daß das Pferd durch Hochbinden daran gehindert wird, sich niederzulegen. Ein Starrkrampfpferd, das sich gelegt hat, kommt allein niemals hoch, erlebt infolgedessen heftige Angst- und bei den vergeblichen Aufstehversuchen gefährliche Schwächezustände, die für den weiteren Verlauf ungünstig sind. Vorbeugend sind gerade kleine, stichförmige oder anderweitig von der Außenluft abgeschlossene Wunden ernstzunehmen und sachgerecht zu behandeln. Vor allem sollte die sehr zuverlässige Schutzimpfung vorgenommen werden, die übrigens auch für die mit Pferden beschäftigten Menschen zu empfehlen ist.

Ebenso wie der Erreger des Tetanus ist im Erdboden weit verbreitet der Erreger des *Botulismus*. Er findet besonders in Tierkadavern oder in verwesenden

Tierteilen, aber auch in sich zersetzenden eiweißhaltigen Pflanzenprodukten bevorzugte Nährböden. Auch beim Menschen führt er zu einer gefürchteten, unter dem Namen Wurstvergiftung bekannten Krankheit.

Der Bazillus scheidet ähnlich wie der Tetanuserreger ein Gift aus, das in unvorstellbar geringen Spuren lebensgefährliche Lähmungen verursacht. Dieses Gift, das Botulismus-Toxin, dringt nicht wie beim Wundstarrkrampf von Verletzungen und Wunden aus, sondern mit der Nahrungsaufnahme in den Körper ein. Pferde, die an dieser Vergiftung erkranken, gehen fast ausnahmslos unter qualvollen Lähmungserscheinungen zugrunde. Eine wirksame Therapie gibt es nicht. Um so wichtiger ist es, vorbeugend auf größte Reinlichkeit der Futterböden, im Stall und auf Weidekoppeln zu achten. Tote Tierkörper, auch kleinster Art, wie Katzen, Ratten, Mäuse, Kleinvögel, sind sofort zu entfernen. Von Kompostanhäufungen sind die Pferde entsprechend fernzuhalten. Auch Mäuse- und Rattenkot ist zu beseitigen. Der Rattenbekämpfung ist besonderes Augenmerk zu schenken.

Die *ansteckende Gehirn-Rückenmarksentzündung* (Bornasche Krankheit, nach dem sächsischen Ort Borna, wo sie erstmalig bekannt wurde) wird durch ein Virus verursacht, das im Gehirn oder im Rückenmark entzündliche Herde erzeugt. Die Krankheit ist nahe mit der menschlichen Poliomyelitis verwandt und kann geradezu als die Kinderlähmung des Pferdes bezeichnet werden, da auch hier vorzugsweise jüngere Individuen befallen werden. Je nach dem Sitz des entzündlichen Herdes entstehen Lähmungen oder Bewußtseinsstörungen in den verschiedensten Formen, z. B. Hinterhandparesen, Gesichts- oder Schlundkopflähmungen, Gleichgewichtsstörungen, Tobsuchtsanfälle, Schlafsucht und andere.

Manche Gegenden werden gehäuft, andere selten heimgesucht. Die Übertragungswege sind nicht in allen Einzelheiten bekannt. Wahrscheinlich sind stechende Insekten beteiligt. Gehöfte, Koppeln und häufiger Aufenthalt in Waldesnähe stellen nach meiner Beobachtung besondere Gefährdungen dar.

Dummkoller ist ein Sammelbegriff für Bewußtseinsstörungen chronischer, das heißt nicht fieberhafter Art. Er ist nicht nur aus medizinischen, sondern auch aus forensischen Gründen für den Pferdebesitzer von Bedeutung, weil der zugrundeliegende Begriff zu den 6 sogenannten Hauptmängeln gehört. Sollten bei einem Pferd innerhalb von 14 Tagen nach dem Kauf Störungen des Bewußtseins auftreten, die sich auch in Form von Gleichgewichtsstörungen, epileptischen oder Tobsuchtsanfällen äußern können und nicht mit akuten, fieberhaften Begleiterscheinungen verbunden sind, so muß der Verkäufer das Pferd auf Antrag des Käufers zurücknehmen.

Das Zustandekommen dieser Hirnerkrankung ist nicht geklärt. Man darf annehmen, daß schleichend verlaufende Viruserkrankungen oder Restzustände nach überstandener Bornascher Krankheit für eine zugrundeliegende Gehirnhöhlenwassersucht Veranlassung sein können. Aber auch Schilddrüsen-, Nebennieren- oder Hirntumoren wurden schon dafür verantwortlich gemacht. Am lebenden Tier wird man über die Symptome hinaus kaum die pathologischen Ursachen mit einiger Sicherheit ermitteln können.

Es soll nicht verschwiegen werden, daß schon oft Fehldiagnosen bei Pferden mit heftiger oder nervöser Veranlagung oder mit Charakterfehlern, die vielleicht mit unsachgemäßer Behandlung zusammenhingen, großes Unheil angerichtet haben. Wenn ein Pferd schlägt, steigt, beißt, durchgeht, sich zu Boden wirft, an heftigem Sattelzwang oder an anderen Untugenden leidet, so ist das kein Beweis für eine organische Gehirnerkrankung. Der Nachweis darf sich jedenfalls nicht auf irgendwelche subjektiven Eindrücke beschränken. Vielmehr müssen exakte, experimentelle Beweise vorgelegt werden, wenn schon pathophysiologische nicht möglich sind. Im Zweifelsfall sollte man für den Verkäufer plädieren.

Die schrecklichste aller übertragbaren Nervenkrankheiten bei Mensch und Tier ist die *Tollwut.* In gefährdeten Gebieten, besonders bei Koppelaufenthalt der Pferde in Waldnähe, ist die Schutzimpfung dringend zu empfehlen.

Bewegungsapparat

Allgemeines

Das Pferd gilt als das höchstspezialisierte Säugetier. Alles an ihm ist auf das Laufen, auf Bewegung ausgerichtet. Was nicht diesem Zweck dient, ist während der Entwicklungsgeschichte in Wegfall gekommen, am deutlichsten erkennbar am Fortfall der ersten, zweiten, vierten und fünften Zehe. Wenn nun so ungemein häufig Lahmheiten gerade bei dieser Tierart auftreten, könnte man glauben, daß der Natur die Spezialisierung des Lauftieres doch nicht so recht geglückt sei, ein Versagen, das im Widerspruch zu anderen biologischen Vorgängen stehen würde. Denn es wäre dann so, wie wenn die Honigbiene unvollkommen zum Honigsammeln, die Schwalbe mangelhaft zum Fliegen ausgerüstet wäre. Oder man könnte den Schluß ziehen, das Pferd sei eben von der Natur zwar für die eigene Fortbewegung, nicht aber zum Tragen der Reiterlast und nicht zum Einspannen vor einen Wagen geschaffen und demnach nicht für solche Aufgaben geeignet. Dem steht jedoch entgegen, daß es hunderttausende von Pferden gegeben hat, die unter dem Reiter oder vor dem Wagen unendlich viel leisten und bei bester Gesundheit ein hohes Alter erreichen konnten. Demnach müssen für das Zustandekommen vorzeitiger Abnützungslahmheiten – Unfälle, wie etwa der Nageltritt, bleiben hier außer Betracht – noch andere Faktoren zusätzlich angenommen werden. Als solche auslösenden Momente sind vornehmlich Konstitutionsschwäche, Bewegungsmangel, falscher Gebrauch und der Hufbeschlag, also menschliche Fehleinwirkungen, verantwortlich zu machen.

Daß wir auch aus naturgegebenen Gründen mehr vom Pferd verlangen dürfen als das, was das Leben in freier Natur von ihm erfordert, verdanken wir jener *Entelechie* (S. 63) oder Hypertelechie, der großartigsten Eigenschaft des Lebens überhaupt, die stets dafür sorgt, daß auf einen Reiz hin, ein über das zur Bewältigung dieses Reizes Hinausgehendes vorausgeplant wird. So wie der Haarwechsel am einzelnen Pferd nach dem Kältereiz einiger kühler Nächte einen Winterpelz

hervorbringt, der für weit kältere als für die zurückliegenden Temperaturen Schutz gewährt, so wirkte die Hypertelechie auch in der Entwicklungsgeschichte vorausplanend für höhere Anforderungen als für die zurückliegenden, ein Vorgang, der an der Entwicklung der menschlichen Wortsprache[1] am eindrucksvollsten zum Vorschein kommt. Die Natur handelt wie ein Architekt, der eine für 10 Tonnen bestimmte Brücke nicht so konstruieren wird, daß sie bei 11 Tonnen zusammenbricht, die vielmehr auch das doppelte und dreifache des unbedingt Notwendigen zu tragen vermag. Freilich wird es auch für die stärkste Brücke Belastungen geben, die sie zum Einsturz bringen oder beschädigen.
Ebenso geht auch die Tragfähigkeit des Pferderückens bei weitem über das hinaus, was das Gewicht des eigenen Körpers erfordern würde, die äußerste Schnelligkeit über das, was im täglichen Lebensablauf verlangt wird, das Sprungvermögen über die Höhe, die in der freien Steppe zu bewältigen war. Auch für das Training gilt jenes Gesetz der Hypertelechie. Das Pferd paßt sich keineswegs lediglich der Leistung an, die in der täglichen Übung von ihm gefordert wurde. Vielmehr wird es im Rennen eine Kraft und Schnelligkeit entwickeln, die es vorher niemals gezeigt hatte.

»Im Training treibt Vincent O'Brien (berühmter irischer Trainer) seine Pferde nie bis an die Grenzen ihrer Möglichkeiten. Da hält er sich an die klassische Trainierregel: Steck' soviel in das Pferd hinein, wie möglich – und hol' nur soviel heraus, wie nötig. Bei Sir Ivor hatte sich die Regel bewährt: Der Hengst, der die anderthalb Meilen des Derbys wie ein Wirbelwind durchrast hatte, war bei den Trainingsrunden in Ballydoyle nie über mehr als eineinviertel Meilen beansprucht worden. Was Sir Ivor an Kraftreserven wirklich in sich hatte, war bis zur entscheidenden Stunde seiner Karriere sein wohlgehütetes Geheimnis geblieben . . . Nijinski war vor dem Derby nie auf eineinhalb Meilen (die Derbydistanz = 2400 m) gefordert worden, auch nicht zuhause auf der Trainierbahn« (R. Palm).

Aus allen diesen Gründen wäre es ebenso falsch zu beanstanden, Pferde rennen, springen, einen Wagen ziehen zu lassen, als ob man das Klavierspielen verurteilen wollte, weil sich die Vor- und Frühmenschen ohne Klavier zum Menschen entwickelt haben. Um so mehr aber muß auf die regelmäßige Ausübung von entsprechenden Reizen Wert gelegt werden, deren die Entelechie zu ihrer Ingangsetzung bedarf. Der Winterpelz des Pferdes wird sich nicht ohne Kältereiz und auch nicht nach einer einzigen kühlen Nacht, sondern erst nach wiederholten Kältereizen entwickeln. Der Athlet, der nur einmal im Monat 100 Meter laufen würde, kann keinen Rekord im entscheidenden Wettkampf aufstellen. Nijinski hätte nicht das Derby gewonnen, ohne vorher täglich in angemessener Weise Trainingsreizen unterworfen zu werden. Der Reiter, der sein Pferd für ein Mächtigkeitsspringen genannt hat, muß keineswegs schon zuhause beim Trainieren die Höhe übersprungen haben, die er im Wettkampf zu erreichen hofft. Er wird aber ein regelmäßiges systematisches Training über angemessene Höhen vorausschicken.

[1] Siehe Blendinger, W., 1980: Menschen, Pferde und Kultur. Berlin und Hamburg: Paul Parey

Auf Grund dieser Erfahrungen kann man darauf schließen, daß es sich um tiefgreifende biologische Gesetzmäßigkeiten handelt. Daraus läßt sich beispielsweise auch folgern, daß die Musikalität des Menschen keineswegs spontan aus dem Nichts heraus entstanden ist. Vielmehr ist mit Gewißheit anzunehmen, daß der Urmensch, wohl schon bevor er die Sprache kannte, vielleicht in »Liedern ohne Worte« gesungen hat. Vermutlich wurde sogar bei festlichen Zusammenkünften in den eiszeitlichen Höhlen nicht nur die bildende Kunst in Form der berühmten Malereien, sondern auch die des Gesangs gepflegt. Ebenso haben sich aus Mensch und Pferd, als aus ihren waldbewohnenden Vorfahren infolge erdklimatischer Veränderungen Steppenwesen wurden, durch den regelmäßigen Reiz des Laufens die bewegungsaktiven Kreaturen mit allen damit zusammenhängenden, weit über die Bedürfnisse des Steppenlebens hinausgehenden Folgen und Möglichkeiten entwickelt, durch die sie sich heute auszeichnen. Dasselbe gilt für die Genuß- und Leidensfähigkeit des Menschen. Sie geht weit über das hinaus, was der Mensch in seiner Entwicklungsgeschichte zu genießen und zu leiden jemals Gelegenheit hatte. Dasselbe müssen wir für das Pferd annehmen, denn das, was manche Pferde unter Menschen zu leiden haben, hat es in der freien Wildbahn nie gegeben, man denke nur an die tausende angeketteter Pferde. Aber auch der Genuß eines herrlichen Lebens, das immerhin manche führen dürfen, ist in der ursprünglichen Natur unbekannt gewesen.

Lahmheiten

Störungen im Bereich des Bewegungsapparates äußern sich vor allem in Form von Lahmheiten. Soweit diese nicht auf Verletzungen und anderen äußeren Einwirkungen, sondern auf Überanstrengung oder auf Verschleiß beruhen, sind sie an den Vorderbeinen völlig anderer Art als an den Hinterbeinen. Dies hängt vor allem mit der unterschiedlichen Aufgabe und Funktion der vorderen und der hinteren Extremitäten zusammen. Die Vorderbeine des Pferdes sind vorzugsweise zum Tragen und zum Auffangen des Körpergewichtes sowie zur Änderung der Bewegungsrichtung, die Hinterbeine vornehmlich zur Übertragung der Schubkraft bestimmt. Dies geht unter anderem aus dem Querschnitt der Mittelfußknochen hervor, der an den Vorderbeinen queroval, an den Hinterbeinen längsoval ausgebildet ist (Abb. 44).

Schon am unbelasteten, stehenden Pferd tragen die Vorderbeine ca. 56 %, die Hinterbeine ca. 44 % des Körpergewichtes. Dazu kommt beim Reitpferd noch das Gewicht des Reiters und des Reitzeugs, das ebenfalls überwiegend von der Vorhand übernommen werden muß, hinzu, so daß sich ein Verhältnis von ca. 60 % zu 40 % ergibt. Diese Verhältnisse verschieben sich in der Bewegung noch mehr zu Ungunsten der Vorderbeine, wenn der von den Hinterbeinen nach vorn geschnellte Körper von den Vorderbeinen aufgefangen werden muß. Möglicherweise aber wirken mehr als dies alles die zentrifugalen Kräfte in Wendungen auf die Bewegungsorgane ein, deren Übernahme durch die Vorderbeine unter anderem aus den in der Skizze gezeigten Querschnitten der Röhrbeine erkenntlich wird.

Je kürzer und quadratischer der Rumpf, je höher der Halsansatz und die Kopfhaltung, je mehr untergesetzt die Hinterbeine beim Reiten, um so günstiger ist die Gewichtsverteilung, das sogenannte Gleichgewicht des Pferdes. Tatsächlich treten bei langen, rechteckig gebauten Pferden mehr Schäden an den Vorderbeinen auf als bei quadratischen Tieren. Die mit der größeren Wirbelzahl der langrückigen Pferde verbundene Konstitutionsschwäche dürfte dabei ebenfalls eine Rolle spielen (siehe Kapitel über Frühreife).

Im allgemeinen treten *Lahmheiten* in Form einer hinkenden Bewegungsweise in Erscheinung, die in verringerter Belastung oder in vermindertem Anheben einer Extremität zum Ausdruck kommt (Stütz- oder Hangbeinlahmheit). Die Ursachen können in einer Schmerzhaftigkeit oder in mechanischer Behinderung bestehen und mit entzündlichen oder degenerativen Vorgängen zusammenhängen. Die hinkende Bewegung tritt nicht in Erscheinung, wenn gleichzeitig beide Vorder- oder beide Hinterbeine betroffen sind.

Die *Untersuchung* eines lahmenden Pferdes gilt zunächst der Feststellung, auf welchem Fuß die Lahmheit besteht. Dies ist in hochgradigen Formen einfach, in leichteren Fällen, besonders für den wenig Erfahrenen, nicht selten schwierig. Nirgends in der Tiermedizin wirkt sich die fehlende Wortsprache des Tieres so

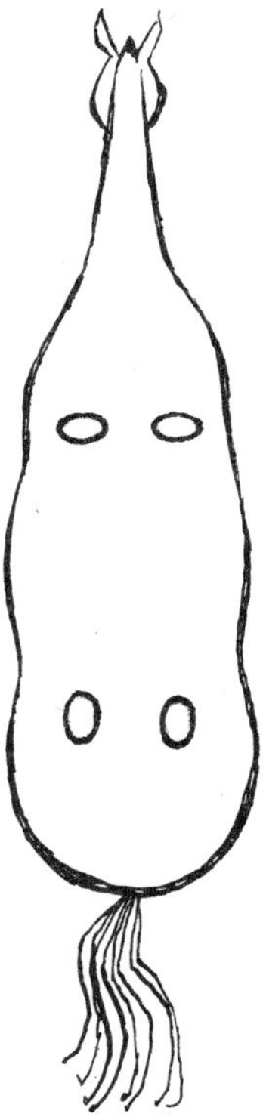

Abb. 44: Röhrbeinquerschnitte

nachteilig aus, wie bei der Lahmheitsuntersuchung. Selbst wenn uns das Pferd durch seine Bewegungsweise sagt, welcher Fuß behindert ist, so kann es doch nicht mitteilen, an welcher Stelle, ob oben oder unten sich die Schmerzhaftigkeit befindet. Um zu erkennen, auf welchem Fuß das Pferd lahmt, blickt man nicht auf die Beine sondern für die vorderen auf das Genick, für die hinteren auf die Kruppe. Das lahmende Pferd macht eine nickende Bewegung beim Fußen der *gesunden* Seite nach unten. Man sagt, es fällt auf den gesunden Fuß ein. Aus der Art der hinkenden Bewegung kann man niemals mit Sicherheit den Herd der Erkrankung erkennen, beispielsweise ob es sich um eine Schulter- oder um eine Huflahmheit handelt. Es ist eine feststehende und bewährte Regel, bei der Untersuchung eines lahmenden Pferdes stets von unten nach oben vorzugehen.

Angenommen, ein Pferd beginnt unterwegs unvermittelt zu lahmen, so wird der Reiter umgehend absteigen, um als erstes den Huf zu untersuchen. Vielleicht stellt er nach dem Aufheben des Fußes fest, daß sich ein Stein oder ein Stück Holz zwischen Eisen und Sohle eingeklemmt hat, nach dessen Entfernung die Lahmheit verschwindet. Sollte nichts derartiges zu erkennen sein, so sind Sohle und Strahlfurchen sorgfältig mit einem Hufkratzer zu reinigen und zu untersuchen. Es kommt vor, daß ein Nagel oder eine kleine Glasscherbe so tief eingedrungen sind, daß man sie kaum erkennen kann. Wenn es gelingt, den Fremdkörper zu entfernen, ist es wichtig, sich die Einstichstelle möglichst genau zu merken. Denn nach der Ankunft im Stall muß umgehend eine örtliche Wundbehandlung vorgenommen werden, für die der Stichkanal freizulegen ist. Das Horn aber kann sich über der Stichöffnung inzwischen so dicht geschlossen haben, daß diese nur schwer oder überhaupt nicht mehr zu finden ist. Sollte jedoch erst im Stall der Fremdkörper entdeckt werden, so ist es vorteilhafter, ihn bis zum Eintreffen sachkundiger Hilfe stecken zu lassen, vorausgesetzt, daß diese rasch zur Stelle ist. Dann nämlich ist es verhältnismäßig einfach, unmittelbar nach der Entfernung mittels einer Knopf- oder abgestumpften Kanüle den noch offenen Stichkanal mit einem verschorfenden Antiseptikum zu verätzen, womit im allgemeinen jede weitere Komplikation ausgeschlossen werden kann. Andernfalls kann ein Nageltritt, besonders wenn das Hufgelenk verletzt sein sollte, lebensgefährliche Folgen haben.

Sollte aber eine nicht ohne weiteres ins Auge fallende Veränderung, vielleicht ein loses Hufeisen, irgendeine Verletzung, ein Ballentritt, eine Streichwunde usw., vorliegen, so ist zunächst eine sorgfältige Beobachtung in der Bewegung erforderlich. Das ist grundsätzlich nicht durch Vorführen, sondern durch Longieren vorzunehmen. Um so wichtiger ist es neben vielen anderen Gründen, jedes Pferd an die Longe zu gewöhnen. In jedem Fall kann man das Pferd beim Longieren genauer, eingehender und längerdauernd beobachten als beim Vortraben. Es ist auch häufig aufschlußreich, zu sehen, ob das Pferd auf der linken oder auf der rechten Hand mehr oder weniger lahmt. Manchmal ist selbst der erfahrene Reiter im Zweifel, ob bei seinem Pferd eine vielleicht geringfügige Störung vorliegt oder nicht. Vielleicht ist ihm lediglich aufgefallen, daß es gelegentlich stolpert. Auch dann ist die Beobachtung an der Longe bei weitem aufschlußreicher als die vom Sattel aus. Im allgemeinen kommt die Lahmheit im Trab am deutlichsten zum Vorschein. Man läßt deshalb zuerst traben, dann im Schritt gehen, und schließlich galoppieren. Oft ist es vorteilhaft, unterschiedliche Bodenverhältnisse zugrundezulegen, beispielsweise zuerst Rasen, dann harten Grund oder auch tiefen Sand. Longieren an einem leicht geneigten Hang kann ebenfalls wertvolle Aufschlüsse ergeben.

Hufrollenerkrankung

Am schwierigsten zu erkennen und am leichtesten zu übersehen sind schleichend beginnende Lahmheiten, wenn sie gleichzeitig an beiden Vorder- oder Hinterbeinen beginnen. Das ist nicht selten bei der berüchtigten Hufrollenerkrankung, der häufigsten Lahmheit der Reitpferde, zu beobachten. Wegen ihrer besonderen Aktualität für Reit- und Sportpferde soll diese Erkrankung nachfolgend ausführlicher als andere Lahmheitsursachen behandelt werden, die in die Hunderte gehend bei oberflächlicher Behandlung dem Pferdebesitzer mehr Verwirrung als Nutzen bringen würden.

Bau und Funktion der Hufrolle (Abb. 45)

Die sogenannte Hufrolle ist ein komplizierter und sinnvoller Mechanismus, der dazu dient, die Tätigkeit der stärksten Sehne des Hufes, des Hufbeinbeugers, zu erleichtern. Der technisch klingende Ausdruck Hufrolle ist insofern berechtigt, als das etwa im Mittelpunkt des Hufes liegende Strahlbein (1) tatsächlich eine rollenlagerartige Funktion ausübt. Es liegt – vom stehenden Pferd aus gesehen – nach oben mit zwei Gelenkflächen dem Huf- (2) und Kronbein (3) an (5, 6), während auf der Unterseite die mächtige Beugensehne (8) über einen dazwischen liegenden Schleimbeutel (7) hinweggleitet, um dann an der Hufspitze mit dem Knochen in breiter Fläche zu verwachsen (0). Aus dieser Sachlage geht auch hervor, daß sich das Pferd beim Abschwingen nicht mit der ganzen Sohle des Hufes, sondern mit der Hufspitze abdrückt, eine Tatsache, die man bei Arbeitspferden im schweren Zug sowie an den Hufabdrücken auf der Grasnarbe einer Rennbahn deutlich beobachten kann. Die Beugesehne bildet also im Bereich der Hufrolle einen Winkel, der verständlicherweise zu einer besonders massiven Beanspruchung an dieser Stelle führt. Diese wird aber dadurch gemildert, daß das Sehnengewebe nicht in vollem Ausmaß wie auf einem starren Körper hin- und hergleitet, weil eben das Strahlbein infolge der erwähnten oberen gelenkigen Verbindung einen Teil der Hin- und Herbewegung wie in einer Art Rollenlager übernimmt. Den gesamten Mechanismus, zu dem noch ein komplizierter Bandapparat gehört, nennt man Hufrolle.

Aus dieser Betrachtung geht auch hervor, daß sowohl die Dehnungsbelastung der Sehne als auch die Druckbelastung der verschiedenen knöchernen Teile, insbesondere des Strahlbeins, um so größer sein werden, je länger die Zehe des Hufes und der damit zu überwindende Hebelarm, je niedriger die Trachten und je spitzer infolgedessen der von der Sehne an der Hufrolle gebildete Winkel wird.

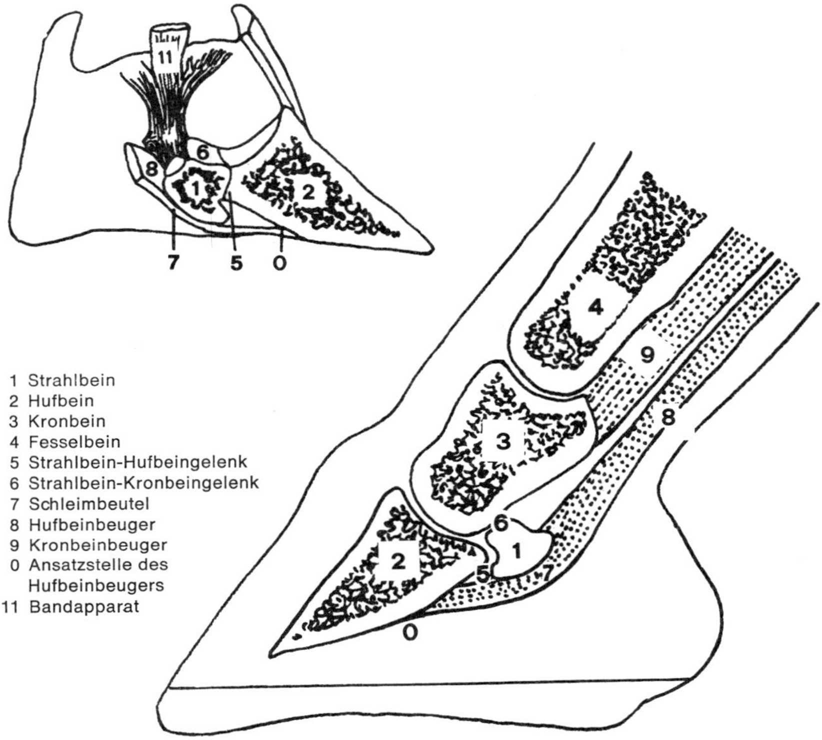

Abb. 45. Bau der Hufrolle. Rechts: Vertikalschnitt durch die Mittelebene der Zehe (nach SCHMALTZ). Oben: Vertikalschnitt nach Entfernung des Kronbeines (nach NICKEL)

Krankhafte Veränderungen

Da sich alle Prozesse im zentralen Mittelpunkt des Hufes abspielen, sind sie von außen in keiner Weise wahrnehmbar. Dies führt oft zu der Verlegenheitsdiagnose der Schulterlahmheit, weil dem Laien eher glaubhaft erscheint, daß in den umfangreichen Knochen- und Weichteilen des Schulterbereichs eine Störung vorliegen könnte als in dem scheinbar toten Hornklotz des Hufes. In Wirklichkeit wird jedoch an den Vorderbeinen die überwiegende Anzahl der Lahmheiten durch Hufkrankheiten verursacht, die sich allerdings nicht auf die Hufrolle allein beschränken. Wenn also beim Auftreten einer Lahmheit keine Veränderungen im Bereich zwischen Huf und Schulter, insbesondere an den Sehnen, festzustellen sind, ist primär an eine Huf- und erst in zweiter Linie an eine Schulterlahmheit zu denken. Beide Gebiete sind durch ihre geringe Zugänglichkeit gekennzeichnet: der Huf infolge der Hornkapsel, die Schulter durch die Mächtigkeit der umgebenden Muskulatur. Die ersten krankhaften Veränderungen der Hufrolle pflegen in Form einer Schleimbeutelentzündung zwischen Sehne und Strahlbein, die folgenden an der knorpeligen Gleitfläche des Strahlbeins und an dem ihr anliegenden Teil der Sehne aufzutreten. Später entstehen Aufrauhungen und Defekte im Knorpel- und Sehnengewebe. Schließlich breitet sich die fortschreitende Entzündung weiter aus, ergreift das Knochengewebe des Strahlbeins und führt zu Auffaserungen der Sehne. Später kommen Verwachsungen zwischen Sehne und Strahlbein zustande. Wenn die ursächlichen Faktoren ausgeschaltet werden, kann unter Umständen die Schmerzhaftigkeit verschwinden. Dies kann auch geschehen durch vollständige Verwachsungen und Versteifungen der erkrankten Teile oder durch die Ausschaltung der Schmerzempfindung mit Hilfe des Nervenschnittes. Trotz der nun verschwindenden Lahmheit kann jedoch eine mechanische Behinderung der Beweglichkeit zurückbleiben, d. h. der schwungvolle und elastische Gang bleibt verloren. Umgekehrt kann allerdings der Nervenschnitt dann wertvolle Dienste leisten, wenn die Funktionsfähigkeit noch erhalten und der Gebrauch des Fußes lediglich durch eine symptomatische Schmerzhaftigkeit gestört ist. Zu diesem Zweck werden in der Fesselbeuge zwei winzige Nervenäste herausgenommen, die nur sensible, nicht aber motorische Funktionen im zentralen Teil des Hufes zu erfüllen haben. Man kann diese Maßnahme aus dem menschlichen Bereich vielleicht am ehesten mit der Schmerzausschaltung an einem Zahn vergleichen, der danach noch einige Zeit gute Dienste leisten kann.

Ursachen der Erkrankung

Es ist aufschlußreich zu fragen, wo die Hufrollenerkrankung nicht auftritt. Dabei ergibt sich die interessante Tatsache, daß sie bei Zugpferden, bei Rennpferden und an den Hinterbeinen aller Pferde, auch der Reitpferde, nur äußerst selten beobachtet wird. Daraus folgt der naheliegende Schluß, daß die erwähnte gewichtsmäßige Überbeanspruchung der Vorderbeine eine wesentliche Rolle spielt. Das fällt beim Zugpferd völlig weg. Beim Galopprennpferd andererseits sind die Gewichte des Sattels und des Reiters geradezu minimal im Vergleich zum Reitpferd. Neben der besonderen Gewichtsbelastung dürfte jedoch noch eine andere Eigentümlichkeit des Gebrauchs für die Benachteiligung der Reitpferde verantwortlich sein. Sie liegt in den unnatürlich vielen Wendungen, die von ihnen ständig verlangt werden. Die Zugpferde bewegen sich vorwiegend geradeaus oder doch in einigermaßen gemächlichen Wendungen. Die Rennpferde haben auf den Rennbahnen so weit angelegte Kurven, wie sie für Reitpferde nirgends zur Verfügung stehen. In der Reitbahn aber geht es von einer Ecke in die andere, beim Springen von einer Wendung zur nächsten in unaufhörlicher Reihenfolge. Nur wenige machen sich eine Vorstellung, welche ungeheuren Kräfte infolge der ausgelösten Zentrifugalkraft auf die Vorderbeine wirken. Am deutlichsten wird es vielleicht demonstriert, wenn man sich die pfeifenden Vorderreifen eines in die Kurve gejagten Kraftwagens vergegenwärtigt. Zusätzlich zur zentrifugalen Überbelastung kommt es dabei zu Verdrehungen und Verwindungen der Gelenke mit leicht verständlichen, gefährlichen Folgen.

Obgleich die soeben dargelegten Gründe naheliegende Ursachen für das Zustandekommen der Hufrollenerkrankung aufzeigen, sind sie offenbar nicht allein verantwortlich. Dies kann man jedenfalls aus der Tatsache entnehmen, daß nicht alle Pferde in derselben Weise trotz gleichartiger Verwendung und nicht zwangsläufig erkranken. Man kann das nur so erklären, daß auch die verschiedenartige Konstitution eine entscheidende Rolle beim Zustandekommen spielt. Möglicherweise bildet aber auch das unnatürliche, langdauernde Stehen der in Ständen angebundenen Pferde eine entsprechende Gefahr. Der unaufhörliche Druck der Sehne auf das Strahlbein kann auf diese Weise zu einer sogenannten Drucknekrose führen. Prof. Wintzer, ein Experte auf dem Gebiet der Podotrochlose, hat die Krankheit experimentell dadurch künstlich erzeugt, daß er Pferde mit extrem spitzgewinkelten Hufen für einige Zeit in einem Stand so befestigte, daß sie sich nicht legen konnten. Für die Entstehung von Drucknekrosen aller Art – z. B. auch beim Satteldruck – ist nicht nur der Grad des ausgeübten Druckes, sondern auch die Dauer der Druckeinwirkung entscheidend. Wenn ein Gewebe auf irgendeine Weise über eine gewisse Zeit hinaus durch Druck in der Blutversorgung behindert wird, beginnt es abzusterben, es kommt eine Nekrose oder ein Gangrän zustande. Die Drucknekrose als ursächliches Moment bei zu langem Stehen mit spitzer Hufzehe kann auch die Beobachtung mancher Untersucher erklären, wonach der Anfang der Erkrankung oft nicht in der oben angegebenen Reihenfolge (Schleimbeutel – Sehne – Knorpel – Knochen), sondern primär innerhalb der Knochensubstanz des Strahlbeins beginnt.

Wie auch die aufgezählten auslösenden Faktoren im einzelnen zu bewerten sein mögen, stets ist der Zusammenhang mit einer zu langen und zu spitzen Hufzehe für die Erkrankung der Hufrolle die wichtigste Voraussetzung, die nun erst eine unnatürliche Überanstrengung des Hufrollenapparates mit sich bringt. Der Zusammenhang dieser Deformation mit dem Metallbeschlag des Hufes wurde im Teil über die Hufpflege (S. 71) dargestellt. Typisch und geradezu beweisend für die ursächliche Schädlichkeit einer zu langen, spitzen Hufzehe ist folgendes Verhalten hufrollenkranker Pferde. Sie pflegen nämlich im Stand mit

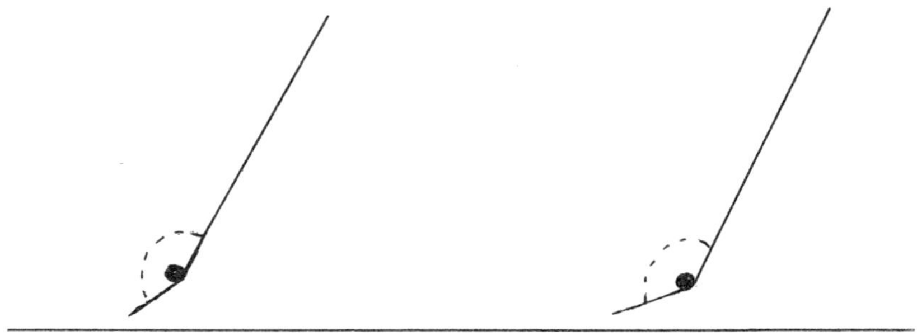

Abb. 46. *Links*: Kurze Zehe und hohe Trachten ergeben eine stumpfe Winkelung des Hufbeinbeugers mit geringer Belastung der Hufrolle. – *Rechts*: Lange Zehe und niedrige Trachten ergeben eine spitze Winkelung des Hufbeinbeugers mit vermehrter Belastung der Hufrolle

dem erkrankten Vorderfuß eine kleine Grube auszuscharren, in die sie die Zehenspitze hineinstellen, während die Trachten auf dem zurückgescharrten Material erhöht stehen, um so eine Entlastung der Hufrolle und eine Linderung der schmerzhaften Stellung zu schaffen. Umgekehrt kann man aus diesem Verhalten eines Pferdes den Verdacht einer angegriffenen Hufrolle schöpfen.

Die klinische *Untersuchung* muß sich oft komplizierter Methoden bedienen, um eine sichere Diagnose in dem unzugänglichen Krankheitsherd zu ermöglichen. Da häufig beide Vorderfüße gleichzeitig befallen sind, wird der Beginn der Erkrankung, in dem noch eine vollständige Wiederherstellung möglich wäre, vielfach übersehen. Man sollte deshalb schon beim geringsten Verdacht eine fachkundliche Untersuchung veranlassen. Im Zweifelsfall ist immer zu empfehlen, die Eisen abzunehmen, die Zehen zu kürzen und Weidegang oder Koppelaufenthalt zu veranlassen, eine Maßnahme, die übrigens bei allen Pferden angebracht ist, die aus irgendeinem Grund nicht beansprucht werden, sei es während einer Erholungspause nach der Turniersaison oder bei längerem Stallaufenthalt, z. B. während einer Urlaubsreise. Für jedes Pferd bedeutet das Barfußgehen eine Erholung.

Ein nur mit Veränderungen des Schleimbeutels verbundenes Anfangsstadium ist auf röntgenologischem Wege nicht nachweisbar. Zur ersten orientierenden Untersuchung ist das Vortraben auf gerader Linie weniger aufschlußreich als ein Longieren auf rechter oder linker Hand, das man zweckmäßigerweise sowohl auf hartem als auf weichem Boden vornehmen sollte. Vielfach kann man den Befund auf folgende Weise erhärten: Nachdem man sich durch sorgfältige Beobachtung während des Longierens den Grad der Lahmheit möglichst genau eingeprägt hat, führt man am aufgehobenen Fuß mit einem nicht zu leichten Hammer einige kräftige Schläge auf den Strahlkörper aus, unter dem sich die Hufrolle befindet. Dann läßt man das Pferd sofort erneut an der Longe antraben. Dabei kann man bei einer vorliegenden krankhaften Veränderung der Hufrolle in den meisten Fällen eine deutliche Verstärkung der Lahmheit beobachten. Beim Beklopfen handelt es sich also um eine schmerzprovozierende Maßnahme, ähnlich der sogenannten allbekannten Spatprobe, die selbst nicht eine schmerzhafte Reaktion hervorruft, vielmehr eine anschließende Überempfindlichkeit erzeugt. Man kann sie deshalb in analoger Weise als »Hufrollenprobe« bezeichnen.

Beim Kauf eines wertvollen Sport- oder Turnierpferdes kann die vorsorgliche Röntgenuntersuchung der Hufrolle empfohlen, eventuell vertraglich vereinbart werden, durch die vielleicht eine krankhafte Veränderung aufgedeckt oder eine beruhigende Unversehrtheit ermittelt wird. Dazu sind Erfahrung und erstklassige Apparaturen notwendig. Denn es ist einleuchtend, daß ein so kompliziertes, in der Mitte einer umhüllenden Hornkapsel gelegenes Organ röntgenologisch besonders schwierig darzustellen ist.

Eine konservative Behandlung ist im Anfangsstadium nicht so aussichtslos, wie sie manchmal dargestellt wird. Die oft unbefriedigenden Behandlungserfolge sind vielmehr dadurch zu erklären, daß das angebliche Anfangsstadium in Wirklichkeit ein bereits fortgeschrittenes ist, weil der Beginn lange Zeit übersehen wurde. Manchmal liegt auch ein diagnostischer Irrtum zugrunde. Bei der

Schmerzhaftigkeit der Hufrolle bemühen sich nämlich die Pferde, das vollständige Durchtreten der Fessel zu vermeiden. Dieses Bemühen ist gleichzeitig mit einer Überanstrengung des Sehnenapparates verbunden, der dann tatsächlich eine sekundäre Entzündung anzeigen kann. Wenn man sich nun auf die Behandlung der Sehne beschränkt, kann auf diese Weise die des primären und wichtigeren Krankheitsherdes übersehen werden. Sobald einmal röntgenologisch Veränderungen sichtbar werden, beruht das auf bereits älteren, meist chronischen Deformationen im Knochengewebe, die freilich geringe Heilungsaussichten eröffnen. Bekommt man aber den akuten Beginn in die Hand, so kann mit dem schon empfohlenen Abnehmen der Eisen, extremem Kürzen der Hufzehe bei Schonung der Trachten und Weidegang eine vollständige Wiederherstellung möglich sein. Wichtig ist es, das Pferd nach Abklingen der letzten Krankheitssymptome noch mindestens weitere ein bis zwei Monate bei Aufenthalt auf der Koppel, Weide oder in einem großen Laufstand zu schonen, jedoch täglich an der Hand oder an der Longe zu bewegen. Gut bewährt hat sich auch zusätzlich bei nächtlichem Aufenthalt im Stall ein feuchter *Hufverband*, der in folgender einfacher Weise herzustellen ist. Man weicht einen Jutesack, wie er für Getreide oder Kartoffeln Verwendung findet, in einem Eimer mit kaltem Wasser ein und windet ihn anschließend aus. Dann legt man ihn einmal quer zusammen, legt ihn vom Fesselkopf abwärts um den aufgehobenen Fuß, klappt das nach unten überstehende Ende über die Fesselbeuge hoch und bindet das Ganze mit Schnur oder Bindegarn oberhalb des Hufes fest zusammen. Die dabei sich bildende feuchte Wärme hat eine wertvolle Heilwirkung, die auch bei akuten oder chronischen Entzündungen anderer Art im Hufbereich eine Hilfe sein kann. Sollten alle

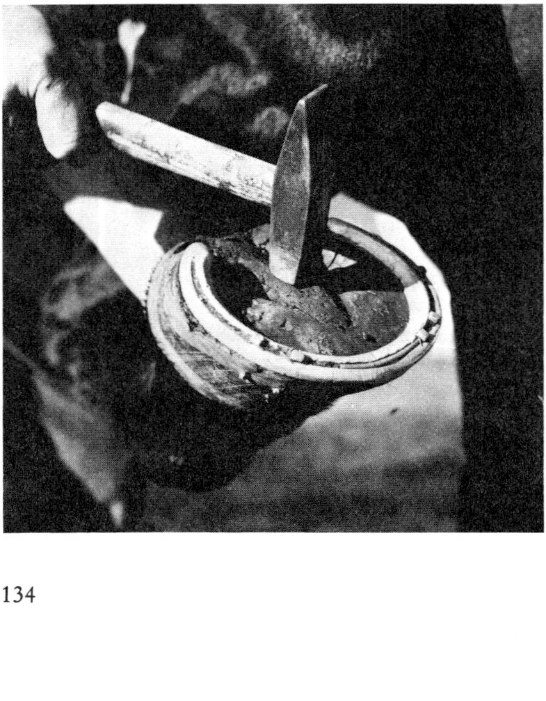

Abb. 47: Hufrollenprobe

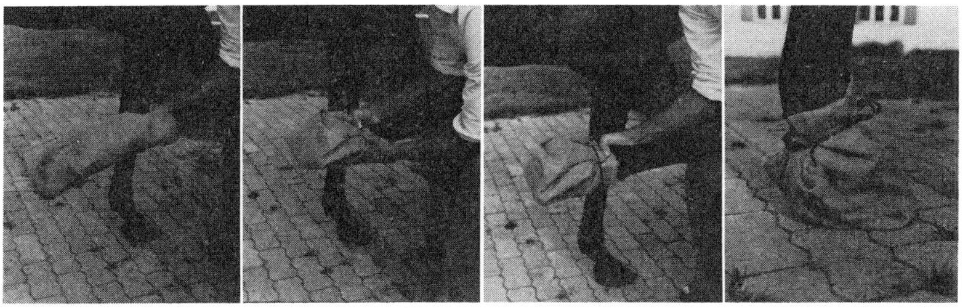

Abb. 48–51. Anlegen eines Sackrupfens um den Huf. – Hochschlagen des überstehenden Endes. – Festbinden in der Fesselbeuge. – Die fertige, durch Angießen feucht zu haltende Hufpackung

konservativen Versuche erfolglos sein, so bleibt als letztes Mittel der Nervenschnitt, der ein Pferd gebrauchsfähig erhalten kann, wenn, wie schon erwähnt, die funktionellen Möglichkeiten noch erhalten sind. Dies aber kann im einzelnen nur von Fall zu Fall entschieden werden.

Vorbeugende Maßnahmen zur Verhinderung der Erkrankung ergeben sich aus dem Vorausgegangenen von selbst. Schon bei der Züchtung und beim Kauf kann man erste Vorkehrungen hinsichtlich konstitutioneller Wertigkeit treffen. Vielleicht lassen sich Erkundigungen über gehäuftes Auftreten in bestimmten Familien oder Abstammungen einziehen. Statistische Beobachtungen sprechen dafür, daß auf spätreifer Grundlage, z. B. auf Arabern ganz oder anteilig aufgebaute Zuchten, weniger häufig befallen sind als auf frühreifer Basis beruhende. Schnell und stark entwickelte, durch unvernünftige Kraftfuttergaben getriebene Pferde werden eine schlechtere Konstitution mitbringen als harmonisch aufgewachsene Tiere. Große Pferde sind mehr gefährdet als kleinere Typen. Der Typ mit kurzem Rücken, hoch angesetztem Hals und relativer natürlicher Aufrichtung wird den Vorderbeinen weniger zumuten als das langrückige Tier mit tiefem Halsansatz. Da bei Rennpferden Hufrollenerkrankungen fast niemals auftreten, kann man bei ausgedienten Vollblütern mit gutem Grund damit rechnen, daß sie entgegen einem weit verbreiteten Vorurteil, in dieser Hinsicht keine Enttäuschung bereiten werden. Fragwürdig ist die vermeintliche Empfehlung eines jungen Reitpferdes, das »schon« sehr viel kann und womöglich bereits großartige Turniererfolge aufzuweisen hat. Junge Pferde sollten vor Anstrengungen unter dem Reiter geschont, scharfe Wendungen nach Möglichkeit vermieden werden. Dennoch ist auf tägliche, regelmäßige und reichliche Bewegung zu achten. Tagelanges Stehenbleiben ist keine Erholung. Auch an sogenannten Ruhetagen nach anstrengenden Anforderungen ist Bewegung erforderlich, wenn auch am besten als Weidegang oder in Form des Longierens, bei dem der Zirkel möglichst groß gewählt werden sollte. Beim Wegreiten aus dem Stall sollte nicht sofort in forschem Tempo losgeritten, sondern erst eine gewisse Strecke im Schritt zurückgelegt werden, besonders dann, wenn das Pferd zum erstenmal am Tag aus dem Stall genommen wurde. Falls am Nachmittag ein anstrengender Geländeritt oder Parcours geplant ist, sollte es schon am Vormittag bewegt werden, eine Regel, die für jeden

Leichtathleten selbstverständlich ist. Kein Läufer wird bis zum Mittag im Bett liegen, wenn er am Nachmittag zu einem Wettkampf antreten soll.

Vorhandwendungen sind möglichst zu vermeiden, weil das Pferd dabei »auseinanderfällt«, die Vorhand vermehrt belastet und überdies der innere Vorderfuß in eine Torsionsbewegung versetzt wird. Beim Leichttraben ist häufig der Fuß zu wechseln. Je nach der »Händigkeit«[1] sollte man die weniger aktive Diagonale vermehrt heranziehen. Die Dressurarbeit sollte stets auf Tätigmachen der Hinterhand bedacht sein. Vor allem soll das Parieren immer mit treibenden, die Hinterbeine heranholenden und die Vorderbeine entlastenden Hilfen verbunden werden. Aus schnellen Gangarten, z. B. in Geländeritten, sollte man die Pferde nach Möglichkeit nicht plötzlich abbremsen, sondern allmählich gerade auslaufen lassen. Das Umbeschlagen der Hufe soll in regelmäßigen Abständen erfolgen. Dabei sind die Zehenteile soweit als möglich zu kürzen, die Trachten zu schonen.

Mit Recht ist verpönt, auf Pflaster oder auf harten Straßen in schneller Gangart zu reiten. Nicht weniger schädlich ist aber auch tiefer Sandboden. In ihm findet die Hufspitze keinen Halt, um sich abdrücken zu können, die Beugesehne muß infolgedessen ungewöhnlich starke Bewegungen ausführen, sie wird überanstrengt. Jeder Reiter sollte einmal in tiefem Sand einen Schnellauf unternehmen, um sich die damit verbundene Anstrengung zu vergegenwärtigen. Beim Pferd ist aber die Belastung pro cm^2 Fußungsfläche mehr als die zehnfache der menschlichen, weil die Hufsohle nur etwa ein Zehntel, die Hufspitze sogar noch weniger vergleichbarer Fläche pro kg Körpergewicht beträgt. Das natürliche Milieu für das Pferd ist der feste, elastische Steppenboden. Aus diesen Gründen ist ein übertriebenes Auflockern des Hufschlages in Reitbahnen keineswegs sinnvoll. Auch sollten Dressurprüfungen niemals auf tiefem, sondern nur auf festem Boden, womöglich auf dichtem Rasen abgehalten werden.

Ein weiterer, verbreiteter Irrtum ist der, zu glauben, bergauf werde die Hufrolle infolge der Gewichtsverlagerung entlastet. In Wirklichkeit wird bergab auf Grund eines hier nicht näher zu erörternden Kräfteparallelogramms der drei Beugesehnen die Hauptlast von der zur Hufrolle verlaufenden Beugesehne abgenommen und auf den sogenannten Kronbeinbeuger und auf den Fesselträger übertragen, d. h. die Hufrolle wird entlastet. Dagegen bildet sich bergauf eine extrem spitze Winkelung der tiefen Beugesehne mit oft gefährlicher Überanstrengung der Hufrolle.

Gallen

Weit verbreitete Veränderungen im Bereich des Bewegungsapparates sind die sogenannten *Gallen.* Man unterscheidet Gelenks-, Sehnenscheiden- und Schleimbeutelgallen. Formell bestehen sie in der Vermehrung des Schleiminhaltes (Synovia) mit Erweiterung der umgebenden Kapsel. Ihre Entstehung ist un-

[1] Siehe Blendinger, W., 1980: Psychologie und Verhaltensweisen des Pferdes. 4. Auflage. Berlin und Hamburg: Paul Parey

terschiedlichen Einflüssen zuzuschreiben. Der Ausdruck »Galle« rührt davon her, daß die Auftreibung Ähnlichkeit mit einer Gallenblase hat.

Gelenksgallen, insbesondere am Sprunggelenk, sind in der Regel das Ergebnis von Entwicklungs- oder Wachstumsstörungen infolge von Vitaminmangel, Bewegungsmangel oder relativem Eiweißüberschuß in Verbindung mit akzeleriertem Wachstum. Jungpferde sollten deshalb ständig auf die Möglichkeit derartiger Veränderungen hin beobachtet werden, damit notfalls rechtzeitig entsprechende Maßnahmen eingeleitet werden können. Auch an Parasitenbefall ist dabei zu denken. Es ist verblüffend, wie sich oft in kurzer Zeit solche Gelenkshygrome zurückbilden können.

Gallen der Sehnenscheiden können ebenfalls durch Entwicklungsstörungen, aber auch infolge wiederholter geringgradiger chronischer Entzündungen hervorgerufen werden. Auch sie sind nur im Anfangsstadium mit Erfolg kausal zu behandeln. Verödungen mit Injektionen sind mit Vorsicht zu betrachten.

Schleimbeutelgallen, z. B. die Karpal-, die Stollbeule oder die Piephake, werden durch äußere Einwirkungen oder Quetschungen, beispielsweise durch Gegenschlagen an die Wand beim Tansport, hervorgerufen. Sie lassen sich am ehesten beheben. Hier können mit Injektionen gute Erfolge erzielt werden. Das wichtigste ist, dafür zu sorgen, daß sich die ursächlichen Einwirkungen nicht wiederholen. Ein Pferd, das die Untugend hat, gegen die Wand zu schlagen, wird das im allgemeinen trotz zugezogener Gallen ohne Rücksicht fortsetzen.

Spatlahmheit

Die häufigsten Erkrankungen an den Hintergliedmaßen betreffen das Sprunggelenk, insbesondere in Form der sogenannten Spatlahmheit. Sie kann mit oder ohne an der Innenseite des Gelenkes erkennbare Knochenauftreibung (sichtbarer und unsichtbarer Spat) ablaufen. Umgekehrt aber kann auch eine Knochenauftreibung mit oder ohne Lahmheit auftreten. Das Sprunggelenk ist ungemein kompliziert gebaut, aus zahlreichen Einzelgelenken, Sehnen und Bändern zusammengesetzt, die eine große Vielfältigkeit von Erkrankungsmöglichkeiten bedingen. Daß auch hier eine lange, spitze Hufzehe das Zustandekommen fördert, geht aus folgendem hervor: Spatkranke Pferde pflegen in der Ruhe mit Vorliebe den Huf auf der Spitze aufzusetzen, um die Streckung des Sprunggelenkes zu verringern. Es ist aber nicht mit dem sogenannten »Schildern« zu verwechseln, einem abwechselnden Ausruhen des einen und des anderen Hinterbeines. Bei unheilbaren Sprunggelenkslahmheiten wird seit altersher mit mehr oder weniger Erfolg versucht, durch extrem hohe, sogenannte Spatstollen an den Schenkelenden der Eisen, eine steilere Stellung mit verringertem Durchtreten zu erzielen, um damit dem Pferd eine Erleichterung und Schmerzlinderung zu verschaffen. Auch diese Maßnahme spricht dafür, daß umgekehrt die lange spitze Hufzehe eine übertriebene Belastung der bewegenden Teile bewirkt. Zur Untersuchung wird vielfach die sogenannte Spatprobe herangezogen. Zu diesem Zweck wird der Hinterfuß in extreme Beugestellung gebracht und etwa zwei Minuten lang in dieser Beugung festgehalten. Anschließend läßt man das Pferd antraben, um zu beurteilen, ob die Lahmheit infolge des Abwinkelns sich verstärkt hat. Für sich allein kann diese Probe nicht als unbedingt beweiskräftig gelten, weil auch andere Gelenkskrankheiten gelegentlich darauf ansprechen. Umgekehrt ist auch der negative Ausfall nicht unbedingt beweisend.

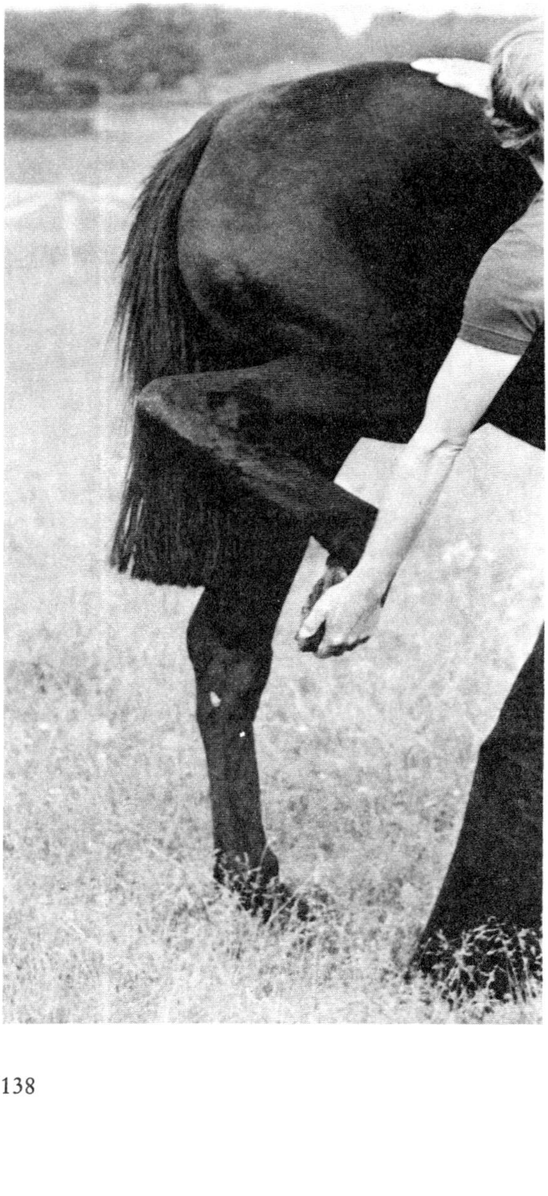

Abb. 52: »Spatprobe«

Kreuzverschlag

Der Kreuzverschlag, auch Nierenverschlag, Kreuzrehe, schwarze Harnwinde, Lumbago, medizinisch Myoglobinurie genannt, tritt ebenso unvermittelt wie Kolik, unter ähnlichen Schmerzäußerungen auf und kann nicht immer sogleich von ihr differenziert werden. Im allgemeinen unterscheidet sie sich jedoch von Magen-Darmerkrankungen dadurch, daß das Pferd, wenigstens zu Beginn, noch Appetit zeigt, ein Verhalten, das es bei Kolik niemals gibt.

Die Krankheit befällt vorzugsweise gut genährte Pferde mit stark ausgebildeter Kruppenmuskulatur nach mehrtätiger Ruhe und daran anschließender plötzlicher Anstrengung. Auch Witterungsbedingungen, wie naßkaltes Wetter, scheinen eine begünstigende Rolle zu spielen. Der Pferdemuskel enthält im Gegensatz zu anderen Tierarten große Mengen an Glykogen, einer Art tierischer Stärke, die sich bei reichlicher Fütterung und mangelnder Bewegung besonders in den Muskelmassen der Kruppe in großer Menge ansammeln kann. Dieser Eigenart des Pferdemuskels ist es zu verdanken, daß er seine Kräfte während großer Dauerleistungen in nur kurzen Pausen auffallend schnell regeneriert. Auch der süßliche Geschmack des Pferdefleisches ist dadurch bedingt. Bei allzuheftigem Abbau des Glykogens aber entstehen Stoffwechselprodukte, die eine Zersetzung des Muskelgewebes und des in ihm enthaltenen Blutfarbstoffes bedingen, der dann durch die Nieren ausgeschieden wird und eine Dunkelfärbung des Harns hervorruft. Die dunkel- bis schwarzbraune Farbe des Urins sichert endgültig die Diagnose. Bei an dieser Krankheit gestorbenen Pferden sieht die Kruppenmuskulatur beim Durchschneiden infolge der Zersetzung wie gekocht aus.

Das Krankheitsbild ist dadurch gekennzeichnet, daß das Pferd munter aus dem Stall geht, vielleicht zunächst sogar besondere Lebhaftigkeit zeigt, nach einiger Zeit jedoch in merkwürdig gespannten, klammen Gang gerät und an einzelnen Körperstellen in heftigen Schweiß ausbricht. Manche Pferde versuchen auch, sich unter dem Reiter niederzulegen. Die Krankheit wird durch jede weitere Anstrengung verschlimmert. Es ist deshalb der größte Fehler, den man machen kann, das Pferd zu schneller Gangart anzutreiben, um möglichst rasch zum Stall zu kommen. Vielmehr sollte der Reiter sogleich absitzen und das erkrankte Tier langsam zur nächsten Unterkunft führen. Ist diese zu weit entfernt, so ist es unter Umständen vorteilhafter, das Pferd an einer geeigneten Stelle stehen zu lassen und einen Transportwagen zu holen, um es damit nach Hause zu bringen. Nach Möglichkeit sollte man es daran hindern, sich niederzulegen, weil es nicht ruhig liegenbleibt, sondern immer wieder aufzuspringen sucht. Die mit dem Aufstehen verbundene Anstrengung führt erfahrungsgemäß zu einer rapiden Verschlechterung des Zustandes. Auch im Stall sollte man deshalb möglichst rasch eine behelfsmäßige Aufhängevorrichtung schaffen, die dem Tier eine gewisse Stütze verleiht. Um es von seiner Angst und Erregung abzulenken, reicht man Heu, Gras, Rüben oder Brot. Nieren- und Kruppenpartie sind warm einzudecken. Die medikamentöse Behandlung, nicht zuletzt in Form von sedativen und corticoiden Mitteln, sollte so umgehend als möglich veranlaßt werden.

Vorbeugende Maßnahmen bestehen in täglicher Bewegung und in Verringerung des Kraftfutters bei Bewegungsmangel. Wenn das Pferd aus unvermeidlichen Gründen dennoch mehrere Tage stehen mußte, sollte man einige Stunden vor einem geplanten Ausritt ausgiebig longieren oder in nächster Nähe des Stalles kurzfristig reiten. Anschließend ist das Pferd nochmals für wenigstens eine Stunde in den Stall zu stellen.

Hufrehe

Die Hufrehe, eine Erkrankung, die stets mit hochgradiger Lahmheit verbunden ist, beruht auf einer Entzündung zwischen der Hornwand und dem Hufbein in der sogenannten Blättchenschicht (Matrix). Das den Körper tragende Hufbein ruht nämlich nicht in erster Linie auf der Sohle des Hufes, sondern hängt, verbunden durch zahllose ineinandergreifende, stark durchblutete Blättchen, die in entsprechende Hornblättchen der Wand eingreifen, an der Wand der Hornkapsel. Infolge verschiedener Ursachen kann innerhalb dieser Blättchenschicht eine Entzündung auftreten, die mit der Entwicklung eines Exsudates verbunden ist, das eine Loslösung der beiden Blättchenpartien bewirkt. Als weitere Folge kommt es zu einem Absinken des Hufbeins innerhalb der Hornkapsel, die im schlimmsten Fall dazu führt, daß es mit seiner Spitze durch die Sohle hindurchbricht.

Die Ursache für diese Erkrankung ist entweder eine Überanstrengung des Aufhängeapparates oder eine Intoxikation (Vergiftung) aus einer Eiweißzersetzung, z. B. infolge unverträglicher Futtermittel (Fütterungsrehe) oder infolge von Nachgeburtsresten in der Gebärmutter (Geburtsrehe). Die Überanstrengung, die bei Gewaltmärschen in Kriegszeiten, besonders auf harten Straßen, häufig auftrat, wird gegenwärtig wohl kaum in Frage kommen. Immerhin kann man vorbeugend nach einem sehr anstrengenden Distanzritt nach der Ankunft am abendlichen Ziel um die beiden Vorderhufe einen feuchten Sackverband anlegen (siehe S. 135). Sollte sich dazu Gelegenheit bieten, so ist das Einstellen in fließendes Wasser oder das kalte Abspritzen der Hufe ebenfalls zu empfehlen. Häufig kommt es zur Belastungsrehe auf einem Fuß, wenn der andere desselben Beinpaares infolge einer hochgradigen Lahmheit lange Zeit nicht belastet werden kann. Vorbeugend ist deshalb schon bei Beginn einer voraussichtlich langdauernden Lahmheit das Eisen vom andern Fuß abzunehmen, damit die Hufsohle vermehrt zum Tragen der Last herangezogen wird. Auch das Ausfüllen des Sohlengewölbes und der Strahlfurchen mit Spachtelkitt ist empfehlenswert. Wenn es unmöglich ist, den Fuß hochzuheben, weil der andere überhaupt nicht belastbar ist, z. B. wegen eines Knochenbruchs, kann es notwendig sein, zum Zweck des Abnehmens vorübergehend einen Hängegurt anzulegen. Bei der toxischen Hufrehe muß eine umgehende medizinische Behandlung der Ursache vorgenommen werden. Aus der akuten Form kann sich die chronische entwickeln, die mit Hufdeformationen, insbesondere mit einer sogenannten Knollenbildung im Zehenbereich verbunden ist. Hier kann eine spezifische orthopädische Behandlung über längere Zeit hinweg ebenfalls vollständige Heilung bringen.

Die beiden zuletzt behandelten Krankheiten haben nichts mit Konstitutionsschwäche zu tun. Gerade der Kreuzverschlag betrifft sogar vorzugsweise gute Futterverwerter. Es ist bezeichnend, daß wohlgenährte Ponys bei wenig Arbeit mit Vorliebe befallen werden. Lediglich die Geburtsrehe kann mit Kontraktionsschwäche der Gebärmutter, einer konstitutionellen Störung, zusammenhängen.

Verletzungen

Äußere, gewaltsame Einwirkungen (Traumen) können an nahezu allen Körperstellen auf die mannigfaltigste Weise hervorgerufen werden und offene oder verdeckte Verletzungen hervorrufen. Diese können auf dreifache Art Gefahr bringen, nämlich durch Blutverlust, durch Infektion oder durch Funktionsstörungen.

Der Pferdekörper enthält ca. 7–8 % des Körpergewichtes an Blut. Das sind demnach bei ca. 500 kg etwa 30 l. Bis zu einem Viertel der Blutmenge kann ohne akute Lebensgefahr verlorengehen. Bei größeren Blutverlusten kann aber der Tod auch noch viele Stunden nach Aufhören der Blutung infolge von Herzversagen eintreten. Man darf deshalb nicht davon ausgehen, daß einem Pferd nach Aufhören der Blutung, wenn es nur bis dahin durchgehalten hat, nichts mehr geschehen könne. Vielmehr ist darnach gegebenenfalls bald für eine Auffüllung des Kreislaufs mit einem Blutersatzmittel zu sorgen. Die herabgesetzte Blutmenge zwingt nämlich das Herz, weniger wegen des verminderten Blutfarbstoffes, sondern mehr wegen des ungenügenden Füllungszustandes zu einer Art Leerlauf, ähnlich wie wir ihn bei einer mechanischen Wasserpumpe kennen. Auch mit Infusionen sogenannter physiologischer Kochsalzlösung, eventuell mit einem Zusatz eines Calciumpräparates, kann viel geholfen werden. Einen bedrohlichen Blutverlust erkennt man an den blassen Schleimhäuten, z. B. an der Augenbindehaut, am schnellen, nur noch schwach oder nicht mehr fühlbaren Puls und an der beschleunigten Atmung. Wenn das verletzte Tier auf Einstreu steht, in der die Flüssigkeit versickert, kann man sich über die tatsächlich verlorene Blutmenge täuschen.

Blutungen werden durch Verschluß der betroffenen Gefäße mittels Abklemmung, Unterbindung oder durch flächenhafte Druckeinwirkung, sei es mittels Verband oder durch Kompression mit der Hand behoben. Es ist zweckmäßig, daß bei größeren Ausritten wenigstens einer der Teilnehmer für solche Fälle eine kräftige, womöglich elastische Binde mitführt. An vielen Stellen des Pferdekörpers läßt sich jedoch kein Druckverband anlegen. Dann kann es notwendig werden, daß eine Person solange durch Druck mit der Hand, womöglich unter Zuhilfenahme eines möglichst reinlichen Tuches, die Blutung zu hemmen sucht, bis eine chirurgische Versorgung möglich ist. Manchmal wird auch auf diese Weise die Blutung spontan nach einiger Zeit infolge der Gerinnung zum Stillstand kommen.

Zwar relativ selten, aber doch hin und wieder kommt es bei Pferden zu *inneren Verblutungen*, denen meistens eine Berstung der Brust- oder Bauchschlagader infolge einer Schädigung der Gefäßwand (Aortenaneurysma) zugrundeliegt. Im allgemeinen kommt das Ereignis in Verbindung mit einer heftigen Anstrengung zustande, die aber nur als auslösendes Moment zu betrachten ist. Von der Öffentlichkeit wird dann oft unberechtigterweise eine tierquälerische Überforderung in spektakulärer Weise verantwortlich gemacht. Die Ursachen für die Gefäßschädigung können in angeborener Mißbildung oder in irgendwelchen nicht nachweisbaren Ursachen, nicht selten wohl auch in Schädigungen durch Blutwürmer, zu suchen sein.

Das auffallendste Symptom ist eine unvermittelt auftretende, sehr schnelle und flache Atmung, die nicht nur durch den Blutverlust, sondern auch durch den Druck des ausgetretenen Blutes auf Zwerchfell und Lunge bedingt wird. Hinzukommen ängstlich aufgerissene Augen, blasse Lidbindehäute und schneller, schwacher oder unfühlbarer Puls.

Eine Behandlung ist aussichtslos. Das Pferd soll umgehend an eine Stelle geführt werden, wo es ohne den Verkehr, andere Tiere oder Menschen zu gefährden, nach wenigen Minuten zu taumeln beginnt, umfällt und einen, infolge der Blutleere im Gehirn, schmerzlosen Tod finden wird.

Jede Wunde beim Pferd ist infektionsgefährdet. Dies hängt damit zusammen, daß der Darminhalt dieser Tierart neben den schon erwähnten Tetanus-Bakterien noch weitere enthält, die unter dem Begriff *Gasbranderreger* bekannt sind. Vor allem kleine, luftabgeschlossene Verletzungen sind bedrohlich, weil jene Bakterien nur unter Luftabschluß gedeihen. Eine der häufigsten derartigen Infektionen ist der sogenannte *Einschuß*, eine bösartige Phlegmone mit schmerzhafter Entzündung der Lymphgefäße, so genannt, weil die Schmerzhaftigkeit nach mehrtägiger, unbemerkter Anlaufzeit (Inkubation) innerhalb weniger Minuten »wie eingeschossen« entsteht. Bezeichnenderweise tritt er wegen der Nähe der Darmöffnung vorzugsweise an den Hinterbeinen auf. Gefährdet sind nicht nur Stichwunden, wie der schon besprochene Nageltritt, Gabelstiche, Hufschlagverletzungen, sondern auch jede Wunde, die mit einem Schorf bedeckt ist. Haarfeine Risse in der Fesselbeuge, besonders häufig an der zarten Haut weißgefesselter Pferde, sind eine Lieblingspforte für den Erreger. Die geringste Hautläsion ist deshalb ernst zu nehmen und sorgfältig, notfalls mit einem Salbenverband zu behandeln. Eine sogenannte primäre Heilung unter einem trockenen Wundschorf ist beim Pferd, besonders dann, wenn die Verletzung nicht innerhalb der ersten Stunde fachgerecht behandelt wurde, selten. Bei genauer Untersuchung der scheinbar trockenen Verschorfung findet man darunter meistens eine eitrige Schmiere, die nicht nur eine gefährliche Brutstätte für die oben erwähnten Erreger abgibt, sondern auch die Heilung verzögert.

Jeden Morgen sollte deshalb der Pfleger kurz an den Beinen nach unten streichen und auch die Fesselbeuge abfühlen, um festzustellen, ob sich vielleicht irgendwo ein kleiner Defekt befindet, der dann sogleich mit einer Wundsalbe zu behandeln ist. Am gefährlichsten aber sind wegen der Nähe zum Analbereich minimale Wunden an den Geburtswegen, die sogar bei einer komplikationslosen Geburt zustandekommen können. Deshalb sollte nach Abgang der Nachgeburt eine kurze Besichtigung der Geburtsöffnung vorgenommen werden. Größer ist verständlicherweise die Gefahr, wenn eine Hilfeleistung notwendig war, die vielleicht nicht mit der wünschenswerten Sauberkeit erfolgte.

Verletzungen, bei denen eine Wundnaht, z. B. an einem herabhängenden Hautlappen, notwendig ist, sollten so schnell als möglich versorgt werden. Zwei Gründe sind dafür maßgebend. Kurze Zeit nach einer Verletzung, aber nicht länger als ein bis zwei Stunden, ist das betroffene Gewebe infolge des sogenannten Wundschocks relativ wenig schmerzempfindlich. Man kann deshalb innerhalb dieser Frist im allgemeinen ohne große Schwierigkeiten eine Wundnaht anlegen. Darnach aber kommt es zu einer weit über die Empfindlichkeit der unverletzten Haut hinausgehenden Schmerzhaftigkeit, die eine Berührung durch die Wundnadel ohne schmerzstillende Maßnahmen, z. B. mittels Sedierung, unmöglich macht. Das andere ist die mit fortschreitender Zeit sinkende Aussicht der sogenannten primären Heilung, das heißt einer Gewebevereinigung ohne Komplikationen durch Wundinfektionen. Auch diese optimale Zeitspanne nimmt zwei Stunden nach erfolgtem Trauma laufend ab.

Geschlossene Verletzungen, d. h. ohne Durchtrennung der Haut zustandegekommene Gewebeschädigungen, ereignen sich häufig in Form von stumpfen Quetschungen, Sehnenrissen, Knochenbrüchen oder Luxationen (Verrenkungen). Wenn es die Körperstelle zuläßt, sollte sobald als möglich ein vorläufiger feuchter Druckverband angelegt werden. Die Feuchtigkeit, deren Anwendung bei den soeben beschriebenen offenen Verletzungen wegen der Gefahr der Wundschädigung nicht möglich ist, hat hier eine kühlende, schmerzstillende und entzündungshemmende Wirkung. Dabei soll der gesamte Verband feucht durchtränkt sein. Besser als Watte eignet sich dazu Schaumstoff, den man in ca. 1 cm starken, weißen Platten kauft und nach Bedarf zurechtschneidet. Er wird in möglichst kaltes Wasser, eventuell mit Eis vermischt getaucht, ausgedrückt und mit einer feuchten Binde befestigt. Der elastische Druck hat zusätzlich eine den Bluterguß hemmende Wirkung. Von Zeit zu Zeit wird der Verband mit kaltem Wasser angegossen. Die entstehende Verdunstungskälte schafft eine Milderung der Schmerzen und der Entzündung. Der Verband soll nicht zu dick sein, damit die Verdunstungskälte auch wirklich von außen bis zur Haut hindurchdringen kann. Oft genügt es auch, lediglich den Schaumstoff ohne darüberliegende Binde mit Verbandklammern zu fixieren. Erst nach Abklingen der akuten Erscheinungen, im allgemeinen nach etwa drei bis vier Tagen, ist feuchte Wärme anzuwenden, die in der Weise erzeugt wird, daß man über dem Schaumstoff eine wasserdichte Plastikfolie, z. B. aus einem Einkaufsbeutel geschnitten, anlegt und darüber eine trockene Wollbandage anbringt. Dieser Verband ist täglich zu wechseln und mit kaltem Wasser, dem man Burowsche Mischung zusetzen kann, zu erneuern. Die dabei erzeugte Wechselwärme (Prießnitz) fördert pumpenartig die Durchblutung des Gewebes. An Körperstellen, an denen sich kein Verband anlegen läßt, muß man sich auf die Anwendung der bekannten Acetatmischung beschränken. Später sind je nach dem Verlauf unter Umständen auch stärker wirkende Maßnahmen einzusetzen.

Die häufigste, in diesen Komplex gehörige Erkrankung ist die *Sehnenentzündung*, die infolge von Überanstrengung zustandekommt. Indirekt ist dafür jedoch meistens die zu lange, spitze und damit unnatürliche Form der Hufzehe verantwortlich zu machen, die bei der Behandlung des Hufbeschlags und der Hufrollenerkrankung ausführlich dargestellt wurde. Mit Vorliebe sind die Beugesehnen im Bereich der Sehnenscheiden betroffen. Infolgedessen ist mit der Erkrankung der Sehne oft die der Sehnenscheide (Tendovaginitis) verbunden. Meistens liegt der Erkrankung eine Zerreißung des Sehnengewebes zugrunde, die von mikroskopischen Zerreißungen einzelner Fibrillen (Sehnenfäden) bis zur vollständigen Zusammenhangstrennung gehen kann. Das größte Hemmnis für die Heilung ist die geringe Blutversorgung des Sehnengewebes. Deshalb ist man gerade hier vielfach darauf angewiesen, die Durchblutung durch künstliche Mittel, wie heiße Umschläge, Einreibungen etc. zu fördern. Beim einsetzenden Heilungsverlauf ist auf regelmäßige Bewegung in einer Koppel, einem geräumigen Laufstand oder durch wiederholtes tägliches Führen zu achten. Bei langdauernder Ruhigstellung, verstärkt durch die ständige Beugehaltung des Fußes, kann es nämlich zu narbigen Kontraktionen mit Verkürzungen der Sehne kommen, die später noch erheblichere Spannungen bedingen und so einen unheilvollen Wech-

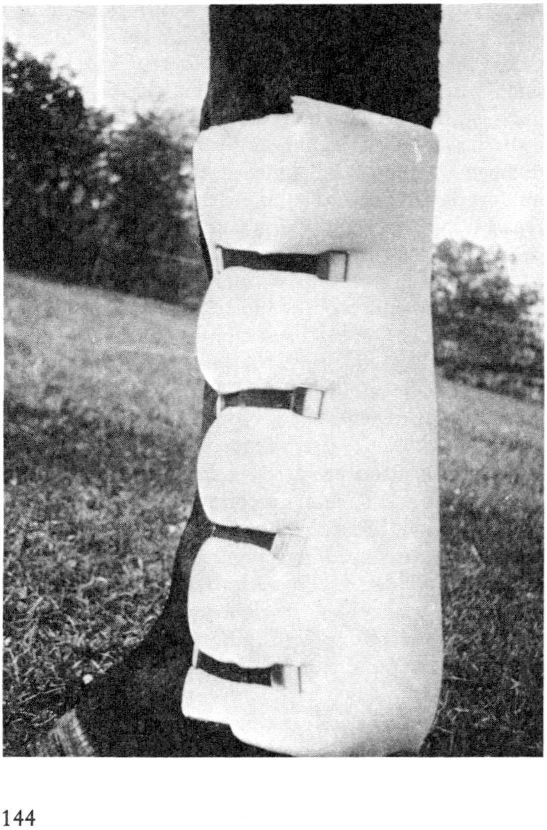

Abb. 53: Kühlverband mit Schaumstoff und Verbandklammern

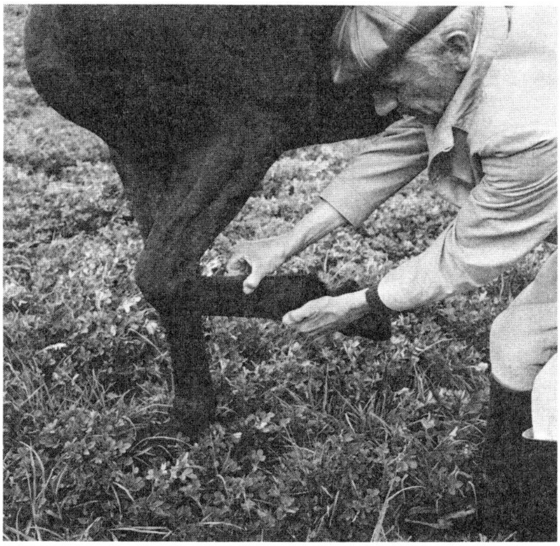

Abb. 54: Eine entzündete Sehne ist druckempfindlich

selkreis erzeugen. Dies kann im Laufe der Zeit bei sich wiederholenden Entzündungen zu einem sogenannten Sehnenstelzfuß führen, der das Pferd für höhere Ansprüche oder sogar für jede Verwendung unbrauchbar macht.

Eine bei Reitpferden häufige Quetschung ist der *Satteldruck*, der besonders nach längeren Ritten zustandekommen kann. Man sollte deshalb beim Absatteln nach solchen Unternehmungen mit der flachen Hand über die Sattellage streichen. Wenn man dabei eine umschriebene, teigige, vielleicht schmerzhafte Anschwellung bemerkt, ist umgehend ein feuchter Druckverband anzulegen, der notfalls mit einem in Wasser eingeweichten, mehrfach zusammengelegten Jutesack und einem Deckengurt auszuführen ist. Zweckmäßigerweise ist beim nächsten Satteln die Satteldecke oder sogar der Sattel zu wechseln. Gut bewährt hat sich auch der Austauch der Filzunterlage gegen festen, ca. 2–3 cm starken Schaumstoff.

Knochenbrüche sind häufig die Folge des Hufbeschlags mit Stollen. Diese verhindern nämlich bei ungeeigneten Bodenverhältnissen eine gewisse gleitende Bewegung des Hufes in kurzen Wendungen. Wenn infolgedessen der Fuß durch Stollen zu sehr am Boden fixiert wird, kann ein sogenannter Torsionsbruch zustandekommen. Der Vorgang ist analog dem bekannten Torsionsbruch des Skifahrers, dessen Fuß am Ski durch die Bindung in unnatürlicher Weise festgehalten wird. Auch beim Fußen des Pferdes, vor allem im Trab und Galopp sowie beim Landen nach dem Sprung, soll der Huf noch etwas nach vorn gleiten können, um dadurch eine dämpfende und stoßmildernde Wirkung zu erzielen. Durch zu hohe Stollen kann eine allzu plötzliche Bremsung mit gefährlichen Stauchungen, im schlimmsten Fall ein Überköten und damit ein Sturz zustandekommen. Man sollte sich stets vor Augen halten, daß etwas Stollenartiges am unbeschlagenen Huf nicht vorhanden und deshalb von vornherein als unnatürlich zu betrachten ist. Ursprünglich waren die Stollen für Zugpferde geschaffen und erfunden worden, um ihnen einen Gleitschutz zu vermitteln, der auf dem unnatürlichen Untergrund des Pflasters oder der Straße vom glatten Eisen nicht zu bewältigen war. Man sollte deshalb Stollen nur dort verwenden, wo sie wirklich unentbehrlich sind, beispielsweise in tiefem, schwierigem Gelände, oder auf feuchtem, glattem Grasboden (siehe auch S. 74).

Die erwähnten Torsionsbrüche sind schon beim Longieren vorgekommen an Pferden, deren Knochen im Springen die Gewalt von aus zwei Metern Höhe mit ungeheurer Wucht herabkommender dreiviertel Tonnen spielend ertrugen.

Der operativen Behandlung von Knochenbrüchen durch Nagelung oder durch Verschraubung (Osteosynthese) sind beim Pferd aus mehreren Gründen enge Grenzen gesetzt. Die größte Schwierigkeit besteht darin, daß das Knochengewebe des Pferdes mehr als das anderer Tierarten oder des Menschen auf jeden durch Nägel oder Schrauben ausgeübten Reiz mit heftigen Wucherungen und Knochenauftreibungen reagiert. Infolgedessen kommt es auch bei völlig aseptischem Heilungsverlauf zu Exostosen, die ein befriedigendes Heilergebnis häufig vereiteln. Eine völlige Ruhigstellung des Pferdes ohne Belastung der Beine ist ohnehin unmöglich. Sobald das Tier keine Schmerzen fühlt, macht es rücksichtslos von seinen Bewegungsorganen Gebrauch. Es ist vorgekommen, daß Fohlen nach scheinbar völliger Heilung, begeistert, sich endlich wieder frei bewegen zu dürfen, so heftige Sprünge ausführten, daß der Knochen erneut zerbrach. An diesem Problem der Rekonvaleszenz sind schon viele bis dahin erfolgversprechende Heilungsversuche gescheitert.

Dennoch ist es erstaunlich, daß immerhin manche, sich zur Behandlung eignende Frakturen geheilt werden konnten. Man sollte also nicht grundsätzlich jeden Knochenbruch von vornherein als Todesurteil betrachten. Gewiß gibt es Frakturen, die, vielleicht infolge einer Zersplitterung des Knochens und Durchbohrung der Haut, in jedem Fall hoffnungslos sind. Im Zweifelsfall jedoch sollte man als erste Hilfe versuchen, sofort einen festen, feuchten Verband anzulegen, feucht, falls der Bruch nicht kompliziert, das heißt nicht eröffnet ist, um den Schmerz und den Bluterguß zu lindern, und damit die Bruchstelle möglichst ruhig zu stellen. Ob es sich lohnt, einen Heilungsversuch zu unternehmen, muß man dann dem fachkundigen Urteil überlassen. Die »Heilung« eines Knochenbruchs ist verständlicherweise beim Pferd etwas anderes als beim Menschen. Dieser wird, wenn auch vielleicht mit einem steifen Bein, aus der Klinik als »geheilt« entlassen. Das Pferd aber gilt nur dann als geheilt, wenn es wieder voll einsatzfähig geworden ist.

Gelegentlich kommt es auch zu unvollständigen Brüchen, zu sogenannten *Fissuren*, d. h. zu spaltenförmigen Bruchstellen, im allgemeinen in der Längsrichtung des Knochens. Sie sind, auch röntgenologisch, häufig nur mit Schwierigkeit oder nur als Verdacht festzustellen. Bei ihnen kann es noch nach Wochen oder nach Monaten zu einem vollständigen Bruch kommen. Auch hierbei ist die Rekonvaleszenz das schwierigste Problem.

Festliegen

Festliegen eines Pferdes ist eine nicht seltene Komplikation von Unfällen. Vergeblich müht sich das Tier aus irgendwelchen Gründen, vielleicht wegen einer unglücklichen Lage oder wegen glatten Untergrundes auf einer Kunststraße oder auf Eis, aufzustehen. Immer wieder wirft es den Kopf hoch und läßt ihn hilflos und verzweifelt, schmetternd zu Boden fallen. Die fortwährende Anstrengung der Aufstehversuche, verbunden mit der psychischen Belastung der Angst, schwächt das Pferd immer mehr und kann sogar zum Kreislaufversagen führen.

Die erste Hilfsmaßnahme hat nun darin zu bestehen, den Kopf fest auf den Boden zu drücken, indem man sich mit dem ganzen Körpergewicht darauflegt. Ein Pferd mit auf dem Boden gehaltenen Kopf kann sich niemals erheben im Gegensatz zu anderen Tierarten, wie etwa zum Rind. Erst dann wird man versuchen, mithilfe anderer Personen unter den Kopf eine Decke, Stroh oder irgendeine weiche Unterlage zu bringen. Das obere Auge ist mit der Hand oder mit einem Tuch zu verdecken, denn es hat erfahrungsgemäß eine beruhigende Wirkung, wenn das Pferd während des Festliegens die Umgebung nicht beobachten kann. In dieser Lage ist das Tier festzuhalten, bis genügend Personen herbeigeholt sind, um beim Aufheben zu helfen. Nun ist erst einmal genau zu bestimmen, wo jeder einzelne anzupacken hat, am Schweif, an der Mähne, als Stütze am Rücken oder am Kopf. Erst wenn jeder seinen Platz eingenommen hat, ist der Kopf freizugeben. Zweckmäßigerweise übernimmt eine bestimmte Person das Kommando. Manchmal ist es vorteilhaft, das Pferd zunächst auf die Brust zu wälzen und die Vorderbeine nach vorn herauszuziehen. Sollte auch dann noch

Abb. 55: Festhalten eines liegenden Pferdes durch Niederdrücken des Kopfes

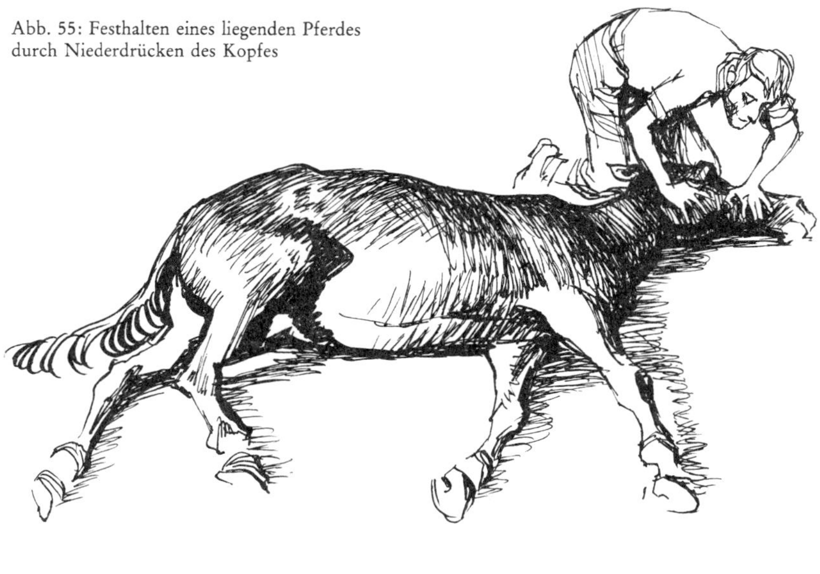

das Aufstehen mißlingen, so ist zu versuchen, eine ca. 4 m lange Stange quer unter der Brust hindurchzuschieben, an deren Enden mehrere, ebenfalls vorher eingeteilte Personen auf ein gemeinsames Kommando anheben.

Ein in sumpfigem Untergrund oder in Eis eingebrochenes und umgefallenes Pferd soll nur über den Rücken mit unter dem Hals und zwischen den Beinen durchgeführten Tauen oder zusammengeknoteten Stricken oder Leinen herausgeholt werden. Niemals sollte man an den Beinen ziehen, weil das an den Beinen gefesselte Pferd in maßlose Angst gerät, wie irrsinnig zu strampeln beginnt und sich dadurch noch tiefer einwühlt.

Hautkrankheiten

Hautkrankheiten können durch übertragbare und durch nicht übertragbare Einflüsse hervorgerufen werden. Die Haut ist ein Spiegel des inneren Wohlbefindens und der Gesundheit. Bei stumpfem, glanzlosem Fell, bei gestörtem Haarwechsel ist stets auch an innere Krankheiten, wie Vitaminmangel, Darmparasiten, Leber- oder Nierenversagen u.a., zu denken.

Eine nicht seltene, schlagartig auftretende Hauterkrankung ist die *Nesselsucht* (Urtikaria). Innerhalb weniger Minuten steht das Pferd teilweise oder am ganzen Körper mit Quaddeln bedeckt im Stall, als ob es von Hunderten brennender Nesseln berührt worden wäre. Hierbei handelt es sich um eine Allergie, eine Überempfindlichkeit gegenüber irgendwelchen Spuren von Substanzen in der Luft oder in der Nahrung, die meistens nicht identifiziert werden können. Solange die Atmung nicht wesentlich beschleunigt ist, braucht die Erkrankung keine Sorgen zu bereiten. Wenn aber heftige Atembeschleunigung eintreten sollte, muß unverzüglich eine spezifische Behandlung vorgenommen werden. Die Atmungsreaktion ist nämlich ein Zeichen dafür, daß ähnliche Vorgänge wie auf der äußeren Haut auch in der Lunge stattfinden, die mit einer Absonderung von mehr oder weniger Flüssigkeit in die Lungenbläschen einhergehen (Lungenödem), und im schlimmsten Fall zum Ersticken in der Art des Ertrinkens führen können (s. a. S. 116).

Vorbeugend ist auf möglichst einwandfreie Hygiene im Stall und bei den Futtermitteln zu achten. Bei Beginn des Anfalls ist der Patient umgehend ins Freie zu bringen.

Groß ist die Zahl der *Hautparasiten*, die in Form von Läusen, Milben, Zecken, Bakterien oder Pilzen die Haut befallen können. Dagegen sind Flöhe beim Pferd nicht bekannt. Es wurde schon weiter oben von den zahlreichen Übertragbarkeiten von Infektionen im Gefolge der modernen Verkehrstechnik hingewiesen. Auch die Hautparasiten sind dabei eingeschlossen. *Läuse* pflegen sich mit Vorliebe oberhalb des Schweifansatzes an der Kruppe aufzuhalten und hier ihre Eier (Nisse) abzulegen, die bei Gegenstreifen gegen die Haare am Grund der Haarwurzeln sichtbar werden. Auch Ansammlungen von Läusen in den Ohren bestgepflegter Pferde konnten schon ahnungslosen Besitzern zu ihrem Entsetzen vorgeführt werden, die daran so wenig schuldig sind wie Eltern, deren Kinder aus der Schule Läuse mit nach Hause bringen.

Häufiger als Läuse sind *Milben*, winzige, mit dem Auge nicht wahrnehmbare, nur mit dem Mikroskop zu differenzierende, zu den Spinnen gehörige Insekten. Sie treten beim Pferd in mehreren Formen auf, die sich durch besondere Lieblingssitze auszeichnen (Abb. 42).

Mehr verbreitet als vielfach bekannt ist offenbar die *Ohrmilbe*. Pferde, die an den Ohren auffallend empfindlich sind, den Kopf oft unerklärlicherweise schief halten, sich nicht an den Ohren berühren lassen, den Ohrbereich an Gegenständen reiben, stehen im Verdacht, an diesen Milben, die einen unerträglichen Juckreiz verursachen, zu leiden. Die Schwierigkeit der Behandlung besteht darin, daß sich die Parasiten am tiefsten Punkt des Gehörgangs aufhalten, wo sie nur schwer erreichbar sind. Mit etwas in den Gehörgang gestreutem Puder sind sie deshalb nicht zu bekämpfen. Andererseits sind die befallenen Pferde an den Ohren so empfindlich, daß es unter Umständen nur unter Sedierung möglich ist, ein wirksames Präparat mit Spritze und einem feinen Plastikschlauch bis tief an den Herd der Erkrankung heranzubringen.

Andere Milben bevorzugen die mit *Langhaaren* bewachsenen Körperstellen, wie Mähne, Schweifrübe und Kötenbehang. Gerade der Schweif ist gegenwärtig so häufig wie noch nie infolge der unzähligen Kontaktmöglichkeiten zahlreicher Pferde befallen. Wenn man Pferde antrifft, deren Haare am Schweifansatz wie ein Besen nach allen Richtungen auseinanderstehen, hervorgerufen durch das Reiben des juckenden Teiles an der Wand, so liegt in den meisten Fällen ein Befall mit Milben, seltener mit Darmparasiten zugrunde.

Einen besonders heftigen Juckreiz, der durch Reiben mit einem Gegenstand künstlich ausgelöst, geradezu diagnostische Bedeutung besitzt, erzeugt die

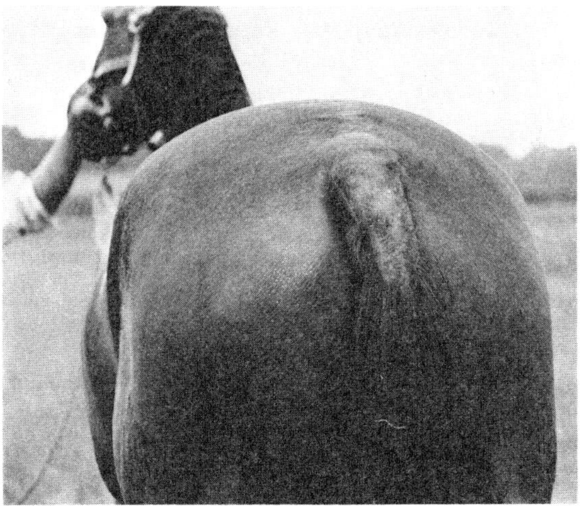

Abb. 56: Schweifekzem

Grabmilbe im Halsbereich, so genannt, weil sie Gänge in der Unterhaut gräbt. Bei stärkerem Befall ist eine typische Faltenbildung charakteristisch.

Pferde, die auffallend viel mit den Hinterbeinen im Stall auf den Boden stampfen oder sich den einen Fuß mit dem andern reiben, wollen damit ihren durch die *Fußräudemilbe* verursachten Juckreiz stillen. Diese Art ist nicht nur wegen der wie von allen Milben verursachten Schmerzen und wegen der damit verbundenen Schlaflosigkeit und Konditionsschädigung, sondern auch wegen der beim Reiben der Beine oft hervorgerufenen Verletzungen besonders gefährlich. Zahlreiche Formen von Phlegmone (Einschuß) sind indirekt auf diese Weise verursacht. Die Gefahr ist vor allem deshalb besonders groß, weil beim verletzenden Reiben mit Eisen oder Stollen gleichzeitig die gefährlichen bakteriellen Erreger in die Verletzungen eingerieben werden.

Milbeninfektionen stärkeren Ausmaßes bezeichnet man beim Menschen als Krätze, hier typisch zwischen den Fingern, beim Pferd als Räude. Man spricht dann von Ohrräude, Schweifräude oder Fußräude. Bei geschwächten Tieren, sei es wegen unzureichender Ernährung oder wegen anderweitiger Leiden, breitet sich die Räude erfahrungsgemäß infolge der herabgesetzten allgemeinen Resistenzschwäche in stärkerem Maße aus als bei Tieren mit guter Konstitution. Die zur Verfügung stehenden Präparate töten zwar die Milben, oft aber nicht deren Eier ab. Eine wirksame Bekämpfung erfordert daher die mehrfache Wiederholung der Behandlung in Abständen, in denen die aus den Eiern ausgeschlüpften Jungmilben erfaßt werden, bevor sie selbst erneut Eier ablegen. Deshalb sollte die Wiederholung in etwa fünftägigem Abstand mehrmals erfolgen. Von den Milben werden auch Gegenstände, wie Pfosten, Stangen, Holzwände oder Holzböden, befallen. Die Übertragung kann also auch durch indirekten Kontakt erfolgen, beispielsweise dann, wenn man ein Pferd in einen Stand einstellt, in dem vorher ein erkranktes Pferd gestanden ist. Dagegen können die Milben nicht länger als drei Wochen ohne lebenden Wirt existieren. Wenn demnach ein mit einem räudigen Pferd besetzter Stall drei Wochen lang leer gestanden hatte, sind keine invasionstüchtigen Milben zu befürchten. Vielfach sind Milben mit *Pilzen* vergesellschaftet. Bei der Behandlung ist deshalb zweckmäßigerweise ein Antimykotikum (Pilzbekämpfungsmittel) zuzusetzen.

Zecken sind gefürchtet als Überträger zahlreicher Krankheiten. Sie sollten deshalb sogleich, nachdem man sie bemerkt hat, beseitigt werden. Zweckmäßigerweise werden sie mit einem *unverdünnten* Desinfektionsmittel betupft, so daß sie mitsamt dem in die Haut eingebohrten Kopf abfallen. Gleichzeitig wird dadurch die Bißstelle mit dort vielleicht befindlichen Krankheitserregern desinfiziert (Abb. 43).

Pilzerkrankungen der Haut (Dermatomykosen, Flechten) haben bei Mensch und Tier während der vergangenen Jahrzehnte in kaum vorstellbarem Ausmaß zugenommen. Neben den verkehrsbedingten und damit vermehrten Möglichkeiten der Übertragung wird zusätzlich die weltweite Verbreitung und Anwendung der Antibiotika, insbesondere der Penizilline, verantwortlich gemacht. Diese zur Bekämpfung bakterieller Infektionen so wertvollen Substanzen werden aus Pilzen gewonnen, die bakterienfeindliche Wirkungen ausüben. Damit werden aber zahlreiche, auch gutartige Bakterien vernichtet, die sonst auf Grund einer antagonistischen Konkurrenz dazu beitragen, die Pilze niederzuhalten.

Für das Pferd sind eine Reihe verschiedener Pilzarten bekannt, die Hautkrankheiten auslösen. Die Übertragung geschieht von Tier zu Tier, beispielsweise beim Deckakt, aber auch durch Zwischenträger, wie Putzzeug, Ratten, Rinder oder andere befallene oder verunreinigte Tierarten. Auch Menschen können die Krankheit vom Tier übernehmen oder sie umgekehrt an das Tier weitergeben. In der Außenwelt können sich die Erreger monatelang lebend erhalten, teilweise sogar vermehren. Nach einmaligem Überstehen und Abheilen kommt es oft zu einer Immunität (Unempfindlichkeit). Deshalb erkranken in größeren Beständen mit Vorliebe die Jungtiere.

Die Krankheitserscheinungen bestehen in herd- oder flächenförmigem Haarausfall, vermehrter Schuppen- und später in Krustenbildung. Matratzeneinstreu, hohe Stalltemperatur, mangelhafte Luftbewegung, hohe Luftfeuchtigkeit, dichtes Haarkleid und mangelhafte Hautpflege (deshalb Scheren und häufiges Waschen oder Abspritzen!) sowie schlechter Allgemeinzustand erhöhen die Empfänglichkeit.

Die Erkrankung ist nicht nur ein Schönheitsfehler, sondern ein echtes Leiden, das wie andere Hautschmarotzer durch Juckreiz, Schlaflosigkeit, Entzug von Nährstoffen und Ausscheidung von Toxinen mehr oder weniger große Schädigungen hervorruft. Nijinskys Niederlage im Prix de l'Arc de Triomphe, dem höchstdotierten Rennen der Welt, wird von maßgebenden Experten auf die einige Wochen vorher erlittene schwere Hauterkrankung infolge einer Pilzinfektion zurückgeführt.

Da eine Übertragung nie ausgeschlossen werden kann, weil die Erreger auch von Pferden ohne sichtbare Hautveränderungen weitergegeben werden können, bleiben als vorbeugende Maßnahmen nur die im Kapitel über Stallhygiene empfohlenen Richtlinien: kühler, luftiger Stall, reinlicher, desinfizierbarer Stallboden ohne Matratzen, vor allem aber rechtzeitiges Scheren im Frühjahr, bei warmen Stallungen auch im Herbst. Erkrankte Pferde sollten unter allen Umständen geschoren werden, weil dann eine weitaus intensivere Wirkung der anzuwendenden Medikamente möglich ist, als am ungeschorenen Tier.

Auch das *Hufhorn* ist ein Teil der Körperoberfläche, ein Produkt der Haut und in seiner Beschaffenheit ein Gradmesser der Gesundheit, der Konstitution und Kondition. Das Wandhorn wächst von der Krone aus nach unten und benötigt für die Entfernung bis zum Tragrand der Sohle etwa 10 Monate. Man kann deshalb bei Störungen des Wachstums oder der Hornbeschaffenheit aus heilenden Maßnahmen keine Änderung von heute auf morgen erwarten. Vielfach sind zurückliegende Störungen des Befindens, wie Fütterungsfehler oder Stoffwechselkrankheiten, an Ringbildungen im Bereich der Hornwand zu erkennen.

Mangelhafte, weiche oder gar brüchige Hornqualität wird abgesehen von individuell bedingter Veranlagung oder von Fütterungsfehlern in erster Linie durch Vitamin-A-Mangel bedingt. Solcherart veranlagte Pferde sollten demnach regelmäßig Vitamin A in Tropfenform erhalten. Da sich das Vitamin in der Leber speichert, genügt es, das Mittel jeweils wöchentlich zu verabreichen.

Die schwerwiegendste Erkrankung des Hufhorns ist der *Strahlkrebs*, der bei Arbeitspferden früherer Zeit besonders an den Hinterhufen häufig auftrat. Er ist nach wie vor eine rätselhafte Erkrankung, deren Ätiologie bis heute nicht geklärt ist. Von den echten malignen Tumoren unterscheidet er sich dadurch, daß er keine Metastasen (Tochtergeschwülste) bildet. Dies widerspricht jedoch der Bösartigkeit nicht unbedingt, wenn man berücksichtigt, daß Hornmetastasen in anderen Geweben nur schwer vorstellbar sind. Wenngleich Hufkrebs bei Sportpferden relativ selten beobachtet wird, sollte man jedoch bei jedem Pferdekauf daran denken und stets eine Untersuchung der Hufsohle und besonders des Strahles vornehmen.

Vergiftungen

Man versteht unter Vergiftungen Gesundheitsstörungen infolge Aufnahme chemischer Substanzen, die vorwiegend mit der Nahrung, aber auch über die Lunge oder durch die Haut in den Körper gelangen können. Ihrer Herkunft nach unterscheidet man mineralische, pflanzliche und tierische, ihrer Wirkung nach Blut-, Nerven- und ätzende Gifte. Jede Vergiftung ist von der Menge des aufgenommenen Stoffes, aber auch von seiner Konzentration und von der Zeitdauer, über die sich die Aufnahme erstreckt, abhängig. So haben 50 Kubikzentimeter Alkohol, wie jeder weiß, eine unterschiedliche Wirkung, wenn sie mit 100 ml oder wenn sie mit 1000 ml Wasser verdünnt aufgenommen werden. Ebenfalls ist die Wirkung anders, wenn die Aufnahme innerhalb weniger Minuten oder während mehrerer Stunden erfolgt. Ein absolutes Gift, bei dem ein einziges Molekül Schädigungen auslösen würde, gibt es, jedenfalls für die höheren Tiere, nicht. Auch die stärksten Gifte können bis zur Harmlosigkeit verdünnt werden. Umgekehrt aber können viele nützliche Stoffe, in übermäßiger Menge oder Konzentration aufgenommen, schädliche Wirkungen entfalten. Zuviel Kochsalz oder konzentrierte Essigsäure können beispielsweise Vergiftungen oder Verätzungen hervorrufen. Aber auch andere lebenswichtige Nahrungsmittel vermögen, im Übermaß eingenommen, Vergiftungserscheinungen herbeizuführen. Daraus geht hervor, daß Ernährungsstörungen infolge von einseitiger Zusammensetzung der Nahrung und echte Vergiftungen ineinander übergehen. Schließlich ist festzustellen, daß man unter Vergiftung nicht nur tödliche, sondern auch geringgradige Gesundheitsstörungen zu verstehen hat. Wie bei vielen anderen Krankheiten spricht man auch hier von akuten und von chronischen Verlaufsformen.

Eine bekannte Schädigung infolge von Überschuß in der Nahrung ist die sogenannte *Eiweißvergiftung*, die akut oder chronisch, d.h. stürmisch oder schleichend verlaufen kann, hervorgerufen beispielsweise durch übermäßige Verabreichung von Futterbohnen. Bei Vergiftungen, die durch im eigenen Körper erzeugte Stoffe bedingt sind, spricht man von *Autointoxikationen*. Die bekannteste, auf diese Weise erzeugte Krankheit beim Pferd ist die schon behandelte Fütterungsrehe (S. 140).

Auch durch allzu reichliche *Zuckerfütterung* kann die Gesundheit von Pferden geschädigt werden. Für die weltweite Verbreitung der Zahnkaries beim Menschen ist erwiesenermaßen der zu reichliche Zuckergenuß, besonders im Kindesalter, in erster Linie verantwortlich. Zwar sind Zahnerkrankungen auf diesem Wege beim Pferd nicht nachgewiesen, doch müssen für andere Schädigungen, insbesondere an Knochen und Sehnen, Zuckervergiftungen in Betracht gezogen werden. Dabei ist es gleichgültig, ob es sich um Rohr- oder um Traubenzucker handelt, der sich lediglich durch die schnellere Resorbierbarkeit, d.h. leichtere Verdaulichkeit, von jenem unterscheidet. Es handelt sich hierbei sowohl um eine Unterbilanz an Vitaminen und an Mineralstoffen, hervorgerufen durch das Überangebot an Kohlenhydraten, als auch um echte Vergiftungen. Sie gehen vor allem auf dem Weg über die Zerstörung nützlicher Darmbakterien vor sich, für die Zucker ein regelrechtes Gift bedeutet. Von der keimtötenden Wirkung des Zuckers macht man bekanntlich seit altersher bei der Konservierung von Früchten in Form der Marmeladen allgemeinen Gebrauch. Ebenso werden durch tägliche und reichliche Verabreichung von größeren Mengen Zucker die lebenswichtigen Mund-, Magen- und Darmbakterien geschädigt. Als weitere Folge nehmen die weniger empfindlichen Fäulnisbakterien überhand, die ihrerseits zusätzliche Toxine, d. h. weitere Giftstoffe ausscheiden.

Dann und wann einige Stückchen Zucker als Belohnung verabreicht, werden gewiß keinem Pferd Schaden zufügen. Wenn man aber gelegentlich in Ställen ganze Säcke voll von Traubenzucker vorfindet, muß das die größten Bedenken erwecken. Allenfalls kann man am Tag vor einer sehr schweren Anforderung oder im Verlaufe mehrtägiger Prüfungen ein Pfund Zucker verabreichen. Von regelmäßiger und regelrechter Zuckerfütterung muß jedoch gewarnt werden. Bei Pferden, die zu nervösem Durchfall neigen, ist besondere Vorsicht geboten.

Die *Toxinerzeugung* durch im Körper schmarotzende Erreger wurde bereits mehrfach hervorgehoben. Vor allem Pilze vermögen sowohl vom Körperinnern als auch von der äußeren Haut aus, auf diese Weise Schaden anzurichten. Daneben gibt es aber auch zahlreiche Mikroorganismen, die außerhalb von Tierkörpern leben und dort Giftstoffe bilden, die dann nach der Aufnahme durch die Nahrung Vergiftungen hervorrufen. Am bekanntesten sind in dieser Hinsicht die Pilzgifte (Mykotoxine), insbesondere die Aflatoxine, Abbauprodukte in ölhaltigen Früchten, die durch den Befall mit Schimmelpilzen erzeugt werden. Auch dieser Krankheitskomplex hat wegen des weltweiten Handels mit exotischen Ölfrüchten eine früher nicht gekannte Bedeutung erlangt. Beim Menschen gelten diese Stoffe als die stärksten Kanzerogene (Krebserzeuger), die es überhaupt gibt. Bei Futtermitteln oder Futtermischungen, in denen Ölsaaten oder Ölkuchen enthalten sind, ist also stets auf beste Qualität, einwandfreie trockene Unterbringung und nicht allzu lang dauernde Lagerung zu achten. Es empfiehlt sich von Zeit zu Zeit Proben durch aufmerksames Beriechen zu prüfen. Sollte ein muffiger oder gar ranziger Geruch wahrnehmbar sein, so ist Vorsicht geboten. Im Zweifelsfall kann auch Material an geeignete Institute zur Untersuchung verbracht werden (siehe auch Botulismus S. 122).

Das verbreitetste anorganische Gift ist das *Kohlenmonoxyd*, durch das unzählige krankmachende und tödliche Vergiftungen beim Menschen herbeigeführt werden. Für Pferde ist die Gelegenheit dazu vergleichsweise selten gegeben. Immerhin kommen zweifellos geringgradige Vergiftungen, die das Blutbild vorübergehend schädigen, häufiger vor, als es den Pferdebesitzern bewußt wird. Wenn ein Schlepper ungünstig vor einem Stall bei irgendwelchen Arbeiten, z.B. während des Abladens von Heu oder von Stroh, aufgestellt ist, können große Teile der kohlenoxydhaltigen Auspuffgase in den Stall getrieben werden. Auch bei Transportwagen oder Anhängern ist daran zu denken, daß Abgase, vielleicht infolge undichter Türen, in das Innere und damit zu den Pferden gelangen oder infolge herrschenden Unterdruckes eingesogen werden können. Das würde sich möglicherweise auf eine wenige Stunden später zu fordernde Leistung ungünstig auswirken. Das tückische an der CO-Vergiftung besteht unter anderem darin, daß sich das Blut bei längerer Aufnahme des Gases mit dem Gift anreichert. Deshalb vermögen minimale Konzentrationen wie 0,01 % in der Einatmungsluft, die im Laufe weniger Minuten keine Gefahr bilden, bei langdauernder Exposition Schädigungen herbeizuführen.

Manche *Farbstoffe* können bei der Neigung der Pferde, an allen möglichen Gegenständen zu nagen, zu lecken und zu knabbern, eine gesundheitliche Gefahr bilden. Auch das Bestreichen von Holz mit Teer oder mit Bitumen, um das Belecken zu erschweren, kann zu Gesundheitsstörungen führen, wenn die lästige Gewohnheit der Pferde auf diese Weise dennoch nicht ausgeschaltet wird.

Bleivergiftungen sind schon häufig dadurch entstanden, daß von den Pferden erreichbare Metallteile, die zum Schutz gegen Rost mit bleihaltiger Mennige gestrichen waren, abgeleckt wurden.

Medikamente der verschiedensten Art können bei kritikloser oder falscher Anwendung Gesundheitsschäden verursachen. Nicht zuletzt ist hier an Hormone zu denken. Voreilige Anwendung von *Kortisonen* kann bei jungen Pferden Gewebeschäden, besonders an den Sehnen, hervorrufen. Ebenso ist vor *Anabolika* zu warnen, die ein unverhältnismäßiges Wachstum der Muskulatur bedingen, deren Kraft unter Umständen die Sehnen nicht gewachsen sind. Aus dem menschlichen Sportbetrieb sind in dieser Richtung spektakuläre Fälle zur Genüge bekannt. Abzulehnen ist auch aus gesundheitlichen Gründen, ganz abgesehen vom moralischen Standpunkt, jedes aufpeitschende Doping. Dagegen sind beruhigende oder leistungsmindernde Mittel, insbesondere bei Rennpferden, vorwiegend kriminell zu beurteilen.

Cantharidensalbe (schwarzer Blister) oder rote *Quecksilbersalbe* (roter Blister) sind wertvolle Einreibemittel zur Durchblutungsförderung entzündeter Gewebe. Bei Anwendung an Körperstellen, die vom Pferd mit den Lippen erreichbar sind, müssen sie stets mit einem Verband abgedeckt werden, weil sonst durch Ablecken sowohl Verätzungen der Mundschleimhaut als auch innerliche Schädigungen, z. B. Nierenreizungen, daraus erwachsen könnten.

Zahlreiche *Pflanzen* vermögen infolge irgendwelcher in ihnen enthaltener Substanzen Giftwirkungen hervorzurufen. Jeder Pferdebesitzer sollte die wichtigsten kennen, vor allem aber grundsätzlich die Tiere davon abhalten, an unbekannten Sträuchern oder Bäumen zu zehren. Das Aufnehmen von Laub, Zweigen, Rinde oder Holz entspricht einem natürlichen Bedürfnis des Pferdes. Wenn dieses Verlangen längere Zeit nicht befriedigt wird, kann der natürliche Instinkt, schädliche Pflanzen zu meiden, von dem nun übersteigerten Trieb nach solchen Stoffen verdrängt werden und zu einer Vergiftung führen, die in freier Natur nicht zu befürchten wäre. Auch sollte man bei Erkrankungen von Pferden an zurückliegende Ereignisse denken. Der zugezogene Arzt kann beispielsweise bei einem symptomatischen Bauchschmerz mit dem besten Willen nicht ahnen, daß möglicherweise eine Vergiftung bei irgendeiner ihm nicht bekannten vorausgegangenen Gelegenheit stattgefunden hat.

Weit verbreitet ist die *Akazie*, deren Rinde einen Giftstoff enthält, der Darmentzündung, Gehirn-, Nierenreizung oder auch Hufrehe hervorruft. Pferde müssen deshalb von diesen Bäumen ferngehalten werden; auch für Koppelzäune, Boxenbau, Anbindevorrichtungen, Flankierbäume darf niemals Akazienholz verwendet werden.

Die *Eibe* enthält in den Zweigen und in den Samen verschiedene Giftstoffe, die bei reichlicher Aufnahme eine rasch verlaufende, tödliche Erkrankung infolge von Atemlähmung herbeiführen können. Bei geringer Aufnahme kommt es zu Magen-Darm- und Nierenreizungen mit kolikartigen Anfällen und Durchfall, die bei mehrfacher Wiederholung ebenfalls tödlich verlaufen.

Hahnenfußgewächse (Ranunkeln) sind in zahlreichen Formen und Arten weit verbreitet, vorzugsweise auf feuchten, sauren und kalkarmen Wiesen und Weideflächen. Durch einen kampferartigen Stoff können sie bei reichlicher Aufnahme ebenfalls tödliche Folgen mit sich bringen. Häufiger sind jedoch chronische, für den Pferdebesitzer meist unbemerkt ablaufende Nierenschädigungen, die manchmal erst nach Jahren erkannt werden. Da der Schadstoff beim Trocknen verdampft, ist von solchen Wiesen gewonnenes Heu unschädlich.

Rhododendron ruft ähnliche Vergiftungserscheinungen wie Hahnenfuß, nämlich Erregungszustände, später Lähmungen sowie Magen-Darmentzündungen hervor.

Die *Herbstzeitlose* wird im allgemeinen instinktiv von den Tieren gemieden. Sollten jedoch der Weide ungewohnte, grashungrige Pferde im Herbst auf eine magere Weide mit viel Bestand an dieser Giftpflanze gebracht werden, so können sich ebenfalls lebensgefährliche Folgen in Form von Lähmungserscheinungen, Bewußtlosigkeit und Darmentzündung durch das Alkaloid Colchizin entwikkeln.

Eicheln, die bekanntlich für Schweine eine Delikatesse bedeuten, können bei Pflanzenfressern lebensgefährliche Vergiftungen hervorrufen. »Der Verzehr von Blättern, Früchten und Zweigen von Eichen kann zu Vergiftungen der Tiere und zu erheblichen wirtschaftlichen Verlusten führen. Verursacht werden diese Vergiftungen durch Gerbsäure, die in den Blättern und Früchten bis zu 7% enthalten ist« (Seidel).

Der als Schmuckbaum weit verbreitete *Goldregen* enthält in Blättern, Blüten, Samen und Schoten einen nikotinartigen Giftstoff, der nach dem Verzehr der Pflanzenteile Kolik, Darmentzündung und bei hohen Dosen Atemlähmung hervorrufen kann.

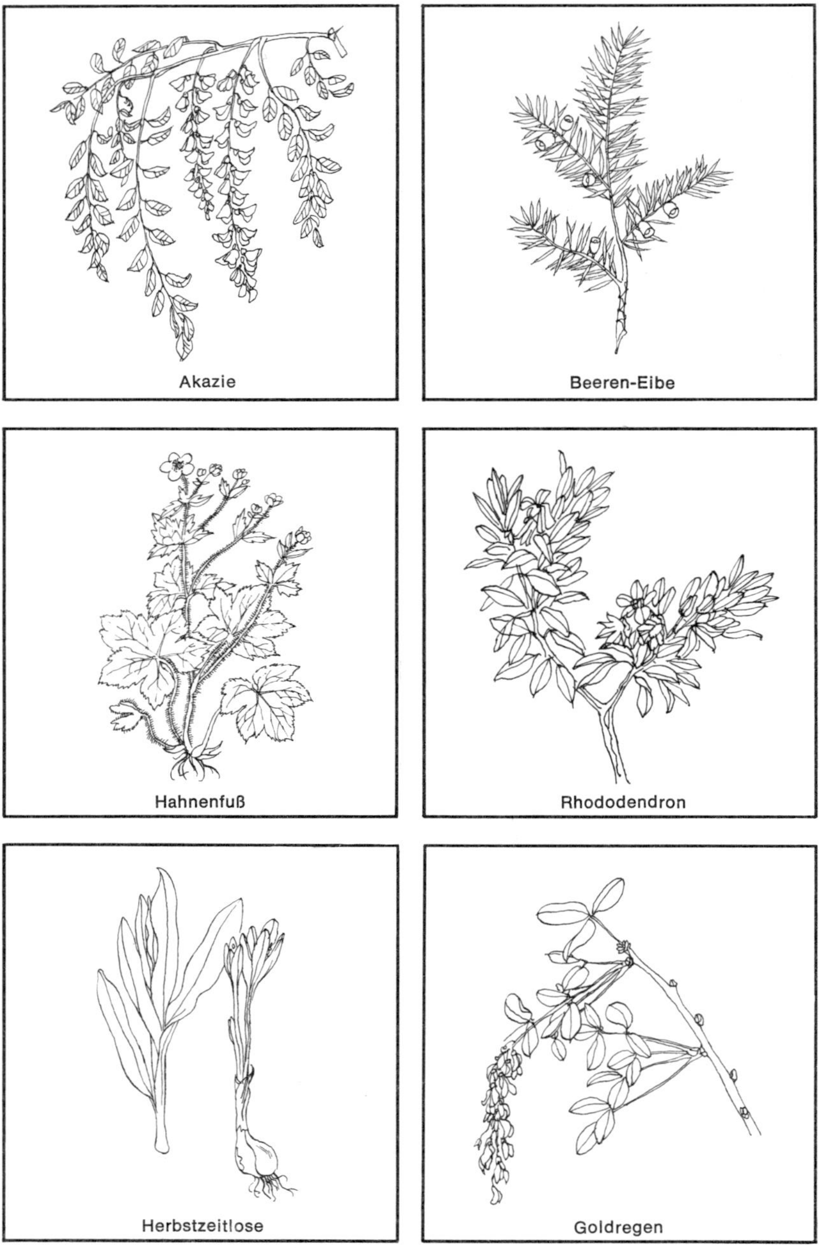
Akazie
Beeren-Eibe
Hahnenfuß
Rhododendron
Herbstzeitlose
Goldregen

Abb. 57

Ebenfalls in die Gruppe der pflanzlichen Gifte gehört auch das *Solanin*, ein hauptsächlich in den Schalen, Keimen und im Kraut der Kartoffeln enthaltener, nikotinartiger Stoff. Zwar werden im allgemeinen Kartoffeln an Pferde nicht verfüttert. Dennoch könnte der eine oder andere Pferdebesitzer auf den Gedanken kommen, rohe Kartoffelschalen zu verabreichen, die ihm vielleicht aus einer Gemeinschaftsküche kostenlos zur Verfügung gestellt werden. Ebenso kann die Fütterung der für die Schweinemast weit verbreiteten, künstlich getrockneten Kartoffelschnitzel in Betracht gezogen werden. Durch Zufall könnte auch während der Erntezeit Kartoffelkraut für unbeaufsichtigte Pferde zugänglich werden. Das Fleisch der Kartoffel selbst ist fast völlig frei von Solanin. Wenn daher Kartoffeln in rohem Zustand geschält und erst darnach zubereitet werden, ist kein Giftstoff in der Speise zu vermuten. Doch wird für Pferde diese Maßnahme kaum in Frage kommen. Dagegen kann das Solanin bei nur im Dampf erhitzten Knollen aus der Schale in das Fleisch eindringen und dann Schädigungen hervorrufen. Dies läßt sich vermeiden, wenn die Knollen nicht im Dampf, sondern mit Wasser bedeckt gekocht werden, in das der Giftstoff übergeht, um dann durch Abgießen unschädlich beseitigt zu werden. Aus diesem Grund war es früher üblich, auch für den menschlichen Genuß bestimmte Kartoffeln, nicht im Dampf, sondern mit Wasser bedeckt zu kochen, eine Gewohnheit, die leider fast allgemein aufgegeben worden ist. Die oben erwähnte Verfütterung von Kartoffelschalen wäre demnach unter der Voraussetzung zu verantworten, daß man die Schalen in Wasser kocht, dieses Wasser abgießt und die gekochten Schalen womöglich nochmals nachspült.

Die Vergiftungsgefahr ist insofern außerordentlich unterschiedlich, weil der Solaningehalt je nach der Sorte um das hundertfache vom harmlosen bis zum gesundheitsschädlichen Gehalt schwanken kann. Ferner sind die Witterung, die Erntezeit und die Lagerung von großem Einfluß. Sehr früh geerntete, nicht voll ausgereifte, schlecht gelagerte oder keimende Kartoffeln sind mit besonderer Vorsicht zu behandeln. Bei Untersuchungen von 32 Kartoffelsorten im Bundesgesundheitsamt wurden Schwankungen des Solaningehaltes zwischen 2 und 167 mg pro kg festgestellt. »Die verträgliche Dosis an Solanin beträgt für Erwachsene Menschen 20 – 25 mg. Damit können Kartoffeln mit mehr als 200 mg pro kg gesundheitsschädigend wirken. 1960 wurde aus England über akute Solaninvergiftung in einer vierköpfigen Familie berichtet, die nordafrikanische Frühkartoffeln mit der Schale gebacken gegessen hatte. Die Analyse der fraglichen Kartoffeln ergab etwa 500 mg (!) Solanin pro kg. Erheblich verschlimmernd wirkte sich der Umstand aus, daß die Kartoffeln mit der Schale gebacken und nicht vorher geschält, auch nicht gekocht wurden, da beim Schälen das in und unter der Schale angereicherte Solanin weitgehend mechanisch entfernt wird, während beim Kochen der größte Teil des Solanins im Kochwasser gelöst und dann abgegossen wird« (Kröller).

Die akute Vergiftung äußert sich einmal als nervöse Form mit Lähmungserscheinungen über das Gehirn, das Rückenmark und am Herzen. Sodann können Störungen im Verdauungsapparat zustandekommen, wie Durchfall, Aufblähungen, Erbrechen, Speichelfluß und andere.

Häufiger wahrscheinlich und im allgemeinen nicht erkannt sind chronische Schädigungen am Herzen.

In den Schweinebeständen der Bundesrepublik Deutschland treten jährlich tausende von Herztodfällen auf, die nachweislich in der Mehrzahl mit Kartoffelgenuß zusammenhängen. Möglicherweise spielen dabei auch noch weitere, in der Kartoffel zusammentreffende Faktoren eine Rolle. Auch bei Pferden kommt die akute Form wohl kaum in Frage. Doch könnten chronische Schädigungen bei regelmäßiger Kartoffelfütterung zustandekommen, ohne wahrscheinlich jemals als solche erkannt zu werden.

Pferdetraining

Allgemeines

Man versteht unter Training im engeren Sinn die körperliche Vorbereitung für spezielle Höchstleistungen, im weiteren jedoch die gesamte Haltung und Pflege, kurz gesagt alles, was für die bestmögliche Leistungsfähigkeit von Einfluß ist. Es hat sich eingebürgert, von Konditions- und von Sondertraining zu sprechen. Das erste, auch als Vor- oder Allgemeintraining bezeichnet, umfaßt alles was für die Leistungskraft der inneren Organe und des Bewegungsapparates notwendig erscheint. Es versteht sich von selbst, daß Gesundheit eine selbstverständliche Voraussetzung für Höchstleistungen ist. Insofern wurde in den vorausgegangenen Kapiteln über die Gesundheitspflege bereits manches vorweggenommen. Doch soll im nachfolgenden noch speziell auf die Erfordernisse des sportlichen Wettkampfes eingegangen werden.

Das Sonder- oder Spitzentraining dagegen bezieht sich auf die spezifischen Anforderungen im Rennen, in Gelände- oder Distanzritten oder im Spring- und Dressurreiten. Es liegen also völlig verschiedenartige Sonderanforderungen vor. Doch haben sie alle die Grundlage der Leistungskraft und der Leistungsbereitschaft gemeinsam. Im Renntraining werden zwar seit jeher Kondition und Fitness voll gewürdigt. Im übrigen Pferdesport jedoch findet man oft nur wenig Verständnis für diese Voraussetzungen. Wenn beispielsweise in einem schweren Jagdspringen an den letzten Hindernissen auffallend viele Fehler gemacht werden, so spricht das für ein Nachlassen der Kräfte ungenügend trainierter Pferde. Es ist begreiflicherweise anders zu beurteilen, ob Springfehler gemacht werden, weil das Pferd technisch oder weil es kräftemäßig nicht genügend vorbereitet ist.

Nicht zuletzt ist eine optimale seelische Verfassung ebenso wichtig wie der körperliche Zustand. Sie besteht vor allem darin, die Pferde bei Lust und guter Laune zu erhalten. Für den Erfolg ist zwar der körperliche Zustand Grundlage und Voraussetzung, die psychische Verfassung aber die Hauptsache. Diese Regeln haben so berühmte Trainer wie F. Tesio oder W. Schulz besonders hervorgehoben. Demnach umfaßt das Training nicht nur körperliche, sondern auch seelische Faktoren.

Das gesamte Training läßt sich zur besseren Überschaubarkeit in folgende Einzelbereiche gliedern, die zum Teil in den vorausgegangenen Kapiteln bereits angesprochen wurden:

1. Gesundheit – 2. Unterbringung – 3. Fütterung – 4. Körperpflege – 5. Bewegung

Gesundheit

Zwar versteht es sich von selbst, daß Höchstleistungen nur bei völliger Gesundheit erzielt werden können. Jedoch ist besonderes Augenmerk auf Veränderungen zu richten, die sich nicht in Form offensichtlicher Erkrankungen äußern. Dazu gehört in erster Linie der Befall mit Parasiten. Deshalb sind periodische Untersuchungen auf Wurmbefall unabdingbar.

Hochleistungspferde müssen unbedingt absolut parasitenfrei sein. Auch beim geringsten Nachweis muß eine Behandlung vorgenommen werden. Die Invasion von Larven der Magenbremse (Gastrophilus) ist bekanntlich nicht durch Kotuntersuchung nachweisbar. Deshalb sollte bei allen Pferden, die im Sommer auf Weiden oder Koppeln gehalten wurden, während der Wintermonate eine spezifische Behandlung durchgeführt werden. Milben- oder Pilzinfektionen der Haut können das Wohlbefinden erheblich beeinträchtigen und sei es nur wegen des die nächtliche Ruhe störenden Juckreizes. Kleinste Pickel am Rumpf oder an den Gliedmaßen, Scheuerstellen an der Schweifwurzel oder an der Mähne begründen bereits einen Verdacht. Bei Milbenbefall sollte stets gleichzeitig eine Behandlung gegen Pilze erfolgen, da beide in der Regel miteinander vergesellschaftet sind.

Unterbringung

Die Unterbringung ist für das körperliche, mehr noch für das psychische Wohlbefinden von größter Bedeutung. Die schon besprochenen Richtlinien sollen nur in Stichworten nochmals hervorgehoben werden: Viel Licht, Fenster in Kopfhöhe, vertikale Luftbewegung, möglichst hohe Räume, Boxen, je größer um so besser, keine vollständige Vergitterung zur Stallgasse, keine Schimmelbildung in irgendwelchen Ecken oder in der Einstreu, keine Matratze als Unterlage. Keine Einzelunterbringung (Isolationshaft), sondern möglichst paarweise und gesellig, wenn nötig mit einer anderen Tierart, aber kein Geflügel im Pferdestall.

Fütterung

Bestmögliche Fütterung und ausgeglichene Zusammensetzung der Nährstoffe sind eine Selbstverständlichkeit für Hochleistungstraining. Besonders ist das nächtliche Füttern zu empfehlen. Wenn es gilt, ein erholungsbedürftiges Pferd möglichst schnell in guten Futterzustand zu versetzen, empfiehlt es sich, tagsüber im Stall zu füttern, nachts, falls örtlich und jahreszeitlich möglich, eine gute, wurmfreie Weide zur Verfügung zu stellen. Es ist ungünstig und unnatürlich, wenn das Pferd während der Nacht zehn Stunden oder mehr vor der leeren Krippe steht. Bei Appetitmangel ist an die Zugabe von Zweigen, am besten der Rotbuche zu denken. Im Winter ist die Fütterung nicht weniger wichtig als in

Leistungsperioden. Jetzt sollen sich Nährstoffe ansammeln, die in der Zeit des Leistungstrainings und der Wettkämpfe in Muskelsubstanz umgewandelt werden. Die Zugabe von Mineralstoffen und Vitaminen ist jetzt in Anbetracht des schwindenden Gehalts in den Futtermitteln besonders zu beachten.

Körperpflege

Neben der üblichen Körperpflege sollten die Pferde im Leistungstraining möglichst häufig gewaschen werden. Es ist vollkommen unschädlich, ein erhitztes, schwitzendes Pferd sogleich abzuspritzen. Ungünstig aber ist es, ein schweißnasses Tier in den Stall zu stellen, ohne es vorher trocken zu führen oder abzureiben. Dagegen trocknet ein vom Waschen her nasses Pferd auch im Stall relativ schnell ab. Langdauerndes Nachschwitzen im Stall schwächt den Körper. Im Rennsport ist es allgemein üblich, die Pferde nach dem Rennen trocken zu führen. Das ist im Turniersport nicht ebenso regelmäßig anzutreffen, jedoch nicht weniger wichtig als dort, besonders dann, wenn die Pferde nach der Prüfung in einen nicht selten überfüllten, warmen Stall gebracht werden müssen.

Die Hufzubereitung ist aus den schon weiter oben dargelegten Gründen sorgfältig und vor allem regelmäßig vorzunehmen. Man denke an die Bedeutung der Sportschuhe im menschlichen Leistungssport. Im Konditionstraining sollten die Pferde, wenn irgend möglich, unbeschlagen bewegt werden. Dies gilt auch für mehrwöchige Pausen bei einzelnen Leistungsprüfungen. Vor allem sind die Eisen bei Weidegang stets abzunehmen.

Bewegung

Regelmäßige, tägliche Bewegung ist eine wichtige Voraussetzung für die Gesundheit. Dazu können in Erholungszeiten notfalls Führen, Koppelaufenthalt, Weidegang oder Longieren ausreichen. Dagegen ist die sogenannte Stallruhe an Ruhetagen keine Erholung, sondern ein Stuben-Arrest, der zu körperlichen oder seelischen Schäden führen kann. Bewegung ist auch das beste Regenerations- und Verjüngungsmittel, das es gibt. Wer rastet, der rostet, lautet ein uraltes Sprichwort.

Im Konditionstraining ist es Aufgabe der Bewegung, das Zellwachstum anzuregen. Seien es die Muskelzellen, die Blutzellen oder irgendwelche Organe, wie Lunge, Herz oder Drüsen irgendwelcher Art, sie alle bedürfen zu ihrer Ausbildung und Entwicklung der Bewegungsreize. Aber auch eine Straffung und Entwässerung der Gewebe ist damit verbunden. Daraus geht hervor, daß eine systematische Regelmäßigkeit der Anforderungen notwendig ist. Man kann nicht durch gelegentliche Anstrengung dasselbe erreichen, wie durch regelmäßige, in rhythmischen Intervallen einhergehende Bewegung. Um die passiven Bewegungsorgane, insbesondere die Gelenkknorpel und die Sehnen zu schonen, hat es sich bewährt, auf leicht ansteigenden Flächen in mäßiger Gangart zu traben oder zu galoppieren. Muskulatur, Herz, Lunge und Blutbildung werden dabei ebenso angeregt wie bei schneller Arbeit auf der Flachen. Wie außerordentlich selbst eine geringe Steigung die Anstrengung erhöht, weiß jeder Läufer aus eigener Erfahrung. Die Schnelligkeit dagegen wirkt sich vermehrt auf die passiven Organe aus. It is the speed, what kills, lautet eine alte englische Trainerregel. Ebenso günstig wie das Bergaufreiten oder -fahren ist das Schwimmen als Trainingshilfe zu beurteilen, das große Kraftanstrengung bei völliger Schonung der Beine erfordert. Schon die alten Hethiter haben das tägliche Schwimmen vor 3000 Jahren im Training ihrer Rennwagenpferde angewendet. Leider ist in unseren Breitengraden aus örtlichen und klimatischen Gründen dazu nur selten die Möglichkeit gegeben.

Die Zwischenpausen sind das charakteristische des Intervalltrainings. Dabei sind die Anforderungen zu variieren, z.B. morgens führen, longieren oder traben, mittags kantern, gegen Abend schnelle Arbeit, Springen, etc. Diesem Ideal stehen freilich technische Schwierigkeiten wegen Mangels an Zeit oder an Arbeitskräften im Wege. Dann kann man auch von Longiermaschinen guten Gebrauch machen, wenn man nicht in den Irrtum verfällt, zu glauben, daß damit alles getan sei. Immerhin ist es auffallend, wie groß der Wert reichlichen Führens auch für die anderen Gangarten zu sein scheint. Die umgekehrte Reihenfolge, vormittags flotte Arbeit, nachmittags führen ist unzweckmäßig, jedoch aus arbeitstechnischen Gründen vielfach üblich und oft nicht zu umgehen. Immerhin wurde von erfahrenen Trainern empfohlen, das Sondertraining auf die gleiche Tageszeit zu verlegen, in der auch der Wettbewerb stattfinden wird. In Anbetracht der den Pferden eigenen »inneren Uhr« [1] ist es nicht sinnvoll, am frühen Morgen schnell zu arbeiten und nachmittags zu führen, wenn im Wettkampf die umgekehrte Reihenfolge stattfindet.

Jedes Pferd sollte an das Longieren am Stallhalfter mit langer Leine gewöhnt werden. Wenn dann und wann beim besten Willen die Zeit zum Reiten oder Fahren fehlt, kann man mit einer Viertelstunde andauerndem Longieren manches ersetzen. Es ist auch schon viel gewonnen, ein Pferd vormittags zu longieren, um es zu lösen und zu entspannen, wenn man am Nachmittag mit der eigentlichen Arbeit beginnen will. Für junge und für heftige oder schwierige Pferde ist dies aus den andernorts besprochenen psychologischen Gründen der Gegenregulationen besonders zu empfehlen. Ein Pferd ist in der nachmittäglichen Arbeit ein ganz anderes Wesen, wenn es am Vormittag longiert wurde, als wenn es 24 Stunden im Stall gestanden hätte.

Bei allen Pferden, gleich welcher Sportart, ist auch im Konditionstraining stets an das Geraderichten zu denken. Denn jedes Pferd ist von Natur aus ebenso wie der Mensch schief, entweder rechts- oder linkshändig veranlagt. Deshalb ist beim Longieren an der Hand oder mit der Maschine die Richtung zu wechseln. Die

[1] Siehe Blendinger, W.: Psychologie und Verhaltensweisen des Pferdes. 4. Auflage. Verlag Paul Parey, Berlin und Hamburg, 1980.

steifere Seite, in der Regel die auf »rechter Hand« ist doppelt soviel zu üben als die weiche. Dies gilt auch für Rennpferde, besonders, wenn sie auf Rechts- und auf Linksbahnen laufen sollen. Die genauen Zusammenhänge sind in meinem auf der Vorderseite genannten Buch eingehend behandelt. Wenn Pferde beim Longieren, besonders im Freien, schwer zu halten sind, ist ein Kappzaum zu empfehlen. Dagegen ist Vorsicht beim Einschnallen in den Trensenring geboten, damit nicht die Empfindlichkeit und Weichheit gegenüber dem Gebiß Schaden leiden.

Man kann auch die Leine von der inneren Seite durch den Trensenring hindurch im äußeren Ring einschnallen. Am Stallhalfter sind heftige Pferde leichter zu halten, wenn man die Leine über die Nase ebenfalls zur äußeren Seite führt. Man erhält dann eine kappzaumartige Wirkung, falls ein solcher nicht zur Verfügung stehen sollte. Anders freilich als das allein der Bewegung dienende Longieren ist es als Mittel zur Ausbildung in der Dressur zu beurteilen. Hier sind die zahlreichen Methoden des Ausbindens zu berücksichtigen.

Für das Spezialtraining genügt bei Pferden, die bereits von früher für die Anforderungen ausgebildet sind, eine Vorbereitung von etwa zwei bis drei Wochen. Dies gilt auch für Pferde, die für verschiedene Zwecke verwendet werden sollen. Man kann durchaus ein Rennpferd auch zum Springen oder zum Dressurreiten gebrauchen. Doch kann man nicht heute an einem Rennen und nach wenigen Tagen an einem Springparcours oder in einer Jagdgesellschaft teilnehmen. Jedoch läßt sich ein ausgebildetes Pferd innerhalb von drei Wochen auf die bevorstehende Aufgabe umstellen.

Grundsätzlich jedenfalls schließen sich die Anforderungen nicht aus. So wie eine Dressurausbildung für jedes Springpferd nützlich ist, ebenso gilt das auch für das Rennpferd. Besonders das Geraderichten im Laufe der Dressur ist seit langem als nützlich für Rennen anerkannt worden (v. Warburg).

Gewisse Schwierigkeiten bringt allerdings die Umstellung eines Springpferdes für Hindernisrennen mit sich, wenn es, an sauberes Springen gewöhnt, unter Umständen im Rennen durch unnötiges Überspringen der Hürden oder der bürstenartigen Hindernisse seine Kräfte vergeudet, anstatt »hindurchzuwischen«. Dennoch ist ein im Springreiten geschultes Hindernispferd zuverlässiger und vor allem gefahrloser als ein nur flüchtig »eingesprungenes« Pferd von der Flachbahn. Manche bedauerlichen Unfälle in Hindernisrennen sind auf mangelhafte Ausbildung der Pferde zurückzuführen.

Konditions- und Spezialtraining gehen ineinander über. So kann man beispielsweise die lösende Morgenarbeit als Konditions-, die nachmittägige Ausbildung als Spezialtraining betrachten. Aber auch jede Leistungsprüfung sollte unter dem Gesichtspunkt der Vorbereitung für nachfolgende Anforderungen aufgefaßt werden. Man wird nicht rücksichtslos alles auf eine Karte setzen. Manchem fällt es freilich schwer, den augenblicklichen Ehrgeiz zu zügeln und an die Zukunft des Pferdes oder an kommende Prüfungen zu denken. Auch leichte Anforderungen zu Beginn einer sportlichen Saison können im Sinne eines vorbereitenden Trainings betrachtet werden.

Zur Förderung von Lust und Laune läßt man gelegentlich junge Pferde im Renntraining als erste einlaufen, indem man die anderen zurückhält oder schwächere zur Begleitung wählt. Kurz vor einem Springwettbewerb sollte man dem Pferd nur leichte Sprünge zumuten, um sein Selbstvertrauen zu stärken. Gelegentlich kann man auf Abreiteplätzen vor dem Parcours beobachten, wie Anforderungen an die Pferde gestellt werden, die den höchsten im bevorstehenden Wettkampf entsprechen. Dies ist unrichtig und unzweckmäßig. Sollte die Ausbildung noch nicht genügend fortgeschritten sein, so ist es jetzt ohnehin zu spät. Die wichtigste Aufgabe des Abreitens besteht darin, das Pferd zu lockern, zu lösen und zu beruhigen. Träge, laurige Pferde werden besser durch einen schnellen, kurzen Galopp, einen sogenannten Spritzer, aufgemuntert als durch Springen über Hindernisse. Es ist also eine Frage der individuellen Beurteilung, inwieweit es notwendig ist, ein Pferd aufzumuntern, warm zu reiten oder nur zu lockern oder zu lösen. Intensiv wird das Aufwärmen im Trabrennsport gepflegt. Dagegen dürfte im Galoppsport in Form des kurzen Aufgalopps im allgemeinen zu wenig geschehen.

Trainingsbewertung

Die *Beurteilung des Trainingszustandes* ist nicht weniger wichtig als das Training selbst. Sicherlich ist diese Kunst zum großen Teil eine Sache der Erfahrung. Daher nicht zu Unrecht der oft legendäre Ruf berühmter Trainer. Die Körperhaltung, das Ohrenspiel, das Auge, kurz die Aufmerksamkeit, um nicht zu sagen, die Aufgeschlossenheit, vermitteln dem Kenner Anzeichen der körperlichen und seelischen Verfassung. Von großer Ausdruckskraft ist ferner die Bewegungsweise, besonders der Schritt. Ein müdes, unlustiges Pferd »läßt den Kopf hängen«, es schreitet nicht selbstbewußt, erhaben, sondern schlapp und niedergedrückt einher. Umgekehrt spricht aufgeregtes Herumtänzeln vielleicht eher für Nervosität oder Unausgeglichenheit als für überschüssige Kraft. Ein anderer wichtiger Gradmesser ist der Appetit. Wir wissen selbst, wie schnell uns »der Appetit vergeht«, wenn wir uns nicht wohl fühlen. Alles Widerwärtige kann uns »auf den Magen schlagen«. Uns »wird schlecht« vor Abscheu irgend eines Anblicks oder Erlebnisses. Vielleicht ist die Sensibilität des Pferdes auf diesem Gebiet sogar noch größer als die menschliche. Nicht zuletzt ist Nervosität ein Appetithemmer. Deshalb wird das Nachlassen der Freßlust bei Pferden als Zeichen für irgendwelche Fehler im Training beurteilt. Der nervös bedingte Appetitmangel muß nicht unbedingt die Folge eines Übertrainings, er kann auch das Ergebnis unzureichender oder einseitiger Bewegung sein. Mittelgradige, längerdauernde Bewegung kann eine durch kurzfristige, schnelle Arbeit hervorgerufene Nervosität unter Umständen mehr kompensieren als völlige Ruhigstellung. Das Schwitzen, der schnelle Schweißausbruch, lange dauerndes Abtrocknen nach der Arbeit sind weitere Kriterien für die Beurteilung. Es wurde schon darauf hingewiesen, daß zwischen nervösem und anstrengungsbedingtem Schwitzen zu unterscheiden ist. Der Erregungsschweiß ist gewiß als seelisch bedingte Erscheinung ein Symptom für Störung der Ausgeglichenheit.

Neben diesen empirischen (erfahrungsbedingten) Hilfsmitteln stehen auch meßbare, teilweise wissenschaftliche Methoden zur Verfügung. Die am einfachsten meßbare Größe ist die *Gewichtsbestimmung*. Bei jedem neu eingestellten Pferd sollte sogleich das Gewicht ermittelt und festgehalten werden. Deshalb ist in jedem Trainingszentrum eine geeignete Waage erwünscht. Es ist aufschlußreich zu wissen, bei welchem Gewicht ein Pferd seine besten Leistungen erbracht hat. Dies läßt sich im späteren Training nützlich verwerten. Bei jungen Pferden sollte auch die Größe festgehalten werden. Es kann wichtig sein, das Wachstum zu verfolgen.

Andere meßbare Werte sind der *Puls* und die *Atmung*. Man kann vereinfacht sagen, je langsamer im Ruhezustand Puls und Atmung sind, um so größer sind die Kapazität und die Leistungsreserven von Herz und Lunge. Die Steigerung in der Beanspruchung, die möglichst rasche Beruhigung sind weitere Anzeichen der Kondition. Jeder, der Pferde trainiert, sollte das Pulszählen beherrschen. Häufig kann der Reiter sogar mit den Schenkeln den Herzschlag fühlen und sich daraus ein Bild vom Zustand des Pferdes verschaffen. Die Steigerung der Pulszahl während der Belastung, also während des Laufens, läßt sich im Training leider nicht praktisch verwerten, weil dazu komplizierte Vorrichtungen notwendig sind. Sie kann während des Rennens bis auf 240 in der Minute ansteigen. Je größer die Differenz, das heißt, je langsamer der Puls in der Ruhe, je steigerungsfähiger in der Belastung und je schneller die Beruhigung nach der Anstrengung, um so größer ist die Leistungsfähigkeit des Kreislaufs. Das gleiche gilt für die Atmungsfrequenz.

Auch Zeitmessungen über bestimmte Distanzen mit der *Stoppuhr* können zur Beurteilung herangezogen werden. Sie sollten allerdings nicht überbewertet werden. Vergleiche sind wegen der ständig wechselnden Bedingungen des Bodens, der Luft, des Windes oder der Temperatur nur unter Vorbehalt möglich. Auch der Einfluß der begleitenden Pferde spielt eine nicht geringe Rolle.

Der Einfluß von Arbeit auf Herz und Kreislauf wurde von dem Trainings-Physiologen W. von Engelhardt eingehend untersucht und beschrieben: »Bei schwerer Arbeit kann die Sauerstoffaufnahme des Pferdes um mehr als das 35-fache höher sein als in der Ruhe. Diese Steigerung ist beim Pferd wesentlich höher als bei den meisten anderen bisher untersuchten Säugern (Ratte 5-fach, Hund 10-fach, Mensch 20-fach). Die Ruhe-Herzschlagfrequenz des Pferdes liegt im Mittel bei 30–40 Schlägen pro Minute. Bei maximaler Arbeit kann die Frequenz auf 240 je Minute, das sind 4 Schläge pro Sekunde ansteigen. Obwohl das Pferdeherz 10 mal so schwer ist wie das Menschenherz, ist damit die Herzschlagfrequenz ebenso groß oder sogar größer als die des Menschen. Die maximale Herzschlagfrequenz beim Pferd ist 6 bis 8 mal höher als in der Ruhe, beim Menschen und beim Hund dagegen nimmt die Herzschlagfrequenz nur um das 3 bis 5-fache zu. Das Pferdeherz wiegt etwa 7 kg, also 14 mal mehr als das Menschenherz. Bei untrainierten Vollblütern wiegt es bereits 0,9 % des Körpergewichtes, bei trainierten 1,1 %. Das entspricht einer Volumenzunahme des Herzens von 20 bis 25 %.«

Zunehmende Bedeutung in der Trainingsforschung gewinnen gegenwärtig *bio-*

metrische Untersuchungsmethoden. Man versteht darunter Analysen lebender Gewebe. Besonders die *Blutuntersuchung* läßt sich auf die verschiedenartigste Weise nutzen. Blut ist ja »ein ganz besonderer Saft«, der den gesamten Körper durchdringt, ein aus Zellen und Flüssigkeit bestehendes Organ, das sich von den übrigen Organen dadurch unterscheidet, daß die Zellen nicht untereinander verkettet sind, sondern frei umherschwimmen. Es leuchtet ein, daß diese den ganzen Körper durchdringende Substanz zahlreiche, auch für die übrigen Teile wichtige und gültige Aufschlüsse vermitteln kann.

Die erste und älteste, für die Trainingsdiagnose verwertbare Blutanalyse, erfaßt das Verhältnis von Zellen zur umgebenden Flüssigkeit. Man bedient sich dazu der Blutkörperchen-Zählung. Dabei handelt es sich um nichts anderes als um die schon besprochene Trockenheit der Gewebe, die auch alle anderen Organe des Körpers betrifft. Je weniger Flüssigkeit im Gewebe, um so mehr Zellen sind in einer Raumeinheit enthalten, um so hochwertiger ist seine Beschaffenheit. Je mehr Blutkörperchen also in einem Rauminhalt, z. B. im mm^3 gezählt werden, um so »trockener« ist das Blut. Die Zahl der roten Blutkörperchen schwankt beim Pferd im mm^3 je nach Veranlagung, Konstitution, Kondition und Trainingszustand zwischen 6 und 14 Millionen. Die gesamte, absolute im Körper befindliche Menge der Blutzellen kann damit allerdings nicht erfaßt werden. Sie läßt sich in einer für die Trainingsbeurteilung anwendbaren Weise nicht bestimmen, weil sie nicht nur von der Konzentration der Zellen, sondern auch vom Rauminhalt der Gefäße abhängig ist. Doch kann man mit Wahrscheinlichkeit davon ausgehen, daß auch die gesamte Blutzellenmenge um so größer ist, je höher die gemessene Konzentration ansteigt.

Ein zweiter, für die Leistungsfähigkeit wichtiger Faktor sind die sogenannten *Blutreserven*, die während der Ruhe in eingedicktem Zustand und unbewegt in den Blutdepots gespeichert sind. Aus diesen Depots, vor allem aus der Milz, werden die Reserven im Laufe der Anstrengung in den Kreislauf eingeschüttet. Beim Pferd kann dadurch die Hämoglobinkonzentration im strömenden Blut um bis zu 60% gegenüber den Ruhewerten ansteigen. Zwischen den einzelnen Pferden bestehen auch auf diesem Sektor erhebliche Unterschiede. Beim Menschen ist die mit einer Kontraktion der Milz verbundene Ausschüttung der Depots gelegentlich am sogenannten »Seitenstechen« deutlich bemerkbar und wohl jedem bekannt. Es tritt mit Vorliebe auf, wenn man ohne Vorbereitung aus dem Ruhezustand gezwungen ist, schnell zu laufen. Daraus ist zu schließen, daß aus diesem wie aus anderen Gründen eine vorbereitende Betätigung vor der Anstrengung angezeigt ist. Die Blutreserven sollten sich bereits zu Beginn der Anforderung im Gefäßsystem im Umlauf befinden. Deshalb pflegt sich jeder Leichtathlet schon vor dem Wettkampf zu bewegen, um sich »warmzulaufen« und seine Depots zu mobilisieren. »Durchblutung und Sauerstoffausnutzung werden bei höherer Muskeltemperatur verbessert. Für Pferde ist deshalb die Aufwärmperiode vor einem Wettkampf von großer Bedeutung für das Erreichen von Höchstleistungen« (v. Engelhardt).

Um diese in weiten Grenzen schwankenden Blutreserven, mit denen das Pferd in besonders hohem Grade ausgestattet ist, zu bestimmen, wird zuerst eine

Blutprobe vom ruhenden Tier untersucht. Eine zweite Zählung erfolgt nach stattgefundener Anstrengung, in deren Folge die Depots in den Kreislauf entleert worden sind. Je größer die Differenz, um so bedeutender sind die Reserven.

Ein dritter Blutwert ist der Hämoglobingehalt (Hämoglobin = roter, eisenhaltiger Blutfarbstoff), der sogenannte *Hämatokrit.* Er ist abhängig von der Konzentration der roten Blutkörperchen, von der Größe der Blutzellen (MZV = mittleres Zellvolumen) und von ihrem Gehalt an Farbstoff. Da dieser die Aufgabe hat, Sauerstoff und Kohlenoxyd aufzunehmen und abzugeben, ist er von entscheidender Bedeutung für den Gasaustausch des Blutes und damit für die Leistungsfähigkeit, besonders für die Ausdauer des Pferdes. Auch der *Sauerstoffgehalt* des venösen Blutes wird von manchen zur Beurteilung herangezogen. Je mehr Sauerstoff nach einer Anstrengung in dem aus der arbeitenden Muskulatur zurückfließenden Blut noch enthalten ist, um so größer ist die Sauerstoffkapazität und -reserve des Blutes, um so größer seine Leistungskraft.

Nicht nur aus den Blutzellen, sondern auch aus der Blutflüssigkeit, aus dem Blutserum lassen sich zahlreiche Werte bestimmen und Erkenntnisse über den Trainingszustand ermitteln. Sie werden sogar häufiger angewendet und leichter durchgeführt als die Zelluntersuchungen. Vor allem die *Blut-Enzyme* werden in der Sportmedizin am Menschen regelmäßig herangezogen. Ferner werden aus der sogenannten Blut-Lactatkonzentration (Lactat = Milchsäure) wichtige Schlüsse gezogen. Die Bestimmung des Gehaltes an Mineralstoffen, des Phosphors, des Calciums, des Magnesiums gibt weitere Hinweise. Häufig können aus diesen Werten sogar Schäden an einzelnen Organen, vor allem in der Leber oder in den Nieren, aufgedeckt werden.

Manche der aufgezählten Testmethoden können nicht nur für die Trainingsbeurteilung, sondern schon für den Züchter bei Fohlen oder bei Jungpferden für eine Voraussage der nach Monaten oder Jahren zu erwartenden Leistungen verwendet werden. Dies beruht darauf, daß die Eigenschaften des Blutes wie viele andere Werte genetisch festgelegt sind. Sie lassen sich im Training nur bis zu der erblich festgelegten Höchstgrenze, nicht aber darüber hinaus steigern. Es verhält sich, um es zu veranschaulichen, ähnlich wie mit dem Lebensalter. Angenommen, ein Mensch hat die theoretische Möglichkeit, ein Höchstalter von 100 Jahren zu erreichen. Er kann diese theoretische Idealzeit in jeder beliebigen Weise und auf die vielfältigste Art verkürzen. Er kann sie aber niemals übertreffen, sondern ihr allenfalls mehr oder weniger nahekommen, zum Kummer vieler phantastischer angeblicher Lebensverlängerer unserer Tage. Ebenso ist es unmöglich, die ererbte theoretische, höchstmögliche Kondition zu überschreiten. Allerdings besteht kein Zweifel, daß wohl selten bei einem Menschen oder bei einem Tier jene genetischen Möglichkeiten voll ausgeschöpft werden.

Zusammenfassung: Es steht eine große Anzahl wissenschaftlicher, exakt verwertbarer, aussagekräftiger und meßbarer Methoden zur Verfügung, um den Trainingszustand eines Pferdes zu bestimmen und zu beurteilen. Die enormen Steigerungen im menschlichen Leistungssport der letzten Jahrzehnte werden weitgehend den auf diesem Gebiet errungenen Fortschritten der Sportmedizin zugerechnet. Auch für das Pferd sollte mehr als bisher davon Gebrauch gemacht werden. In anderen Ländern hat sich das bereits mehr als in Deutschland eingebürgert. Wer sich im internationalen Sport behaupten will, wird auf die Dauer nicht darauf verzichten können.

Keinesfalls sollen jedoch die vorausgegangenen Darlegungen dazu führen, die Trainer mit geheimnisvollen wissenschaftlichen Daten zu beeindrucken oder gar zu irritieren. Vielmehr soll ihnen zu den bisherigen bewährten Erfahrungen und Methoden weitere Hilfen an die Hand gegeben werden. Dazu genügt es, dem betreuenden Tierarzt den Auftrag zu geben, Blutproben zu entnehmen und sie an geeignete physiologische Institute an tierärztlichen Hochschulen oder an anderen Untersuchungsanstalten, die sich dafür spezialisiert haben, weiterzuleiten. Von dort erfolgt dann auch die Beurteilung des Befundes, die allein für den Trainer interessant und maßgebend ist. Zugleich können daraus in gemeinsamer Zusammenarbeit Maßnahmen entwickelt werden, um aufgedeckte Mängel zu beseitigen. In den meisten Fällen genügt schon die Bestimmung der zuletzt angegebenen Serumwerte, um klare Urteile zu gewinnen. Man wird davon nicht nur während des Trainings, sondern auch während der Saison oder auch nach einem vielleicht enttäuschenden Ergebnis in einem Wettbewerb Gebrauch machen, um herauszufinden, worin die Ursache für das Versagen gelegen hatte.

»Menschen können im Labor unter genau definierten Belastungen auf ihre Leistungsfähigkeit getestet werden. Auf Grund dieser Laborergebnisse kann dann ganz systematisch im Hinblick auf Kraft, Schnelligkeit und Ausdauer mit spezifischen Methoden trainiert werden. Differenzierte Trainingsmethoden sind bei Pferden nahezu völlig unbekannt. Besonders im Galopp-Rennsport wird weitgehend nach den traditionellen, überlieferten Methoden ausgebildet und trainiert. Das zeigt sich meines Erachtens auch deutlich in der geringen Verbesserung der Laufleistung. Im Englischen und im Deutschen Derby wurden die Laufgeschwindigkeiten seit 1900 nur um 2% bzw. 5% verbessert. 800-Meter-Läufer haben demgegenüber seit 1900 ihre Leistung um etwa 16% verbessert. Hierbei ist von besonderem Interesse, daß die Traber seit 1900 ihre Laufgeschwindigkeiten ebenfalls um 16% steigern konnten. Traber erhalten ein Training, das sich von dem der Galopp-Pferde sehr unterscheidet. Traber werden seit langem in aufeinanderfolgenden Intervallen, sogenannten Heats, gearbeitet. Dieses Training entspricht weitgehend dem Intervalltraining beim Menschen.

Die Trainingsforschung bei Pferden ist noch ein weites, offenes und unbekanntes Feld. Ich bin überzeugt, daß durch systematische physiologische Untersuchungen, durch standardisierte Überprüfung der Leistungsfähigkeit zusammen mit einer sorgfältigen gesundheitlichen Überwachung auch bei Sportpferden ebenso wie in der Sportmedizin in der Zukunft eine weitere deutliche Leistungssteigerung möglich sein sollte« (W. von Engelhardt DTW 1979/1).

Pferdebeurteilung und Pferdekauf

Jeder Pferdekauf erfordert eine Beurteilung, nicht aber jede Beurteilung eine Kaufabsicht. Denn es finden sich zahlreiche Gelegenheiten sportlicher oder züchterischer Art, die eine Beurteilung durch Außenstehende, durch Richter, Prämierungs- oder Körkommissionen erfordern. Das bedeutet, daß die Beurteilung von Pferden nach zahlreichen Gesichtspunkten erfolgen kann. Einige davon sollen ohne Anspruch auf Vollständigkeit, die den vorliegenden Rahmen sprengen würde, behandelt werden. Zunächst zur Übersichtlichkeit eine Gliederung der einzelnen Bereiche.

1. Verwendungszweck,
2. Alter, Geschlecht, Größe, Farbe, Abzeichen,
3. Genetische Gesichtspunkte,
4. Spezielle Veranlagungen,
5. Gesundheit und Gewährleistungsrecht.

Verwendungszweck

Es versteht sich von selbst, daß nicht jedes Pferd für jeden *Verwendungszweck* und nicht für jeden Gebrauch gleichermaßen geeignet ist. Jeder Reiter, ob jung oder alt, groß oder klein, gewandt oder unbeholfen, erfahren oder ein Anfänger, sie alle werden bestimmte Typen je nach Rasse, Charakter, Temperament oder nach anderen Kriterien benötigen. Soll das Pferd zum Turnier- oder zum Spazierenreiten, für Springen oder für Dressur, für Jagden oder für die Vielseitigkeit verwendet werden? Legt der Interessent Wert auf Repräsentation, auf Adel, Schönheit oder nur auf eine bestimmte Leistung? Ist Schnelligkeit wichtig, wenn ja, auf welchen Distanzen? Will der Käufer ein ausgebildetes oder ein noch rohes Pferd? Es ist keine Seltenheit, daß ein Pferd als ungeeignet, als nervös, als psychisch nicht normal oder gar als bösartig abqualifiziert wird, allein deshalb, weil der Reiter mit einer spritzigen Vitalität und mit einem überschäumenden Temperament nicht zurechtkommt. Tatsächlich findet man mehr hochwertige Pferde als hervorragende Reiter. Dies hat sogar zur Folge, daß in der Zucht gelegentlich weiche, temperamentlose Tiere gezüchtet werden, die sich manchmal leichter verkaufen lassen als hochwertige.

Jeder Reiter sollte sich also so ehrlich und kritisch wie möglich gegenüberstehen und zunächst bei sich selbst und erst sekundär beim Pferd die Fehler beim Auftreten von Schwierigkeiten suchen. Ferner ist immer daran zu denken, daß jedes Pferd ein lebendes Wesen, ein Produkt menschlicher Eingriffe in die Natur und damit notwendigerweise unvollkommen ist. Es gibt schlechterdings kein absolut fehlerfreies Pferd, noch weniger einen fehlerlosen Menschen. Wenn man als Berater beim Pferdekauf tätig wird, sollte man den Interessenten, falls er Wert auf Ehrlichkeit legt, auf solche Gesichtspunkte hinweisen und sich nicht scheuen, eine vielleicht unzureichende Reitfertigkeit taktvoll in Erwägung zu ziehen. Zur Pferdebegutachtung muß also auch noch Menschenkenntnis hinzutreten. Freilich steht dem im Wege, daß man mit Schmeichelei leichter Freunde gewinnt als mit Aufrichtigkeit. Für viele Reiter ist es bekanntlich die größte Beleidigung, ihre Pferdekenntnis oder ihre Reitfertigkeit in Frage zu stellen. Eher dulden sie Zweifel an ihrer beruflichen oder charakterlichen als an ihrer sportlichen Qualifikation.

Alter, Geschlecht, Größe, Farbe, Abzeichen

Das *Alter* ist in vielfacher Hinsicht von Bedeutung für die Beurteilung, für den Gebrauch und für den Wert eines Pferdes. Zu jung bedarf es noch der Schonung, besonders im Hinblick auf die Gelenke, zu alt ist die noch zu erwartende Verwendungsdauer begrenzt. Äußerlich sieht man dem Pferd bekanntlich das Alter nur wenig an. Glücklicherweise kann man es am Zahnwechsel und an der Zahnform relativ genau bestimmen. Diese Möglichkeit beruht darauf, daß die Milchzähne ein anderes Aussehen haben als die bleibenden, sowie auf der Eigentümlichkeit, daß die Zähne des Pferdes im Gegensatz zu anderen Tierarten und zum Menschen zeitlebens wachsen. Infolge der Kautätigkeit werden sie fortlaufend abgerieben. Sie verändern dadurch ihre Form, ihre Reibefläche und ihre Stellung im Kiefer. Die zuverlässige Bestimmung des Zahnalters erfordert jedoch viel Übung und Erfahrung. Es wäre deshalb wenig sinnvoll, hier eine dilettantische Anleitung zu geben, die mehr Verwirrung als Nutzen stiften würde. Wer sich ernstlich damit befassen will, muß sich Kenntnisse aus Spezialwerken und aus praktischer Anleitung verschaffen.

Aber auch der Geübte weiß, daß eine zuverlässige Bestimmung nur bis zum Alter von 8 Jahren und nur bei regelmäßigem Gebiß möglich ist. Über das 8. Jahr hinaus beginnt die Bestimmung mit zunehmenden Jahren ungenauer zu werden. Vorsicht ist also geboten, wenn ein Pferd als über achtjährig angeboten wird. Das Pferd habe »abgezahnt« ist ein gängiges Schlagwort für diesen Zustand des Gebisses. Das heißt, es ist über 8 Jahre alt. All das erübrigt sich verständlicherweise, wenn eine Geburtsurkunde vorliegt. Sie ist jedoch hinsichtlich ihrer Identität mit dem vorgestellten Pferd und auf ihre urkundliche Sorgfalt zu prüfen.

Die volle Leistungsfähigkeit des Pferdes bewegt sich im Durchschnitt zwischen dem 6. und 16. Lebensjahr. Rennpferde gelten am schnellsten mit 5–6 Jahren. Mit zunehmendem Alter kann sich jedoch die Ausdauer steigern. Ausdauer läßt sich durch Training eher verbessern als Schnelligkeit. Psychisch ist ein

Pferd im allgemeinen nicht vor 8 Jahren erwachsen. Dies ist besonders bei nervlich schwierigen Anforderungen zu bedenken. In vergangenen Zeiten wurden die Pferde in der Kavallerie nicht vor dem 8. Lebensjahr voll zum Dienst herangezogen. Sie dankten diese Geduld mit langer Diensttauglichkeit.

Man sollte also beim Kauf junger Pferde daran denken, daß man noch keine die Gelenke stark belastenden Anforderungen stellen darf, wenn man nicht die Gefahr von Schädigungen in Kauf nehmen will. Es ist sogar möglich, daß diese Verbrauchsschäden erst nach ein bis zwei Jahren zum Vorschein kommen, wenn längst niemand mehr an die jugendlichen Überforderungen denkt. Deshalb ist es auch beim Kauf von über fünfjährigen Pferden vorteilhaft zu wissen, ob sie vielleicht sehr jung beansprucht wurden. Besondere Vorsicht ist geboten, wenn junge Pferde mit bereits hervorragenden sportlichen Erfolgen angepriesen werden.

Eine für den Außenstehenden nicht ohne weiteres verständliche Sitte ist die unterschiedliche *Altersbezeichnung*. Bei allen anderen Tierarten betrachtet man ebenso wie beim Menschen ein Individuum als so alt, wie die zurückliegende Lebenszeit an Jahren beträgt. Ein Mensch, ein Rind, ein Hund sind zwei Jahre alt, wenn sie 24 Monate seit ihrer Geburt hinter sich gebracht haben. Dagegen ist es in der Vollblutzucht und im Rennsport üblich, ein Pferd als Zweijährigen zu bezeichnen, wenn es sich im zweiten Kalenderjahr seines Lebens befindet. Dazu folgendes Beispiel: Angenommen, ein Pferd ist am 1. Juli 1970 zur Welt gekommen, so wird es bis zum 31. Dezember dieses Jahres als Fohlen bezeichnet. Vom 1. Januar bis zum 31. Dezember 1971 nennt man es einen Jährling, vom 1. Januar bis zum 31. Dezember 1972 nennt man es einen Zweijährigen usw. Dieses am 1. Juli 1970 geborene Tier gilt also schon am 1. Januar 1971 als Jährling, obwohl es erst 6 Monate alt ist. Auch wenn es am 31. Dezember 1970 geboren wäre, würde es am 1. Januar 1971, also zwei Tage alt, als Jährling bezeichnet werden. Somit kann ein sogenannter Jährling oder ein Zweijähriger, der am 1. Januar geboren ist, ein ganzes Jahr jünger oder älter sein als ein am 31. Dezember geborener.

Welch schwerwiegende Folgen diese merkwürdige Sitte für die Zucht und den Rennsport mit sich bringen mußte, liegt auf der Hand. Dies hängt damit zusammen, daß die Rennen nicht für 2, 3 oder mehr Jahre alte Pferde sondern für Zweijährige, Dreijährige usw. ausgeschrieben werden. Jedes zwischen dem 1. Januar und dem 31. Dezember 1970 geborene Pferd kann im Jahre 1972 an Rennen für Zweijährige, im Jahr 1973 an Rennen für Dreijährige teilnehmen. Verständlicherweise wird ein »Zweijähriger«, der im Juli 30 Monate alt ist, mehr Erfolgschancen haben, als wenn er nur 16 oder gar nur 12 Monate alt wäre. Infolge dieser Einrichtung bemühen sich die Vollblutzüchter, die Geburten so frühzeitig im Jahr wie möglich zu verlegen, im Idealfall auf den 1. Januar. Dies mag in Ländern mit mildem Klima, wie in England, Irland oder in der Normandie, geringe Auswirkungen haben. In nördlichen oder in kontinentalen Gebieten aber kann es ungünstige Folgen für die Konstitution mit sich bringen, wenn die Fohlen in der vegetationslosen Winterszeit, d. h. unter völlig unnatürlichen Umweltbedingungen zur Welt kommen. Allerdings verschwinden die den Zwei- bis Dreijährigen entstandenen Vorteile in den späteren Lebensjahren, wenn sich die bessere Konstitution der später geborenen auswirkt. Nicht selten kehren sie sich sogar in das Gegenteil um. Diese Tatsache wurde in sorgfältigen wissenschaftlichen Untersuchungen erwiesen. Aus dem allen aber ergibt sich wegen der Bevorzugung der Frühgeborenen in den Zweijährigen-Rennen deren Fragwürdigkeit (s. a. Konstitution S. 23, 25, 35).

Diese ursprünglich nur in der Vollblutzucht übliche Sitte der kalendermäßigen Altersbezeichnung hat sich auch in der Halbblut- und in der Warmblutzucht da und dort eingebürgert. Bei der Beurteilung eines Pferdes ist deshalb darauf zu achten, ob ein angepriesenes Pferd vier Jahre alt, oder ob es als sogenannter »Vierjähriger« erst drei Jahre alt ist. Wenn man schon im Rennsport das Zugeständnis jener Nomenklatur aus organisatorischen Gründen und wegen der internationalen Verflechtungen mitzumachen gezwungen ist, in der Landespferdezucht ist sie sinnlos. Wer Bescheid weiß, wird sich also nicht damit begnügen festzustellen, wie alt das angebotene Pferd an Jahren ist, sondern auch, besonders bei Vollblütern, in welchem Monat es geboren wurde. Bei einem im April oder im Mai geborenen Pferd ist eine bessere Konstitution zu erwarten als bei einem Januar-Fohlen. Diese Regel gilt zwar nicht für jeden Einzelfall, denn überall gibt es Ausnahmen, jedoch für die Wahrscheinlichkeit in der großen Zahl.

Oft freilich sind über die Jugend und über die Vergangenheit nur unvollständige oder unzuverlässige Nachweise zu erbringen. Bei Vollblütern kann man aus den Rennkalendern ermitteln, ob sie schon als Zweijährige in Rennen gefordert worden sind. Wichtig ist, wie schon erwähnt, der Renntermin. Wenn Alleged, der zweimalige Sieger im Arc de Triomphe als Zweijähriger sein erstes Rennen am 1. 11. bestritten und gewonnen hat, so ist das anders zu beurteilen, als wenn das im Juni geschehen wäre. Man sollte deshalb nicht die Mühe scheuen, sich auf diese Weise nähere Informationen zu verschaffen. Alle im Rennsport Tätigen, die Rennvereine, die Züchter, Trainer und Besitzer, verfügen über entsprechende Unterlagen. Auch bei Halbblütern kann man, soweit sie am offiziellen Sport teilgenommen haben, aus den Jahrbüchern Erkundigungen einholen.

Ein anderer Hinweis bei jungen Pferden ist die Hufbeschaffenheit, insbesondere die Feststellung, ob schon ein Beschlag stattgefunden hat. Dies läßt sich auch bei unbeschlagenen Pferden aus vorhandenen oder fehlenden Spuren von Nagellöchern bis zu einer gewissen Wahrscheinlichkeit feststellen. Kein Reitpferd sollte vor dem 5. Lebensjahr beschlagen werden.

Die häufigsten Schädigungen des zu frühzeitigen Gebrauchs betreffen die Wirbelsäule und den Hufrollenapparat. Die Wirbelsäulenerkrankung (spinal desease) wurde besonders von amerikanischen und englischen Forschern (H. Smythe) aufgedeckt. Allzu frühzeitige Beanspruchungen werden von den Autoren für diese Schäden verantwortlich gemacht. Während die Hufrollenerkrankung relativ leicht röntgenologisch nachzuweisen ist, sind die Wirbelsäulenveränderungen, die der Bandscheibenerkrankung des Menschen ähnlich sind, auch vom Fachmann am lebenden Tier kaum zu erkennen und nachzuweisen. Doch ist mancher unerklärliche Leistungsabfall in späteren Jahren mit derartigen Ostitiden (Knochenentzündungen) in der Wirbelsäule zu erklären.

Die *Körpergröße* des Pferdes spielt gerade in der gegenwärtigen Zeit eine große, nicht selten eine übertriebene Rolle. Zweifellos ist sie bei der Beurteilung eines Pferdes von Bedeutung. Doch hat die herrschende Sucht nach möglichst großen Pferden vielfach verhängnisvolle Auswirkungen. Oft ist die Quantität wichtiger als die Qualität. Zentimeter und Körpergewicht sind vielen interessanter als Adel, Temperament, Nerv oder andere psychische oder körperliche Qualitäten. Alte, längst überholt geglaubte Modetorheiten in der Pferdebeurteilung werden aus der Schublade geholt. Da werden Pferde mit den dicksten Röhrbeinen denen mit schlanken vorgezogen, wie wenn man Frauen mit den dicksten Beinen denen mit schlanken Fesseln vorziehen wollte.

Im Abschnitt über »Konstitution und Körpergröße« wurden bereits zahlreiche Zusammenhänge anatomischer und physiologischer Art aufgezeigt. Kleine und mittlere Pferde haben zahlreiche Vorteile vor den großen. Sie sind nicht nur konstitutionell hochwertiger, sondern auch genügsamer und intelligenter als große. Ihre psychische Überlegenheit hängt unter anderem mit dem relativ größeren Gehirn zusammen.

Vielleicht liegen der Sucht nach voluminöser Größe sogar aus dem menschlichen Unterbewußtsein aufsteigende unterschwellige Strömungen zugrunde. Mit Recht spricht man von der menschlichen Gigantomanie, die in der mannigfaltigsten Weise in Erscheinung tritt. Dieser Ausdruck ist um so zutreffender, als Manie die Bezeichnung eines pathologischen Zustandes ist, einer sogenannten Paranoia, die den durch einen Wahn aus den Fugen geratenen Menschen bezeichnet. Ob Hochhäuser, Wolkenkratzer, Großstädte, Ozeanriesen, Straßen-Kreuzer, überall wird die Größe wie ein Fetisch bewundert und bestaunt. Nicht der Sinn, die Zweckmäßigkeit oder gar der kulturelle Wert, nicht die Folgen für das menschliche Leben, nicht die Rücksicht auf menschliches Glück sind die Maßstäbe. Die Größe für sich selbst übt wie ein rätselhafter Magnet die Faszination auf die Mehrzahl der Menschen aus. Diese Sucht nach höchstmöglicher Größe, die Gigantomanie, besteht schon seit Urzeiten. Der Babylonische Turm, die Pyramiden von Gisa, der Koloß von Rhodos, das Colosseum in Rom und viele andere sogenannte Wunderwerke der Technik wurden seit jeher vor allem wegen ihrer Größe bestaunt. Der Ausruf »kolossal« umfaßt den Begriff der Ehrfurcht und der Bewunderung. Die Größe um ihrer selbstwillen ist es, die wie ein Götze bestaunt oder gar angebetet wird, wenn Menschen »andächtig« vor einem Wolkenkratzer, vor einer Pyramide, aber auch vor dem Turm eines Domes oder vor einem riesigen Mausoleum oder Tempel stehen.

Diese merkwürdige Faszination der Größe hat auch vor dem Pferd nicht Halt gemacht. Je größer, mächtiger und imposanter, um so mehr wird ein Pferd bewundert und bestaunt. Ob es einen größeren praktischen Wert hat als ein kleineres, ist anscheinend zweitrangig. Vielleicht steht hierbei auch die menschliche Geltungssucht unbewußt mit im Spiele. Man möchte selbst möglichst imposant und groß erscheinen, wenn nötig mit Hilfe des Pferdes. Dazu kommen möglicherweise noch Geltungskomplexe. Lang gewachsene Menschen fürchten auf einem kleinen Pferd unharmonisch zu wirken, kleine hoffen, auf einem großen Pferd ihren Wuchs auszugleichen.

Gewiß findet man Spezialanforderungen, die ein Mindestmaß an Größe aus rein mechanischen Gründen erfordern. Im Springsport ist zweifellos eine gewisse Größe für Höchstleistungen aus technischen Gründen notwendig. Doch beginnt das erst bei Anforderungen, die für die große Masse der Reiter ohnedies nicht in Frage kommen. Der Weltrekord im Hochsprung wurde keineswegs von einem überdimensionalen Pferd, sondern von einem mittleren Vollblüter erreicht. Der Sieger im Deutschen Springderby in Flottbeck 1977, der kleine Stroller, eher ein Pony als ein Pferd, ist noch vielen in unauslöschlicher Erinnerung. Er hat sich den größeren Konkurrenten als mindestens ebenbürtig, seine Reiterin allerdings als überlegen erwiesen.

Dieses Bestreben nach möglichst großen Pferden scheint aber schon in früherer Zeit bestanden zu haben. Im Barock, in der Renaissance, vielleicht schon gegen Ende des Römischen Weltreiches hat man, aus den Standbildern zu schließen, mächtige Pferde zum Zweck der imposanten Darstellung gesucht. Man

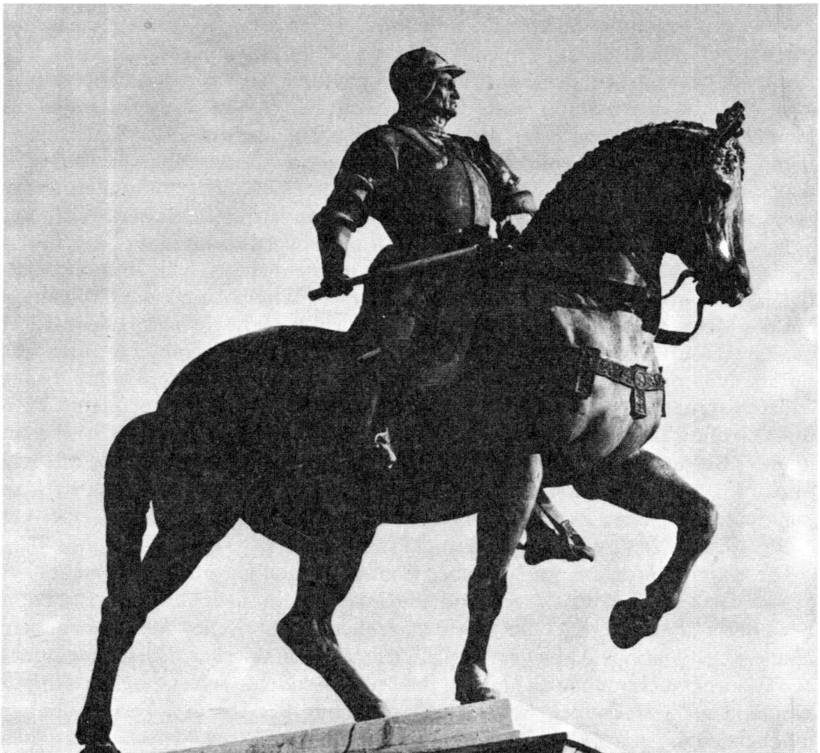

Abb. 58. Der Venezianische Condottiere (Söldnerführer) Colleoni (1400–1475) auf seinem mächtigen Paradepferd

denke an die Ridinger-Stiche, an die Standbilder des Colleoni oder Marc Aurels. Dagegen haben die großen Reitervölker stets kleine Pferde bevorzugt. Dies gilt für die Hethiter, die Ägypter, die Assyrer, die Hunnen, die Araber und viele andere. Noch Seydlitz hat ausschließlich kleine Pferde aus der südrussischen Steppe verwendet und mit ihnen seinen Kriegsruhm begründet. Kaum war er von Friedrich d. Gr. mit der Führung der Kavallerie beauftragt worden, als er die bis dahin großen Pferde abschaffte und jene kleinen unverwüstlichen Steppenpferde heranzog. Dazu muß gesagt werden, daß er nicht etwa eine Art Wildwestreiterei betrieb, sondern Reiter und Pferde bis zu einem Grad der Vollkommenheit in der Dressur ausbildete, wie sie nach ihm nie mehr eine Truppe erreicht hat. Diese Tatsache ist um so erstaunlicher, als Seydlitz ursprünglich aus der Reiterei der Kürassiere hervorging, die wegen der Rüstung (Küraß = Brustpanzer) mit schwereren Pferden beritten waren, als Husaren oder Dragoner.

Auf diese Sucht nach großen Pferden ist manche merkwürdige Sitte zurückzuführen, z. B. das sogenannte Bandmaß. Nirgends auf der Welt wird irgend eine Höhe schräg sondern stets lotrecht gemessen. Niemand würde daran denken, zu sagen, der Kölner Dom habe ein Bandmaß von 180 und ein Stockmaß von 160 Metern. Nur beim Pferd wird schräg gemessen, zweifellos aus dem Bestreben, möglichst hohe Zahlen vorweisen zu können. Vermutlich war bei der Entstehung dieser Un-Sitte auch die »Roßtäuscherei« mit im Spiele. Auf denselben Gründen dürfte die Gewohnheit beruhen, die Höhe des Rumpfes am höchsten Punkt des Widerristes zu messen. In Wirklichkeit ist maßgebend für die Größe eines Pferdes, insbesondere des Reitpferdes, nicht die Höhe des Widerristes, sondern der tiefste Punkt des Rückens. Von ihm hängt es ab, wie hoch der Reiter sitzt oder wie hoch der Pferdekörper dem Betrachter erscheint. Bei der allgemein üblichen Art, die Größe eines Pferdes am Widerrist zu messen, kann tatsächlich ein Pferd mit stark ausgeprägtem Widerrist ein größeres Höhenmaß aufweisen als ein in Wirklichkeit größeres, jedoch mit kleinerem Widerrist ausgestattetes Tier.

Ein geradezu unheilvolles Schlagwort ist der sogenannte »Gewichtsträger«. Viele Reiter gehen davon aus, daß ein Pferd, je schwerer es ist, um so mehr Gewicht tragen könne, weil das Gewicht des Reiters im Verhältnis zu dem des Pferdes geringer sei als bei einem kleineren Pferd. Das ist jedoch nur bedingt richtig und allenfalls für das stehende Tier zutreffend. Tatsächlich spielt in der Bewegung das Eigengewicht des Pferdes keine geringere Rolle als das des Reiters selbst. Angenommen, ein Reiter wiegt mit Kleidung und Sattel 100 kg, also 25 kg mehr als es dem bei sportlichen Wettbewerben vorgeschriebenen Mindestgewicht von 75 kg entspricht. Er wählt wegen dieses 25 kg betragenden Mehrgewichtes ein Pferd mit einem Eigengewicht von 700 kg an Stelle eines mittleren Pferdes von 500 kg. Zwar bedeuten 25 kg im Reitergewicht für das leichtere Pferd 5 %, für das schwerere nur 3,5 % vom Eigengewicht. Um dieses günstigere Gewichtsverhältnis zu erzielen, muß jedoch das schwerere Pferd 200 kg mehr als das leichtere an Eigengewicht mit sich herumschleppen. Nun könnte man einwenden, dafür besitze das schwerere Pferd entsprechend mehr Muskulatur. Gerade das aber trifft nicht zu, weil nämlich die Muskulatur bei zunehmendem

Gewicht nur im direkten, linearen Verhältnis, die zur Fortbewegung benötigte Kraft jedoch im Quadrat mit dem Gewicht zunimmt. Die notwendige Anstrengung ist also für das schwerere Pferd, vor allem bei schneller Fortbewegung, trotz des zwischen Reiter und Pferd günstigeren relativen Gewichtsverhältnisses um ein vielfaches größer und damit ungünstiger als beim leichten Pferd. So kommt es, daß ein 700 kg schweres Pferd, selbst ohne Reiter, niemals so schnell im Rennen sein kann, wie ein 400 kg schweres Tier mitsamt Rennreiter und Sattelzeug. Verständlicherweise gibt es auch nach unten eine kritische Grenze. Dabei ergeben sich aufgrund komplizierter mathematischer Gesetze optimale Gewichte je nach den zu überwindenden Distanzen, die hier zu erörtern unmöglich ist. Dazu kommen noch die Werte der Beschleunigung, der Linienführung, Vorgänge der Ballistik und anderes, die eine exakte Berechnung nahezu unmöglich machen.

Dem im Verhältnis zum Körpergewicht und zur Schnelligkeit im Quadrat ansteigenden Kraftbedarf schließen sich noch weitere physikalische Gesichtspunkte an. Die zugrundeliegenden Gesetze sind jedem Statiker und Brückenbauer bekannt. Dazu folgende Erläuterung: Die Belastbarkeit einer horizontalen Brücke nimmt im Quadrat mit der Länge bzw. mit dem Abstand der Auflage ab, oder mit anderen Worten: Der Kraftaufwand zum Tragen der Last nimmt bei größerem Abstand im Quadrat mit dem Abstand zu. Dies geschieht nach folgender Formel:

$$n = \frac{g \cdot e}{8}$$

Dabei bedeuten: n = Biegemoment, g = Auflage/m, e = Abstand.

Dazu die nachfolgende Abbildung 59 (1): Bei doppeltem Abstand der Auflagen vermag die Brücke unter den gleichen Konstruktionsbedingungen nur ein Achtel der kürzeren Brücke zu tragen. Oder umgekehrt: Ein Körper von doppelter Länge muß zur Bewältigung der gleichen Tragleistung die achtfache Kraft aufwenden. Auf das Pferd abgewandelt heißt das: Ein langrückiges Pferd mit einem Abstand von 1,70 m zwischen Vorder- und Hinterhufen benötigt zum Tragen desselben Reitergewichtes im Vergleich zu einem kurzrückigen Pferd mit 1,40 m Abstand die doppelte Kraftleistung.

Noch größer werden die Unterschiede, wenn man nicht horizontale, sondern bogenförmige Brückenkörper zugrundelegt, im Schema mit g_2 gekennzeichnet. Mit ihnen ist die bogenförmige Wirbelsäule des Pferdes zu vergleichen, die im beigefügten, skizzierten Pferdeskelett dargestellt ist. Der kürzere Pferdekörper bedingt eine stärkere Wölbung als der längere. Sie aber ist mit einer um so größeren Tragfähigkeit verbunden. Mit diesen physikalischen Bedingungen der kurzen und stark gewölbten Wirbelsäule hängen die fast unbegreiflichen Tragleistungen kleiner, oft zwerghafter Esel zusammen, die schon mancher Urlaubsreisende in südlichen Ländern mit Erstaunen beobachten konnte.

Auf wieder anderen physikalischen Gesetzen beruht ferner die größere *Wendigkeit* der kleineren Pferde. Und zwar ist auch hierbei der für das sogenannte Drehmoment benötigte Kraftbedarf nicht nur vom Gewicht, sondern zusätzlich von der horizontalen Ausdehnung des Körpers abhängig.

Man stelle sich nach Abb. 59 (2) eine Säule vor, mit 75 kg Gewicht, 1,75 m Höhe und 0,50 m Querschnitt, also von etwa der Größe eines durchschnittlichen erwachsenen Menschen. Nun soll diese Säule innerhalb einer Sekunde einmal in senkrechtem, ein zweitesmal in waagerechtem Zustand um 180° um ihre Achse gedreht werden. Auf Grund physikalischer Berechnungen, deren Darlegung hier zu weit führen würde, ergibt sich, daß im waagerechten Zustand etwa die sechzehnfache Kraft notwendig ist, um innerhalb der gleichen Zeiteinheit die Drehung zu bewerkstelligen als im senkrechten. Dies wird besonders deutlich daraus ersichtlich, wenn man sich vergegenwärtigt, welch kaum zu ermessende Vorzüge der aufrechte Gang des Menschen, abgesehen von vielen anderen vorteilhaften

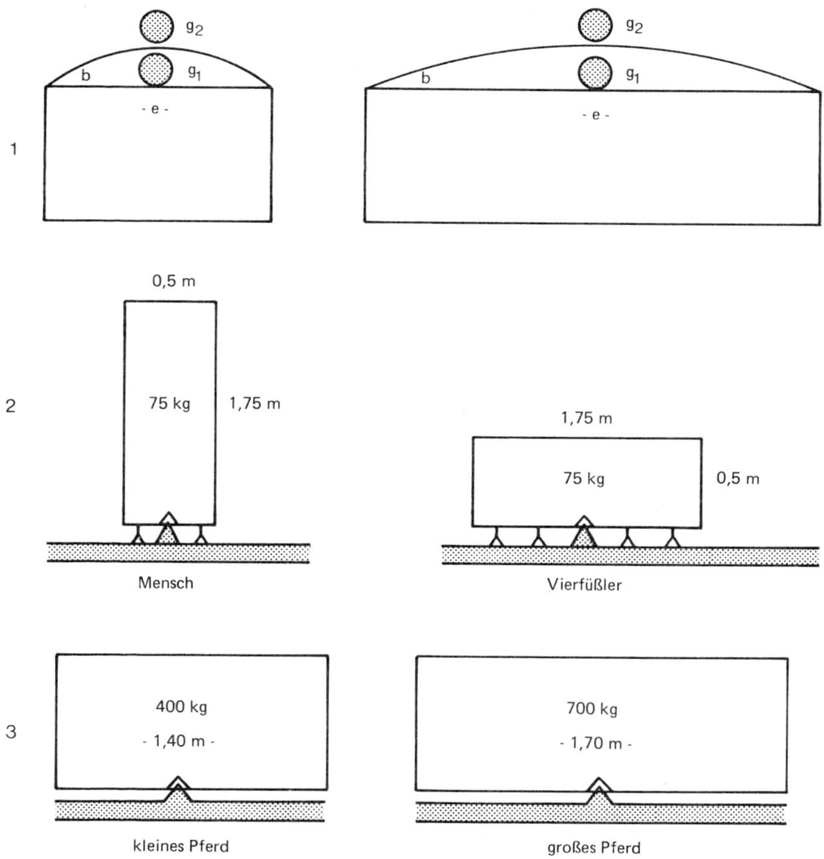

Abb. 59. (1) Statik einer horizontalen und einer bogenförmigen Brücke. – (2) Drehmoment eines vertikal und eines horizontal stehenden Körpers. – (3) Kurz- und Langrückigkeit als Schema

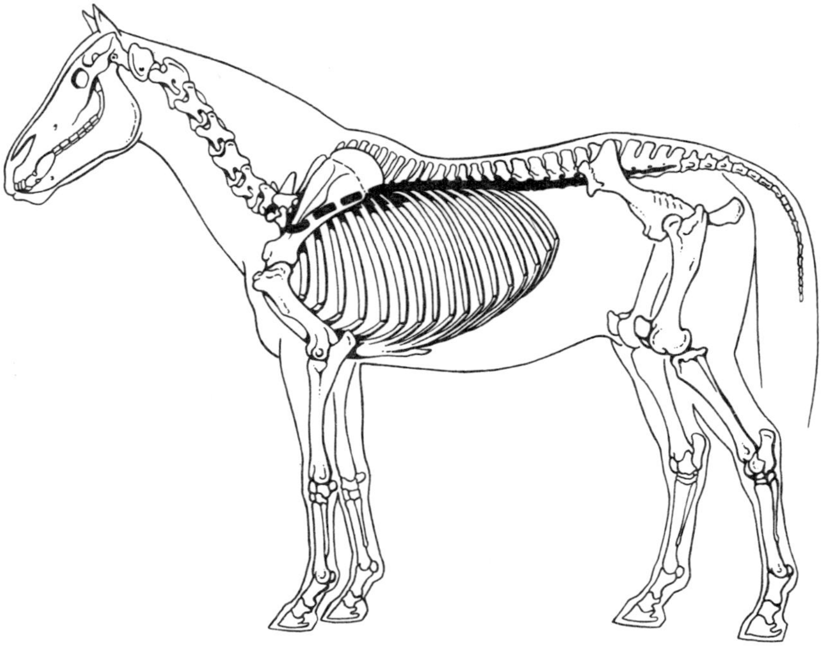

Abb. 60. Die brückenartige Wirbelsäule des Pferdes

Auswirkungen, mit sich bringt. Nur infolge dieses aufrechten Ganges ist es möglich, daß sich viele Menschen, beispielsweise Hausfrauen oder Verkäufer, täglich tausendemale um ihre Achse drehen, ohne in unerträglicher Weise zu ermüden. Beim horizontalen Körperbau eines Vierfüßlers würden ähnliche Anforderungen zum Zusammenbruch der Kräfte führen. Aus dieser Darlegung geht aber auch hervor, wie groß die Überlegenheit kurzrückiger Pferde bei allen Anforderungen ist, bei denen häufige, schnelle Wendungen verlangt werden. Zur Veranschaulichung Abb. 59 (3). Es hat seinen guten Grund, daß man beispielsweise beim Polo-Spiel nicht große Pferde, sondern kleinere, wendige Polo-»Ponys« verwendet.

Es ist also grundfalsch zu glauben, ein großes Pferd könne einen schweren Reiter leichter tragen als ein kleineres. Sogar in der Schnelligkeit spielt das Eigengewicht des Pferdes eine größere Rolle als das des Reiters. Bei Rennpferden in den auf den Rennbahnen üblichen Distanzen hat sich eine durchschnittliche Größe von etwa 1,56 m als optimal erwiesen. Eine wesentlich geringere Höhe wirkt sich wegen der kürzeren Beine allerdings auf die Schnelligkeit aus. Es ist klar, daß ein Pony nicht so schnell sein kann wie ein Pferd mit langen Beinen. Doch ist es eine andere Frage, wer von beiden über 50 km Entfernung schneller am Ziel ist. In großen Distanzrennen von 50 und mehr Kilometern sind die kleineren Araberpferde stets vor den größeren »Engländern« Sieger geblieben.

Ein Nachteil muß allerdings bei den kleineren Pferden zugegeben werden. Er beruht auf der außerordentlichen Spritzigkeit und Wendigkeit, auf der Rasanz bei der Beschleunigung und bei der Abbremsung des Tempos. Deshalb sind kleine, edle Pferde im Springsport ungleich schwieriger zu reiten als große. Ähnliches gilt für die Dressur. Ein quicklebendiger Araber wird schwieriger zum Stillstehen zu erziehen sein als ein phlegmatisches großes Pferd. Dagegen hat die Tragfähigkeit oder das Reitergewicht für kleine Pferde überhaupt nichts zu sagen. Auch die Wirkung des imposanteren großen Pferdes auf die Richter und Zuschauer wird vielfach überschätzt. Noch niemand hat die nicht sehr großen Lipizzaner der Wiener Hofreitschule als zu klein oder als unharmonisch empfunden.

Den *Farben und Abzeichen* wurde in alter Zeit nicht selten große Bedeutung beigemessen. Immerhin sind einige Zusammenhänge bis zu einem gewissen Grade nicht abzustreiten. Auch heute noch vertreten erfahrene Pferdekenner die Ansicht, daß Braune ohne Abzeichen stets gute Pferde sind. Manche Beobachtungen scheinen dies zu bestätigen. Freilich ist es schwierig, bei solchen Mutmaßungen exakte statistische Nachweise zu erbringen. Jedenfalls darf der Satz nicht umgedreht werden, als ob Braune *mit* Abzeichen nicht ebenfalls gute Pferde sein könnten. Wie überall bei solchen Verallgemeinerungen kann man nur mit einer gewissen Wahrscheinlichkeit rechnen.

Daß weiß gefesselte Beine anfälliger gegen Ekzem (Mauke) sind als farbige, ist eine bekannte Tatsache. Dies hängt damit zusammen, daß die unter weißen Abzeichen befindliche, unpigmentierte Haut eine feinere und empfindlichere Beschaffenheit aufweist als die pigmentierte. Eine andere Farbenabhängigkeit ist darin zu sehen, daß anscheinend die Rappen eine größere Anfälligkeit gegen Gelenkserkrankungen haben als andere Farben. Vielleicht hängt damit auch die Tatsache zusammen, daß sich unter den Rennpferden kaum Rappen befinden. Da im Rennsport die Auslese ausschließlich durch die Leistung erfolgt, spricht dies nicht für diese Farbe, die möglicherweise lediglich aus äußerlichen, d. h. aus Geschmacksgründen herausgezüchtet worden ist. Füchsen sagt man wohl nicht ganz zu Unrecht ein im allgemeinen lebhaftes Temperament nach. Doch sollte man sich auch hierin vor Verallgemeinerungen hüten.

Schwarzes Hufhorn ist bekanntlich härter und widerstandsfähiger als weißes. Beide sind abhängig von der Pigmentierung der Krone, von der das Hornwachstum ausgeht. Bei weißer Krone ist das Horn unterhalb von ihr weiß, bei farbiger Krone ist es schwarz. Dagegen haben Schimmel schwarzes, meistens sogar besonders hartes Hufhorn. Dasselbe gilt für die Haut in der Fesselbeuge, die bei Schimmeln, im Gegensatz zu weiß gefesselten farbigen Pferden, schwarz pigmentiert ist.

Innerhalb von Pferdegemeinschaften übt die Farbe offenbar eine wichtige Funktion für das Gefühl der Zusammengehörigkeit aus. Es ist verblüffend, wie häufig sich Pferde paarweise nach ihrer Farbe zusammenschließen. Sie spielt anscheinend eine größere Rolle als die Größe oder die Rasse. So kann es vorkommen, daß sich innerhalb einer Koppel ein großer Fuchs mit einem Fuchspony, ein großer Schimmel mit einem Schimmelpony zueinandergesellen. Dieses Verhalten ist menschlichen Gepflogenheiten ähnlich. Auch wir teilen die Menschenrassen nicht nach großen und kleinen, sondern nach Weißen, Schwarzen, Gelben, Braunen, Roten ein. Man sollte deshalb auch beim Pferdekauf die Farbe nicht völlig außer acht lassen. Vermutlich hatte die einstige Sitte, Gespanne oder Herden großer Gestüte nach Farben zusammenzustellen, nicht nur äußerliche, geschmackliche, sondern auch psychologische Gründe. Vielleicht ist ein Brauner neben einem zweiten Braunen wirklich zufriedener als neben einem Schimmel. Dies ist zwar schwer zu beweisen, aber nicht undenkbar. Darüber jedenfalls, daß es Sympathien und Antipathien zwischen einzelnen Pferden gibt, besteht kein Zweifel. Zwar wird diese Frage nicht die entscheidende bei einem Pferdekauf sein. Sollte man aber zwischen zwei Pferden verschiedener Farbe bei gleicher Qualität die Wahl haben, so wird man der Farbe, die man schon im Stall hat, den Vorzug geben.

Einen bedeutenden Einfluß auf die Wesensart eines Pferdes hat zweifellos das *Geschlecht*. Wie wenig es jedoch im allgemeinen beachtet wird, geht aus der häufigen Verwendung des Neutrums Es, das Pferd, hervor. Da sagt ein neuer Besitzer, er habe sich ein Pferd gekauft, ohne anzufügen, ob eine Stute, einen Hengst oder einen Wallach. Dagegen wird kein Unternehmer sagen, er habe einen Menschen im Betrieb eingestellt, sondern eine Sekretärin, einen Buchhalter, einen Arbeiter. Die genannte Oberflächlichkeit mag damit zusammenhängen, daß wir dem Pferd das Geschlecht nicht ohne weiteres äußerlich ansehen. Dagegen kennt ein Hengst eine Stute als weiblich unfehlbar auf den ersten Blick am Gesicht, nicht erst unter dem Schweif. Diese oft rätselhafte Fähigkeit das Geschlecht zu erkennen, ist sogar bei vielen anderen Tierarten noch wesentlich merkwürdiger. Wir wissen nicht, woran ein männlicher Goldfisch einen weiblichen, ein männlicher Papagei oder Wellensittich ein Weibchen erkennt. Äußerlich scheinen sie sich für uns in keiner Weise zu unterscheiden. Auf ähnlichen Gründen dürfte der gleichmacherische Ausdruck »das Pferd« beruhen. Vom Standpunkt des Pferdes und seiner psychischen Eigenart aus ist das jedoch unnatürlich. Deshalb sollte man sich angewöhnen, nach Möglichkeit von der Stute, dem Wallach, dem Hengst oder von ihr oder ihm, nicht vom es zu sprechen. Anders liegt die Situation natürlich, wenn man von der Mehrzahl spricht oder wenn die Gattung gemeint ist.

Wenngleich Hengste im allgemeinen heftiger und wegen ihres geschlechtlichen Interesses schwieriger sind als Wallache oder Stuten, sollte man das nicht verallgemeinern. Man findet zahlreiche Hengste von sanftester Wesensart, die sich für alle Zwecke verwenden lassen. Hervorragende Reiter vertraten den Standpunkt »nur der Hengst ist ein ganzes Pferd«. In klassischen Pferdeländern gab es keine Wallache. Im Islam und im Judentum war es verboten, Hengste zu kastrieren. Auch Frauen sind schon oft glänzend mit Hengsten zurechtgekommen. Es ist ein Zeichen von gedankenloser Rohheit, jedes männliche Pferd grundsätzlich und von vornherein kastrieren zu lassen. In früheren Zeiten war das insofern bis zu einem gewissen Grad zu entschuldigen, weil junge Hengste leichter und ungefährlicher zu operieren waren als ältere. Dies ist jedoch bei den neuzeitlichen Methoden der Narkose und der Chirurgie nicht mehr gerechtfertigt. Man sollte also mit dem Eingriff solange warten, bis tatsächlich eine unausweichliche Notwendigkeit wegen charakterlicher und geschlechtsbedingter Schwierigkeiten besteht.

Vielfach werden Hengste auch deshalb frühzeitig kastriert, damit sie größer werden. Es beruht darauf, daß kastrierte Tiere hochbeiniger werden als unverschnittene. Das ist eine bei allen Säugetieren festzustellende Regel, besonders deutlich am Unterschied zwischen dem hochbeinigen Ochsen und dem tiefrumpfigen Bullen zu erkennen. Die Veränderung betrifft jedoch lediglich das Längenwachstum der Röhrenknochen und des Gesichtsschädels. Keineswegs sind diese Tiere stärker und kräftiger als die nicht verstümmelten. Es liegt also hier die schon erwähnte unselige Größensucht zugrunde. In Wirklichkeit ist ein jung gelegter Hengst im erwachsenen Alter weniger edel und weniger harmonisch als ein spät gelegter, der die Hengstfigur weitgehend beibehält. Der spät gelegte Wallach hat ebenso wie der Hengst einen kleineren, hübscheren Kopf, einen höheren Halsansatz, damit eine stärkere natürliche Aufrichtung und eine tiefere, breitere Brust als der früh kastrierte.

Genetische Gesichtspunkte

Genetische Gesichtspunkte, die dem äußeren Erscheinungsbild nicht entnommen werden können, sind für die Beurteilung oft von großer Bedeutung. Da sie sich jedoch nur aus den Abstammungspapieren oder durch Auskunft vom Züchter in Erfahrung bringen lassen, sind sie bei Pferden unbekannter Herkunft nicht zu ermitteln. Die Bedeutung des Pedigrees, also des Stammbaums, ist jedem Züchter bekannt und nirgends so eingehend erforscht wie in der Vollblutzucht. Bei aller Beachtung der Abstammung ist jedoch die Einschränkung dahingehend zu machen, daß ein Zurückverfolgen über mehr als drei bis vier Generationen hinaus nicht viel praktischen Sinn hat.

Wichtig ist die Frage, ob ein Pferd aus einer Reinzucht oder aus einer Kreuzungszucht stammt. Denn damit sind fundamentale biologische Vererbungsgesetze verbunden, die in den Abschnitten über züchterische Maßnahmen bereits behandelt wurden. Die Mischung verschiedener Rassen oder entfernter Linien (outcross) ergibt die sogenannten Hybriden, die häufig Spitzentiere repräsentieren. Dabei ist besonders zu beachten, daß in den nachfolgenden Generationen Aufspaltungen einzutreten pflegen, die mit einem Abfall an Leistung verbunden sind. So ist aus den Nachkommen der Halla, einer typischen Hybride, bekanntlich keine zweite Halla hervorgegangen. Beim Kauf von Nachkommen solcher Spitzentiere ist demnach diese genetische Regel in Betracht zu ziehen und Vorsicht geboten.

Ähnliche Vorgänge spielen sich innerhalb der Vollblutzucht ab, wenn weit entfernte Linien, oft aus verschiedenen Ländern stammend, gepaart werden.

Damit hängt wahrscheinlich jene magische Drei zusammen, die F. Tesio nachgewiesen hat. Er konnte feststellen, daß häufig berühmte Familien nach drei hochherausragenden Generationen in Bedeutungslosigkeit versanken. Es hat also nicht unbedingte Beweiskraft für überragende Qualität, wenn ein Pferd damit angepriesen wird, daß sein Großvater der berühmte XY gewesen ist.

Andere, für die Beurteilung, aus den Papieren zu erkennende züchterische Gesichtspunkte ergeben sich aus den schon erwähnten zeitlichen Faktoren der Bedeckung und der Geburt. Für die Konstitution des Fohlens ist es von großem Wert, wenn Stute und Hengst ihr erstes Fohlen in voll erwachsenem Alter gebracht haben. Wenn also in einem Auktionskatalog angegeben ist, ob ein Pferd erstes, zweites oder späteres Fohlen war, so kann man aus dem ebenfalls angegebenen Alter der Eltern unter Umständen gewisse Anhaltspunkte errechnen.

Ohne Schwierigkeiten läßt sich der Zeitpunkt der Geburt aus den Papieren oder aus dem Katalog der Versteigerung ermitteln. Spät geborene Fohlen sind erfahrungsgemäß konstitutionell positiv zu bewerten. Ein weiterer zeitlicher Faktor ist die Zwischengeburtszeit, deren Bedeutung vor allem F. Aiscan hervorgehoben hat. Sie dürfte jedoch im allgemeinen nur schwer zu ermitteln sein.

Von nicht geringerer Bedeutung als die vorstehend aufgeführten genetischen und geburtlichen Faktoren ist die Zuchtstätte, in der die Stute vor und nach der Geburt stand, in der das Fohlen seine ersten Lebenswochen verbracht hat. Diese sogenannte frühkindliche Zeit ist sowohl körperlich als auch psychisch entscheidend für das gesamte spätere Leben.

Soviel als möglich von den aufgezählten Daten in Erfahrung zu bringen, ist also von großem Wert für die Beurteilung eines Pferdes. Auf Auktionen können zwar einige davon dem Katalog entnommen werden. Doch ist bei den schnell aufeinanderfolgenden Vorführungen nur wenig Zeit, um sich eingehend damit zu befassen. Der prominente englische Trainer Fred Rickaby hat sich deshalb ein Punktesystem zurechtgelegt, das zur Nachahmung zu empfehlen ist. Bei Jährlingsauktionen macht er sich während des Studiums des Katalogs in den vorausgehenden Tagen hinter den Namen der in Frage kommenden Pferde eine Anzahl Punkte für die genetischen Werte (ref. n. Sportwelt 1969). Rickaby geht dabei etwa folgendermaßen vor: Er gibt bis zu

8 Punkte für die Mutter,
6 Punkte für den Hengst,
4 Punkte für das Gestüt.

Bei weniger guten Daten werden Abstriche gemacht. Ein Jährling kann also zwischen 3 oder 18 Punkte für jene geburtsbezogenen, aus dem Äußeren nicht erkennbaren Daten haben. Man könnte diesen Richtlinien natürlich noch weitere hinzufügen. Z. B. kann man das Geburtsdatum ebenfalls mit Punkten bewerten. Falls Gelegenheit bestand, die Pferde vor der Auktion zu besichtigen, können auch körperliche Merkmale durch Punkte bewertet werden. Während der Versteigerung hat man jedenfalls mit Hilfe dieses Punktesystems die Möglichkeit, sich gänzlich auf die äußere Erscheinung und auf die Preisgebote zu konzentrieren. Ein kurzer Blick auf die Punktezahl genügt, um auch jene vorgemerkten Werte gebührend zu berücksichtigen.

Spezielle Veranlagungen

Spezielle Veranlagungen rassischer oder individueller Art kommen gelegentlich in äußeren Formen oder in Verhaltensweisen zum Vorschein. Große Schnelligkeit ist stets mit langen, schlanken Fesselbeinen verbunden. Andererseits sind Pferde mit kürzeren Fesseln zwar weniger schnell, jedoch trittsicherer auf zerklüfteten Bodenflächen. Galoppierfähigkeit unter dem Reiter ist mit hohem und ausgeprägtem Widerrist gekoppelt. Dagegen haben Zug- und Trabpferde flache, weniger ausgeprägte Dornfortsätze. Der Widerrist wird nämlich von den an dieser Stelle auffallend hohen Dornfortsätzen gebildet, die für die Anheftung der für den Galopp und das Reitergewicht besonders wichtigen Muskelpartien bestimmt sind. Tiefe Sprunggelenke verraten große Sprungkraft. Diese Tatsache geht unter anderem aus den besonders tiefen Sprunggelenken bei Tierarten wie Katzen oder Hasen hervor, die sich sogar aus dem Stand hoch emporschnellen können. Eine tiefe Brust zeugt von umfangreichen Lungen und großem Herzen mit allen daraus sich ergebenden günstigen Folgen. Für die Größe der Brust ist also weniger die Breite als die Tiefe maßgebend, die von der Seite beurteilt wird. Von seitwärts gesehen, soll der tiefste Punkt des Rumpfes dicht hinter den Unterarmen bzw. hinter dem Ellbogengelenk liegen. Wenn der tiefste Punkt weiter rückwärts liegt, beispielsweise in der Mitte des Rumpfes zwischen Vorder- und Hinterbeinen, hat das Pferd mehr Bauch als Brust. Dabei ist allerdings der Fütterungs- und Trainingszustand zu berücksichtigen. Eine großtragende Zuchtstute ist in dieser Hinsicht anders zu beurteilen als eine Dreijährige in Rennkondition.

Psychische Werte sind von der Leistungsfähigkeit des Gehirns abhängig. Ein großes Gehirn ist also Voraussetzung für psychische Hochwertigkeit. Ein kleiner, keilförmiger oder hechtartiger Kopf, breite Stirn und große Augen sind äußere Kennzeichen für ein großes Hirngewicht. Da es aber nicht nur auf das absolute, sondern auch auf das relative Hirngewicht ankommt, stehen im allgemeinen kleinere Pferde psychisch höher als die großen. Lebhaftes Temperament kommt in Form eines beweglichen Auges und straffer Unterlippe zum Vorschein. Ein gutes Zeichen für seelische Qualitäten ist das sichtbare »Weiße« im Auge. Die feine und dünne Haut spricht für edle Veranlagung, die dicke für einen »dickfelligen« Charakter. Das gleiche gilt für schlanke, zierliche Mittelfußknochen und für ein schmales Genick im Gegensatz zu groben, starken Knochen und zu einem breiten Nacken.

Als wertvolles Symptom für die Beurteilung eines Pferdes gilt seit jeher die Art der Bewegung. Der elegante, weitvorgreifende Schritt mit plan aufgesetzten Hufen, in deren Spuren oder noch davor die Hinterbeine eintreten, ist ein günstiges Zeichen. Im Trab ist schwungvolles Abfedern positiv, ein in die Erde Stoßen der Hufspitzen negativ zu beurteilen. Beim Galopp sind das tiefe Untertreten oder Untersetzen und die Hankentätigkeit wertvolle Merkmale. Doch spielen hier schon die Hufbehandlung, der Beschlag, die Gesundheit der Hufgelenke, die der Wirbelsäule eine oft wichtigere Rolle als die Veranlagung.

Bei allen dargelegten äußeren Kennzeichen ist stets daran zu denken, daß sie mehr oder weniger subjektiver Art sind. Vor kategorischen Behauptungen sollte man sich hüten. Schlagworte können Schaden und Irrtum anrichten und unter Umständen ein Pferd in einer Art Rufmord in unberechtigten Mißkredit bringen. Auch das persönliche Augenmaß und der eigene Geschmack spielen eine nicht geringe Rolle. Entscheidend ist wie überall in der Wissenschaft allein die Bestätigung durch das Experiment, das beim Pferd in Form des sportlichen Erfolgs geliefert wird.

Ein typisches Schlagwort ist beispielsweise die sogenannte schräge Schulter. Man versteht darunter den Winkel, den die Schulterblattgräte mit der Senkrechten bildet. Doch ist es fraglich, ob es möglich ist, mit dem bloßen Auge eine exakte Beurteilung der Schräge zu treffen. Sogar mit Winkelmaß und Senkblei ist es schwierig den Winkel genau zu erfassen, der je nach der Stellung des Pferdes wechselt. Aufschlußreich ist folgendes Experiment: Man lasse mehrere Pferde von mehreren Reitern, die diese Pferde nicht kennen, unabhängig voneinander daraufhin beurteilen, welche eine schräge, welche eine steile Schulter haben. Man wird dabei völlig auseinandergehende Beurteilungen erhalten. Wenn man anschließend die Urteile mit den tatsächlichen Leistungen vergleicht, werden noch größere Unstimmigkeiten zu Tage treten. Eine anschließende Messung mit den erwähnten Instrumenten wird weitere Überraschungen bringen.

Andere Schlagworte, die nicht selten sogar hin und wieder zur Mode werden, sind »schlecht eingeschiente Sprunggelenke«, »schwache Gelenke«, »schwache Schienbeine«, »verstellt«, »kuhhessig«, »überbaut«, »weiche Fesseln« usw. Man soll sich also nicht wegen geringfügiger Abweichungen von einer eingebildeten Idealform zur Fehlerguckerei verleiten lassen. Grobe Fehler müssen zweifellos berücksichtigt werden. Ein offensichtlich steiles Sprunggelenk, ein auffallend unregelmäßiger, vielleicht schleudernder Gang müssen beachtet werden und zur Vorsicht mahnen. Es kommt also immer auf den Grad der Abweichung an. Manche tatsächlichen kleinen körperlichen Mängel können durch um so hervorragendere innere Werte wettgemacht werden. Obgleich gute Pferde meistens auch schöne Pferde sind, gibt es auch Ausnahmen. Auch eine Schönheitskönigin ist nicht von vornherein eine hervorragende Sportlerin. Doch sehen gute Sportlerinnen meistens auch gut aus.

Ein klassisches Beispiel für die Begrenztheit des menschlichen Beurteilungsvermögens ist der legendäre Hengst »Ribot«. Er wurde vom bedeutendsten Vollblutzüchter unseres Jahrhunderts, Frederico Tesio, gezüchtet, geb. 1952, und zur Krönung seines Lebenswerkes. Ribot startete in 16 Rennen und war sechzehnmal Sieger, also niemals geschlagen. Auch in der Zucht hatte er als Vater von Siegern unermeßliche Erfolge. Aber: »Tesio hatte kein großes Vertrauen in ihn gesetzt, da er ihn nicht einmal der Derby-Nennung für würdig befand. Tatsächlich war Ribot keine große Schönheit, zeichnete sich aber durch ein *intelligentes Auge* und sein unerschütterliches Phlegma aus« (F. Landes).

Die äußeren Merkmale dürfen also nicht überschätzt werden. Denn es gibt zahlreiche innere Qualitäten des Blutes, der Straffheit der Muskeln, der Trockenheit der Gewebe, der Festigkeit der Knochen, vor allem auch der psychischen Werte, der Intelligenz, des Willens, der Energie, die von außen nicht faßbar sind. Schon oft haben sich die größten Experten in dieser oder in jener Richtung getäuscht. Je mehr Erfahrung ein Pferdekenner besitzt, um so mehr wird er sich seiner menschlichen Unzulänglichkeit bewußt sein, um so vorsichtiger wird er urteilen. Nur der wenig Erfahrene wagt es, vorschnelle, definitive Urteile zu fällen. Wenn sich schon der große Tesio in seinem eigenen Pferd, dessen Entwicklung er von Geburt an täglich verfolgt hat, so gründlich irren konnte, wie viel eher wird das jedem Beurteiler fremder Pferde unterlaufen.

Dennoch darf diese Einsicht nicht dazu verleiten, in das andere Extrem zu verfallen und jede Beurteilung als sinnlos abzutun. Wir sind, ob wir wollen oder nicht, täglich gezwungen, uns Urteile, mehr noch als über Pferde über Menschen zu bilden. Wie oft haben wir schon unangenehme Enttäuschungen oder auch angenehme Überraschungen erlebt. Dennoch darf das alles nicht dazu verführen, in fatalistischer Weise jede Beurteilung zu unterlassen oder gar zu verallgemeinern, wie man es nicht selten antrifft, wenn es heißt »alle Menschen sind schlecht« oder »der Mensch ist gut« usw. Ebensowenig wie es *den Menschen* gibt, gibt es *das* Einheitspferd. Jedes hat seine einmalige Individualität und seine guten und schwachen Seiten. Demnach besteht jede Beurteilung eines lebenden Wesens in nichts anderem als in einem Abwägen zwischen positiven und negativen Eigenschaften. Gut und schlecht sind relative Werte, die es im absoluten Sinne nicht gibt. Gut nennen wir das, worin das Positive, schlecht dasjenige, worin das Negative überwiegt.

Gesundheit und Gewährschaftsrecht

Die Gesundheit und Mängelfreiheit eines Pferdes kann nur durch eingehende Untersuchung von einem Sachverständigen und nur in Verbindung mit dem Gebrauch durch den Reiter mit einiger Zuverlässigkeit ermittelt werden. Die Schwierigkeit in der Rechtslage beim Handel mit lebenden Tieren besteht bekanntlich darin, daß man sie nicht wie einen leblosen Gegenstand zerlegen, die einzelnen Teile untersuchen und dann wieder zusammensetzen kann. Eine Ausnahme bilden das Blut und die Körperausscheidungen, die entnommen und außerhalb des Tierkörpers untersucht werden können. Infolge dieser Gegebenheiten ist das komplizierte Gewährschaftsrecht entstanden. Jeder, der aktiv oder beratend mit Pferdekauf zu tun hat, sollte über die Grundzüge der einschlägigen Rechtsbestimmungen Bescheid wissen.

Die sicherste Form eines Abschlusses ist für den Käufer die Übernahme des Pferdes auf Probe. Dies ist jedoch dem Vorbesitzer nur dann zuzumuten, wenn der Interessent eine vertrauenswürdige Person ist. Das mit der probeweisen Überlassung verbundene Risiko wird sich auch in einem entsprechenden Preis niederschlagen. Die Befürchtung, daß der Käufer das Tier übermäßig beanspruchen oder schädigen könnte, ist nicht von der Hand zu weisen. Nicht selten wird mit einer dementsprechenden Abmachung die Vereinbarung verbunden, daß bei Nichtgefallen ein anderes Pferd geliefert oder ausgesucht werden könne. Diese Regelung wird jedoch häufig als Verpflichtung ausgelegt, ein anderes als das nicht gefällige Pferd abzunehmen. Ferner ist für einen derartigen Wechsel vielfach nicht festgelegt, ob das Ersatzpferd den gleichen, nicht etwa einen höheren Preis haben werde. Die Entscheidungsfreiheit des Käufers wird also auf diese Weise unter Umständen erheblich beschränkt. Der Kauf auf Probe hat deshalb nur dann einen Sinn, wenn die Rückgabe nicht mit einer Verpflichtung verbunden ist. Eine andere Möglichkeit, sich zu sichern, besteht darin, eine Anzahlung zu machen und den Rest nach einer gewissen Frist, beispielsweise nach Ablauf der Gewährsfrist, zu überweisen. Im Fall eines Rechtsstreites wird damit der anderen Seite das Gesetz des Handelns auferlegt. Grundsätzlich sollten jedoch Rechtswege, wenn irgend möglich, vermieden werden. Es ist keine Seltenheit, daß Prozesse das Mehrfache des Wertes vom Streitobjekt verschlingen. Im übrigen steht bekanntlich der Gewinner niemals vor dem Abschluß des Verfahrens fest.

Aus diesen Gründen ist trotz der oben betonten Einschränkung schon vor dem Kaufabschluß eine möglichst genaue Prüfung und Beurteilung dringend geboten. Dazu kommt, daß eine leichtfertige oder oberflächliche Besichtigung die Klage wegen offensichtlicher Mängel ausschließt. Der Gesetzgeber hebt ausdrücklich hervor, daß der Verkäufer nur für *verborgene* Mängel zu haften hat. Im übrigen kann zwischen Käufer und Verkäufer jede Art von Vereinbarung abgeschlossen werden, die irgendwelche gesetzliche Bestimmungen ausschließt. Wenn der Verkäufer vor dem Kaufabschluß auf einen vorhandenen Mangel hinweist, kann er dafür nicht mehr haftbar gemacht werden. Auch kann der Verkäufer jede Art von Haftung ausschließen oder auch bestimmte Zusicherungen geben. Im gegenseitigen Einvernehmen können die Gewährsfristen sowohl vor als auch nach dem Kaufabschluß verlängert oder verkürzt werden.

Vielfach glauben Käufer sich dadurch sichern zu können, daß sie vom Verkäufer bei der Übergabe eine Gesundheitsbescheinigung verlangen. Doch kann damit nicht mehr geboten werden, als im Rahmen einer Routineuntersuchung möglich ist. Im allgemeinen wird ärztlicherseits lediglich bestätigt, daß Krankheitserscheinungen nicht festgestellt werden konnten. Damit sind nicht nur alle schwer erfaßbaren verborgenen Mängel, sondern auch Infektionen nicht erfaßt, die sich noch im unsichtbaren Entwicklungsstadium, in der sogenannten Inkubation befinden. Aus diesem Grunde sollte jedes in einen größeren Bestand einzustellende Pferd zunächst in einem Quarantänestall etwa vier Wochen lang abgesondert und beobachtet, hier auch mit gesondertem Stallgerät versorgt werden.

Jeder Kaufabschluß sollte in Gegenwart zuverlässiger Zeugen stattfinden. Eine gründliche Nachuntersuchung ist etwa acht bis zehn Tage nach der Übernahme des Pferdes anzuraten. Jetzt kann man schon eigene Beobachtungen mitverwenden und gegebenenfalls das eine oder andere Verdachtsmoment anführen. Der neue Besitzer hat sich inzwischen an das Pferd gewöhnt. Er kann jetzt ganz anders als beim Verkäufer auf das Pferd eingehen, seine Leistungsfähigkeit prüfen und sein Verhalten beobachten. Bei jedem zugekauften Pferd sollte umgehend eine Untersuchung auf Darmparasiten veranlaßt werden. In Anbetracht der großen Verbreitung von Darmparasiten wird man allerdings aus einem positiven Befund nur bei besonderen Komplikationen Regreßansprüche ableiten können.

Unerläßlich ist beim Kauf die genaue Überprüfung der beigegebenen Abstammungspapiere, vor allem hinsichtlich ihrer Identität mit dem vorgestellten Pferd. Niemals sollte man sich auf eine nachträgliche Lieferung der Papiere einlassen. Allenfalls ist ein Teil des Kaufpreises bis zu ihrer Aushändigung zurückzubehalten.

Auch die Identifizierung ist vor Zeugen vorzunehmen. Es ist schon vorgekommen, daß bei einer Reklamation bestritten wurde, es handle sich um das gelieferte Pferd. Die Zeugen haben sich über abgeschlossene Vereinbarungen so zu vergewissern, daß sie notfalls darüber eidlich aussagen können. Es ist verblüffend, wie schlecht das Gedächtnis vieler Menschen bei solchen Gelegenheiten ist. Zur Sicherheit kann man während oder nach dem Kauf die Zeugen nochmals darauf hinweisen, etwa mit den Worten: »Also, ihr habt gehört, dies und jenes ist abgemacht worden.«

Eine Besichtigung kann niemals im Stall, sondern nur im Freien und bei ausreichender Bleuchtung geschehen. Sie ist zunächst im Stand von allen Seiten und dann in der Bewegung vorzunehmen. Dies sollte unbedingt an der Longe stattfinden. Man kann keinem Pfleger zumuten, fünf oder zehn Minuten mit dem Pferd herumzutraben, vom Galoppieren nicht zu reden. Unter dem Reiter wird die Bewegung zu sehr von diesem beeinflußt und damit undeutlich. Es gibt geringfügige Bewegungsstörungen, die nur beim Longieren, oft nur auf einer der beiden »Hände« zu erkennen sind. Wenn das Longieren beim Kaufabschluß nicht möglich war, ist es zu Hause als erstes vorzunehmen. Jedes Pferd kann in ein bis zwei Tagen das Longieren erlernen. Es ist nicht angebracht, daß sich der Sachverständige erst damit befassen muß, dem Pferd das Longieren beizubringen.

Rechtsbestimmungen

Kauf und Verkauf von Pferden unterliegen den Bestimmungen der sogenannten »Kaiserlichen Verordnung von 1899«. Trotz mancher unverständlicher Eigenarten und nicht immer begreiflicher Logik ist sie auch heute noch die gesetzliche Grundlage für den Pferdehandel. Es werden zwei Gruppen von Haftungen unterschieden, die Hauptmängel und die Vertragsmängel.

I. Hauptmängel = gesetzliche Fehler. Für sie muß jeder Verkäufer haften, auch dann, wenn keine Vereinbarung getroffen wurde, es sei denn, er hat den Käufer vor dem Kaufabschluß auf das Vorhandensein eines Mangels aufmerksam gemacht. Sechs genau definierte Mängel, nicht mehr und nicht weniger, werden davon erfaßt.

Diesen 6 Mängeln ist gemeinsam, daß sie zu ihrer Ausbildung (Inkubation) mehr als 14 Tage benötigen, und auch bei sorgfältiger, sachverständiger Untersuchung während des Kaufabschlusses nicht immer auszuschließen sind.

1. Malleus (früher Rotz), eine Infektionskrankheit, die durch tuberkuloseähnliche Bazillen hervorgerufen wird. Sie ist auch auf den Menschen übertragbar und lebensbedrohlich. Diese Krankheit ist jedoch seit langem in West- und Mitteleuropa ausgerottet. Sie spielt deshalb im gegenwärtigen Pferdehandel keine Rolle.

2. Dummkoller, eine Bewußtseinsstörung infolge chronischer Gehirnerkrankung. Akute, fieberhafte Krankheiten, wie die Bornasche Krankheit, sind davon nicht erfaßt. Es handelt sich um eine äußerst seltene Krankheit.

3. Dämpfigkeit, eine Gruppe nicht fieberhafter Atembeschwerden, wie Asthma, Lungenerweiterung (Emphysem), chronische, unheilbare Bronchitis, Herzfehler (Herzasthma). Fieberhafte Atmungskrankheiten sind nicht inbegriffen.

4. Kehlkopfpfeifen (Stimmbandlähmung). Diese Krankheit beruht auf einer Schädigung des die Stimmbänder versorgenden Nerven (recurrens), die eine Lähmung eines oder beider Stimmbänder bedingt. Diese beim Menschen seltene Erkrankung ist beim Pferd relativ häufig. Infolge der Lähmung wird das Stimmband in das Lumen des Kehlkopfs hineingezogen, so daß es den Luftstrom behindert. Dabei ensteht bei der Einatmung ein pfeifendes Geräusch. Der Mangel ist oft nur während erheblicher Anstrengung zu bemerken.

5. Periodische Augenentzündung. Unter diesem Begriff werden alle Augenerkrankungen erfaßt, die nicht auf äußeren Einwirkungen, sondern auf akuten oder chronischen Entzündungen der inneren Augenorgane beruhen. Der Ausdruck periodisch kann also zu Mißverständnissen führen.

6. *Koppen* (Luftschlucken), ein charakterlicher Fehler, eine sogenannte Untugend, Unart oder Süchtigkeit, die darin besteht, daß ein Pferd Luft in den Magen abschluckt. Im allgemeinen erfolgt es in der Weise, daß das Tier die Schneidezähne des Oberkiefers am Krippenrand oder Koppelzaun etc. aufsetzt, um dabei eine Saugbewegung des Schlundkopfes zu erzielen (Aufsetzer). Man findet aber auch Kopper, die das gleiche ohne diese Hilfe erreichen (Freikopper). Diese sogenannte Aerophagie kommt auch in der menschlichen Spezies vor. Sie ist allerdings wegen der riesigen Angebote an anderen Suchtmitteln hier weniger gefragt.

Die *Gewährsfrist* beträgt bei allen Hauptmängeln 14 Tage und beginnt mit dem Ablauf des Tages, an dem die Gefahr auf den Käufer übergeht, also um 24 Uhr nach dem Kaufabschluß. Man versteht unter Gewährsfrist die Zeit nach dem Kauf (14 Tage), innerhalb derer ein Mangel von einem Sachverständigen oder Sachkundigen nachgewiesen werden muß.

Die *Anzeigefrist* beträgt 2 Tage nach Ablauf der Gewährsfrist oder 2 Tage nach dem Tod des Tieres. Ist der zweite Tag ein gesetzlicher Feiertag, so beträgt die Anzeigefrist 3 Tage. Innerhalb dieser zwei bzw. drei Tage muß die Anzeige (Ansagen des Pferdes) durch ein beweiskräftiges Mittel wie Einschreiben, Telegramm oder mündlich vor Zeugen erfolgen. Der Mangel muß klar bezeichnet werden. Die Anmerkung »schriftliches Gutachten folgt« ist angebracht. Dieses Gutachten muß aber auf einer Untersuchung innerhalb der Gewährsfrist beruhen.

Die *Klagefrist* beträgt 6 Wochen nach Ablauf der Gewährsfrist. Das heißt, falls der Verkäufer nicht auf die Forderung eingeht, muß bei Gericht innerhalb von 8 Wochen nach dem Kaufabschluß die Klage eingereicht werden. Wird diese oder irgendeine der vorausgegangenen Fristen versäumt, so verliert der Käufer seine Ansprüche.

Vom Käufer kann lediglich eine sogenannte *Wandlung* des Kaufes verlangt werden. Das heißt, das Pferd wird in unverändertem Zustand zurückgegeben, der Kaufpreis in voller Höhe, zusätzlich der entstandenen Kosten für Unterhalt, Untersuchung, Anwalt etc. zurückerstattet. Eine Wertminderung, das heißt die Rückerstattung eines Teiles des Kaufpreises kann nur im beiderseitigen Einvernehmen abgeschlossen werden.

II. Vertragsmängel. Neben den erwähnten sogenannten gesetzlichen Fehlern, die bei jedem Pferde-Besitzwechsel automatisch erfaßt sind, können weitere Mängel sowie Zusicherungen besonderer Eigenschaften nur bei gesonderter vertraglicher Abmachung eingeschlossen werden. Es muß also eine zusätzliche, klare Vereinbarung vorliegen. Ein alles umfassender, gängiger Ausdruck lautet: *Das Pferd ist gesund und fehlerfrei.* Der Begriff fehlerfrei ist wichtig, weil es zahlreiche Mängel gibt, die nicht auf Krankheiten beruhen. Beispiele sind Widersetzlichkeit,

Bösartigkeit, Sattelzwang, nervöser Hahnentritt, Ausschlagen, Scheuen usw. Auch Grenzfälle können auftreten, wie z. B. Wildrossigkeit. Die mit diesem Ausdruck bezeichnete Übersexualität bei Stuten, die den Gebrauchswert herabsetzt, kann auf einer krankhaften Veränderung der Eierstöcke, aber auch auf einer übernervösen Veranlagung ohne nachweisbare krankhafte Veränderungen beruhen.

In demselben Sinne wie die Vertragsmängel sind Zusicherungen bestimmter Eigenschaften zu behandeln. Bei manchen Zusicherungen sind jedoch auch gesundheitliche Eigenschaften eingeschlossen. Wenn ein Verkauf mit der Zusicherung »M-Dressurpferd« abgeschlossen wird, ist darin auch die Bedingung der Gesundheit unausgesprochen enthalten. Denn ein Pferd, das an einer Lahmheit oder an einer Lungenerkrankung leidet, ist kein M-Dressurpferd. Es genügt nicht, daß es früher einmal eine M-Dressur gewonnen hat, wenn es jetzt gesundheitlich nicht mehr dazu in der Lage ist. Auch ein überdurchschnittlich hoher Kaufpreis wird im allgemeinen unausgesprochen Gesundheit und Fehlerfreiheit umfassen. Wenn dagegen das Pferd beim neuen Besitzer in einer M-Dressur versagt, kann der Verkäufer nicht haftbar gemacht werden, wenn es bei diesem nachweisbar schon in M-Dressur erfolgreich war.

Die Vertragsmängel unterscheiden sich neben der gesonderten vertraglichen Abmachung auch noch dadurch von den Hauptmängeln, daß es nicht genügt, sie innerhalb einer Frist nach dem Kauf festzustellen. Es muß vielmehr nachgewiesen werden, daß sie schon vor dem Kauf vorhanden waren. Dies ist manchmal nicht ohne Schwierigkeiten möglich. Auch gehen die Ansichten der Sachverständigen häufig auseinander. Je mehr Zeit seit dem Kauf verstrichen ist, um so schwieriger wird die Beweisführung. Wenn acht Tage nach dem Kauf eine Hufrollenerkrankung röntgenologisch nachgewiesen wird, kann man daraus schließen, daß sie schon vor dem Kauf bestanden hatte, weil sich diese Art von Veränderung nicht innerhalb weniger Tage entwickelt. Dagegen ist der Nachweis schwieriger, wenn die Erkrankung erst nach 5 Wochen erkannt wird.

Vertragsmängel müssen erheblich und verborgen sein. Eine Sehnenscheiden- oder eine Gelenksgalle, die für jeden Pferdekenner sichtbar ist, kann man beispielsweise nicht nachträglich beanstanden. Ein offensichtliches Schieftragen des Schweifes ist kein verborgener Fehler. Eine Warze ist im allgemeinen nicht erheblich.

Bei Vertragsmängeln gibt es keine Gewährsfrist und keine Anzeigefrist, sondern nur eine *Klagefrist*, die sechs Wochen beträgt. Das heißt, ein erheblicher und verborgener Mangel muß baldmöglichst dem Verkäufer mit der Forderung der Zurücknahme des Pferdes mitgeteilt werden. Wenn die Aufforderung zur Wandlung des Kaufes vom Verkäufer nicht anerkannt wird, muß innerhalb von 6 Wochen nach Abschluß des Kaufes bei Gericht Klage eingereicht werden. Andernfalls geht der Anspruch auf Wandlung verloren. Die Klagefrist endet also bei Hauptmängeln nach 8, bei Vertragsmängeln nach 6 Wochen vom Kaufabschluß an gerechnet.

III. Arglistige Täuschung. Der Käufer muß beweisen, daß der Mangel erheblich, verborgen, vor dem Kauf vorhanden und dem Verkäufer bekannt war. Ferner muß bewiesen werden, daß der Verkäufer die bewußte Absicht hatte, den Käufer zu betrügen. Die Klagefrist beginnt mit dem Tag, an dem der Käufer Kenntnis bekommt und beträgt ein Jahr.

Anhang

Literaturverzeichnis

Zitate sind im Stichwortverzeichnis unter den Autorennamen angegeben.

AISCAN, J. 33/1968: Besuch in Argentinien. Köln: Vollblut Z. u. R. Sportverlag
AISCAN, J.: Ribot. Friedberg 3: Ahnert-Verlag
ALBRECHTSEN, J.: Die Sterilität der Stute. Stuttgart: Enke
ANONYMUS 1973: Die Vollblutzucht. Köln: Direktorium f. V. u. R.
ANONYMUS 73/11/18: Degeneration der Höhlenbären. Das Tier. Stuttgart: Hallwag
ANONYMUS 513/1960: Stutenmilch als Säuglingsnahrung. Züchtungskunde Stuttgart: Eugen Ulmer
ANONYMUS 69/3/22: Pferdemilch in Kasachstan, ein beliebtes Nahrungsmittel. Das Tier. Stuttgart: Hallwag
ANONYMUS 1973: Kräftigungsmittel Stutenmilch. Gräfelfing: Euromed
ANONYMUS 66/31/48: Der Inzest. Die blauen Hefte – Farbw. Höchst
ANONYMUS: Biologische Rastzeit. DTW 1970/57
AKERBLOM, E. 1930: Der Hufmechanismus des Pferdes. Schaper. Hannover
ALTEVOGT: Grzimeks Tierleben. München. Kindler-Verlag
ASDELL, S. A. 696/1951: Wachstum bei Mensch und Tier. Ref. WTM

BAUER, H. 20/278: Genetik und Vollblutzucht. Köln: Vollblut Z. u. R.
BAUER, H. 64/20: Klima und Vollblutzucht. Köln: Vollblut Z. u. R.
BERGHOFF, P. 1975: Aufzucht mit Geduld und Flasche. St. Georg, 3/54. Hamburg: John Jahr
BLENDINGER, W. sen. 1929: Die Bedeutung der Spätreife für den Menschen. Selbstverlag
BLENDINGER, W. 1979: Psychologie und Verhaltensweisen des Pferdes. 4. Aufl. Berlin u. Hamburg: Paul Parey
BLENDINGER, W. 1949/21/22: Über Kolik und Laparotomie beim Pferd. TU Konstanz
BLENDINGER, W. 1970/12/29: Die Hufrollenerkrankung des Pferdes. Sankt Georg Hamburg: John Jahr KG.
BLENDINGER, W. 1980: Menschen Pferde und Kultur, Berlin u. Hamburg: Paul Paray
BÖHM, O. 1979: Die ansteckende Blutarmut der Einhufer. Köln: Vollblut Z. u. R.
BOLK, L. 1926: Das Problem der Menschwerdung. Fischer
BOOSE, O. 1925: Zur Geschichte des Hufbeschlags. Berlin: Schoetz
BRUMMER 1968: Psychomatische Störungen und Erkrankungen bei Tieren. DTW
BÜRGER, U. 1959: Vollendete Reitkunst. Berlin u. Hamburg: P. Parey
BUTTGEREIT, M. 1972/52/444: Beeinflußt der Geburtstermin die Rennleistung? Köln: Vollblut Z. u. R.

CHALES DE BEAULIEU, F. 1967: Vollblut. München, Bern/Wien: BCV
CHALES DE BEAULIEU, F. 1944: Die Vollblutzucht als Leistungszucht. Deutsch. landw. Tierzucht, 33/131
CRONAU, P. F. 1973/132: Die Bedeutung der Röntgenuntersuchung beim Kauf von Pferden. TU Konstanz

DARWIN, CH.: Über den Ursprung der Arten durch natürliche Zuchtwahl
DIREKTORIUM f. V. u. R., 1971: Die Vollblutzucht der Welt. Friedberg 3-Dorheim: Podzun
DOENNECKE: Die Kolik des Pferdes

EHRENBERG, P. 1954: Die Fütterung des Pferdes. Berlin: Neumann
ELLENBERGER, W. u. H., BAUM 1911: Handbuch d. vergl. mikroskopischen Anatomie d. Haustiere. Berlin u. Hamburg: P. Parey
ENGELHARD, E. 820/1961: Dauer-Milchleistung von Kühen. Bay. landw. Jahrbuch, 7/82
ENGELHARDT, V.; HÖRNICKE; EHRLEIN; SCHMIDT, E. 20/1973: Lactat, Pyravat, Glucose ... bei Rennpferden in unterschiedlichem Trainingszustand. Zentralblatt f. Veterinärmedizin 20. Berlin u. Hamburg: P. Parey
ENGELHARDT, V. 1979: Die Wirkung von Arbeit und Training auf Herz und Kreislauf des Pferdes. Deutsch. Tierärztl. Wschrift. 86. Hannover: Schaper

FRAUCHIGER, E. 1953: Seelische Erkrankungen bei Mensch und Tier. Borm, Stuttgart: Huber
FUGGER, M.: Von der Gestüterey

GÖTZE, R. 1949: Besamung und Unfruchtbarkeit der Haustiere. Hannover: Schaper
GRÜN, SCHNEIDER, PANNDORF, PREUSSE 1977: Das Verhalten von Serumenzymen bei trainierten Galopprennpferden im Verlauf von zwei Rennjahren. Monatsheft Veterinärmedizin, 32. Jena: VEB Gustav Fischer
GRZIMEK, B.: Grzimeks Tierleben. München: Kindler-Verlag
GUENTHER, F.: Die Konstitution der Haustiere bedingt durch die strukturelle Beschaffenheit des Zellgewebes. Der prakt. Tierarzt. 954/9. Hannover: Schlütersche
GÜTTE, J. 50/173: Ernährung des Vollblutpferdes. Köln: Vollblut
GYLSTORFF, J. 12/268/1957: Die Konstitution als tiermedizinisches Problem. Berlin – Münchener Tierärztliche Wschr., 12/268. Berlin u. Hamburg: P. Parey-Verlag

HANČAR, F. 1956: Das Pferd in prähistorischer und früher historischer Zeit. Wien, München: Herold
HECKER, W. 1975: Über die Vererbung der Schnelligkeit. 61/59. Köln: Vollblut
HÖTZEL u. MÖLLER 1966: Beobachtungen zum Akzelerationsproblem im Tierversuch. Medizin u. Ernährung, 157. München: Pallas-Verlag Gaus
HUFELAND, C. W. 1958: Makrobiotik. Stuttgart: Hippokratesverlag

KAMMENHUBER, A. 1961: Hippologia hethitica. Wiesbaden: Harrasowitz
KELLER u. DEWITZ 1968/115: Vergiftungen bei Pferden durch Akazienrinde. DTW
KLINGEL, H. 1972: Das Verhalten der Pferde. Handb. d. Zoologie. Berlin: W. de Gruyter
KRROLL, L. 1979: Zwangsarbeit für Pferdekinder. St. Georg, 4/36. Hamburg: John Jahr
KÖNNEKAMP, A. 1959: Der Grünlandbetrieb. Stuttgart: Ulmer
KOMAR-SZUTTER 1968: Tierärztliche Augenheilkunde. Berlin u. Hamburg: P. Parey
KRÖLLER, E. 1962: Solaningehalt in Speisekartoffeln. Bundesgesundheitsblatt, 415
KRZYWANEK, H. 1973: Untersuchungen zur Beurteilung der aktuellen Leistungsfähigkeit von Trabrennpferden. Zentralblatt f. Veterinärmedizin, 20. Berlin u. Hamburg: P. Parey
KRZYWANEK, WITTKE, SCHULZE 90/1977: Wirkungen des Trainings auf leistungsabhängige Blutparameter bei Trabrennpferden. Berliner – Münchener Tierärztl. Wschrift., 90. Berlin u. Hamburg: P. Parey

LEHNDORFF, S. GRAF: Ein Leben mit Pferden. Hannover: Landbuchverlag
v. LEPEL-UPPENBORN 40/450: Beeinflussung der Rosse durch Licht. Köln: Das Vollblut

MERKT, H. 25/41: Fohlenrosse und Fruchtresorption. Köln: Vollblut Z. u. R.
MEYER, O. 1948: Fohlenaufzucht, Fohlenkrankheiten. Hannover: Schaper
MEYER, W. M.: Rennpferde-Training. Zürich: Orell-Füßli
MEYER u. WEGNER 1968: Vererbung und Krankheit bei Haustieren. Hannover: Schaper
MITTASCH, A.: Entelechie. Reinhardt
MOSER-WESTHUES: Hufkrankheiten. Stuttgart: Enke

NICKEL-SCHUMMER 1960: Anatomie der Haustiere. Berlin u. Hamburg: P. Parey
NUSSHAG, W. 1954: Erbe, Umwelt und Gesundheit. Der prakt. Tierarzt, 9. Hannover: Schlütersche
NOLD, R. 1964: Größenzunahme, Wachstumsbeschleunigung und Zivilisation. München: Manz-Verlag
NUSSHAG, W. 1954: Hygiene der Haustiere. Leipzig: Hirzel

OETTINGEN, B. v. 1920: Grundzüge der Pferdezucht. Berlin: P. Parey
OETTINGEN. B. v. 1921: Die Pferdezucht – Handbuch. Berlin: P. Parey
OPPERMANN, TH. 1947: Über Blutreserven der Haustiere, insbesondere der Pferde. Hannover: Schaper

PALM, R. 1973: Nijinsky. München: Bertelsmann
PORTMANN, A. 1964: Probleme des Lebens. Basel: Reinhardt

RAU, G. 1936: Die Beurteilung des Warmblutpferdes. Berlin u. Hamburg: P. Parey
RAUCH, A. 1947: Probleme der Vollblutzucht. Köln: Vollblut
RICKABY, F.: Are your horses trying? London: J. A. Allen
ROSSDALE, P.: Moderne Gestütshaltung und Fruchtbarkeit der Vollblutstute. Schweiz. Archiv f. Tierheilkunde 68
RUST, A.: Lebensweisen des Steinzeitmenschen. Mannheimer Forum 73/74

SCHÄFER, M. 1974: Die Sprache des Pferdes. München: Nymphenburger Verlag
SCHEBITZ, H.: Zur Podotrochlose. BMTW 65/2/21
SCHEBITZ-WILKENS 1968: Atlas der Röntgenanatomie vom Pferd. Berlin u. Hamburg: P. Parey
SCHEIBNER, H. J. 1940: Leitfaden des Hufbeschlags. Hannover: Schaper
SCHEUNERT-TRAUTMANN 1951: Veterinärphysiologie. Berlin u. Hamburg: P. Parey
SCHMALTZ, R. 1938: Atlas der Anatomie des Pferdes. Berlin: Schoetz
SCHNEIDER, J. 1971: Zur Problematik des wissenschaftl. Trainings bei Sportpferden. Monatsheft Veterinärmedizin, 26. Jena: VEB Gustav Fischer
SCHOLZ, D.: Über Akzeleration. Bundesgesundheitsblatt 69/186
SCHWARZ, K. 1960: Die Sterblichkeit der 50jährigen. Bundesgesundheitsblatt 100
SCHWARZNECKER, G. 1884: Pferdezucht. Berlin u. Hamburg: P. Parey
SILBERER u. ERNST, 1883: Das Training des Rennpferdes. Wien.
SOMMER, BEST, GÖRNER 1978: Untersuchungen über die Aktivität von Enzymen im Blutserum bei Galoppern unter besonderer Berücksichtigung ihrer Rennleistung. Berlin – Münchener Tierärztl. Wschr., 91. Berlin u. Hamburg: P. Parey
STOECKEL, C. M. 1891: Die Vollblutzucht im kgl. Hauptgestüt Graditz. Berlin u. Hamburg: P. Parey

TESIO, F. 1965: Rennpferde. Franckh

UPPENBORN, W. 1972: Pferdezucht und Pferdehaltung. Offenbach/M. Bintz-Dohany

VOGT, ZIEGELMEIER: Akzeleration und Ernährung. Salzburg: Pallas-Verlag

WEISS, K. 74/2/35: Die Geschlechtsbestimmung der Bienen. Der Imkerfreund. München: Verlag Ehrenwirt
WESTHUES, M. 1938/78: Wesen, Diagnostik und Therapie der Podotrochlitis. BMTW
WIDDRA, K. 1965: Xenophon. Berlin: Akademie-Verlag
WINTZER, H. J. 1964: Zur Podotrochlitis. Utrecht

XENOPHON 1962: Über die Reitkunst. Berlin u. Hamburg: P. Parey

ZELL 1919: Das Pferd als Steppentier. Franckh
ZIEGELMEIER, G. 1966: Die genetischen Grundlagen der Akzeleration. Medizin u. Ernährung, 225. München: Pallas-Verlag Gaus

Abbildungsverzeichnis

Abb. 34, 38, 39: Entnommen aus: Boch, J. u. R. Supperer, 1977: Veterinärmedizinische Parasitologie. 2. Aufl. Berlin/Hamburg: Paul Parey.
Abb. 33, 35, 36, 37: Düwel, 1978. Frankfurt/M.
Abb. 22, 23: Entnommen aus: Frank, L. u. M. Albrecht, 1914: Handbuch der tierärztlichen Geburtshilfe. Berlin: Paul Parey.
Abb. 1, 7, 10, 44, 55, 57: Kraus, L., 1973.
Abb. 45b: Entnommen aus: Nickel, R., A. Schummer, E. Seiferle, J. Frewein u. K.-H. Wille, 1977: Lehrbuch der Anatomie der Haustiere. Band I: Bewegungsapparat. 4. Aufl. Berlin/Hamburg: Paul Parey.
Abb. 45a: Entnommen aus: Schmaltz, R., 1924: Atlas der Anatomie des Pferdes. Berlin: Richard Schoetz.
Abb. 40, 41, 42, 43: Deutsche Shell Chemie, Hamburg.
Abb. 25, 26, 27: Entnommen aus: Simpson, G. G., 1951: Horses. Deutsche Ausgabe: Simpson, G. G., 1977: Pferde. Die Geschichte der Pferdefamilie ... Berlin/Hamburg: Paul Parey.
Abb. 29: Entnommen aus: Stud and Stable, 1977: Die Zähne des Pferdes. Vollblut, Zucht und Rennen. Deutscher Sportverlag.
Abb. 32: Entnommen aus: Wagner, O., 1970: Veterinärmedizinische Nachrichten.

Alle übrigen Abbildungen stammen vom Verfasser.

Sach- und Autorenverzeichnis

Abartigkeit 40
Abbremsung 29
Abgase 31, 154
Ablecken 154
Abluft 51
Abnabeln 86
Abnützung 124
Abortus 16, 83, 117
Abrieb 71, 100
Abschwingen 129
Abzeichen 45, 179
Acetatmischung 143
Adel 38
Aflatoxin 153
Aiscan 16, 34, 108, 182
Akazie 155
Akzeleration 20, 46
Albrechtsen J. 16
Allergie 116, 148
Alter 21, 100, 170
Alterstod 34
Altevogt 87
Amme 91, 93
Analyse 47
Anabolika 154
angekettet 126
Angst 27, 147
Anpassung **19**, 33
Anspruchslosigkeit 21, 24, 34
Antagonismus 101
antibakteriell 92
Antibiotika 31, 150
Antimykotikum 150
Anzeigefrist 189
Apfelbaum 23
Appetit 30, 76, 164
Araber 12, 20, 36, 135
Arbeitspferd 18
Architekt 125
Aristoteles 63, 83
Arrhythmie 121
Arterien 37, 111, 120
Arthrosen 43
Askariden 110
Asthma 117
Atemlähmung 155
Atlas 28, 43
Atmung 26, 48, 52, **79**, **116**, 148, 165
Atrophie 65
aufrecht 177
Aufregung 33
Aufspringen 139
Aufstehen 139
Aufzucht **88**
Auge **96**, 183, 189

Raum für Notizen

Raum für Notizen

Raum für Notizen

Anatomie des Pferdes

Eine Serie von transparenten, farbigen Abbildungen mit Erklärungen und Hinweisen über die stammesgeschichtliche Entwicklung sowie über die Gangarten des Pferdes.

Farbige Darstellungen auf 8 Klarsichtfolien geben eine übersichtliche und leichtverständliche Beschreibung des Pferdekörpers. Kurze, tabellarische Übersichten über die Gangart des Pferdes und über seine historische Entwicklung ergänzen diesen handlichen Atlas.

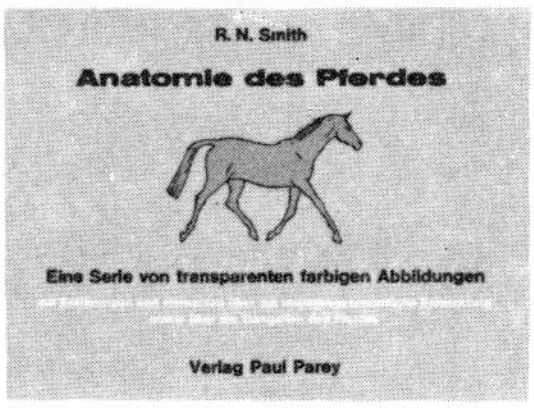

Von R. N. Smith. Aus dem Englischen übersetzt und bearbeitet von H. Wilkens. 2. Auflage. 1978. 8 farbige Darstellungen auf Klarsichtfolien zuzügl. 6 Textseiten. DM 20,–

Gymnasium des Reiters

Die Verfasser sind Mediziner und passionierte Reiter. Sie erklären die körperlichen Bewegungsvorgänge beim Reiten aus der Sicht der Anatomie des Menschen.

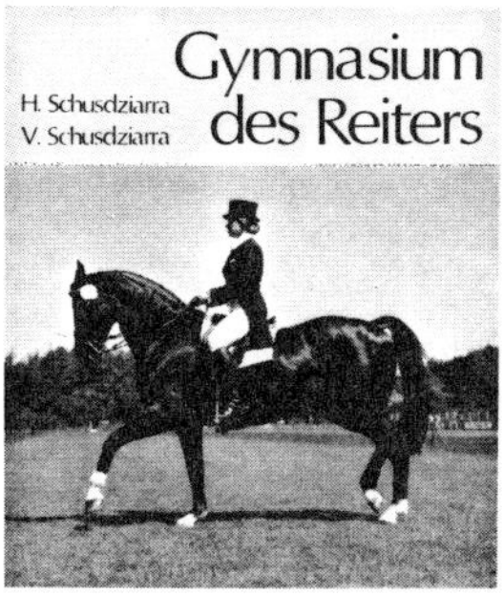

Von Dr. med. H. Schusdziarra und Dr. med. V. Schusdziarra. 1978. 94 Seiten mit 44 Abbildungen und 8 Übungsbeispielen. Glanzkasch. DM 28,–

**Verlag Paul Parey
Berlin und Hamburg**

PAUL PAREY